皮肤科诊疗热点聚焦

主　审　张学军　张建中

主　编　崔勇

述评专家（以姓氏笔画为序）

丁艳	于瑞星	方红	木其日	毛鹏	王飞	王刚	王瑶
王秀丽	王维佳	冉玉平	冯苏云	卢忠	卢昕	卢传坚	史飞
史玉玲	左先波	白彦萍	邓亮	邓丹琪	伍津津	刘红	刘玮
刘玉峰	刘丽宏	刘晓明	刘盛秀	孙青	孙英	孙良丹	朱威
朱冠州	纪超	许阳	何黎	何焱玲	冷晓梅	劳力民	吴艳
吴文育	张丽	张烜	张江安	张学军	张春雷	张锡宝	李冰
李吉	李明	李彦	李斌	李锘	李玉叶	李承旭	李承新
李珊山	李铁男	杨斌	杨森	杨顶权	杨勤萍	杨蓉娅	杨慧兰
汪宇	汪旸	沈柱	肖汀	肖风丽	周城	周婧	周冬梅
庞晓文	林有坤	林志淼	邹先彪	金哲虎	陆前进	陈崑	陈翔
陈瑾	陈小英	陈爱军	姚志远	姚志荣	赵明	赵小忠	郑敏
郑占才	钟华	项蕾红	党宁宁	徐哲	徐子刚	徐志坚	徐金华
晋红中	栗玉珍	涂平	耿松梅	郝飞	顾恒	高天文	高兴华
崔炳南	常建民	康晓静	曹双林	梁燕华	盛宇俊	郭庆	郭新东
陶娟	傅裕	曾抗	曾小峰	鲁严	满孝勇	蒋献	雷霞
熊春萍	谭城	樊碧发	潘萌	蔡林	蔡景龙	薛珂	鞠强

汇编编委（以姓氏笔画为序）

王子仪	宁小荔	刘沂	刘宝怡	李昂	李可可	李朦朦	杜雅萌
杨俊刚	费文敏	韩洋	蒋凌帆				

人民卫生出版社
·北京·

图书在版编目（CIP）数据

皮肤科诊疗热点聚焦 / 崔勇主编 . —北京：人民
卫生出版社，2023.2
　　ISBN 978-7-117-34335-0

　　Ⅰ. ①皮…　Ⅱ. ①崔…　Ⅲ. ①皮肤病–诊疗　Ⅳ.
①R751

中国版本图书馆 CIP 数据核字（2022）第 252036 号

人卫智网	www.ipmph.com	医学教育、学术、考试、健康， 购书智慧智能综合服务平台
人卫官网	www.pmph.com	人卫官方资讯发布平台

皮肤科诊疗热点聚焦
Pifuke Zhenliao Redian Jujiao

主　　编：崔　勇
出版发行：人民卫生出版社（中继线 010-59780011）
地　　址：北京市朝阳区潘家园南里 19 号
邮　　编：100021
E - mail：pmph @ pmph.com
购书热线：010-59787592　010-59787584　010-65264830
印　　刷：北京顶佳世纪印刷有限公司
经　　销：新华书店
开　　本：787×1092　1/16　　印张：15
字　　数：374 千字
版　　次：2023 年 2 月第 1 版
印　　次：2023 年 3 月第 1 次印刷
标准书号：ISBN 978-7-117-34335-0
定　　价：178.00 元

打击盗版举报电话：010-59787491　E-mail：WQ @ pmph.com
质量问题联系电话：010-59787234　E-mail：zhiliang @ pmph.com
数字融合服务电话：4001118166　　E-mail：zengzhi @ pmph.com

主审简介

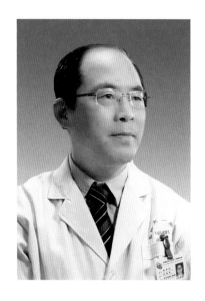

张学军

二级教授、主任医师、博士研究生导师。现任安徽医科大学皮肤病研究所所长、复旦大学皮肤病研究所所长、中日友好医院皮肤健康研究所名誉所长、苏州大学附属独墅湖医院首席专家。现任中华医学会皮肤性病学分会银屑病专业委员会主委，国际银屑病协会执行委员。现任6种SCI期刊（*Journal of Investigative Dermatology*, *British Journal of Dermatology*, *Journal of the European Academy of Dermatology and Venereology*, *Journal of Dermatological Science*, *International Journal of Dermatology*, *Archives of Dermatological Research*）编委，美国皮肤科学会名誉会士。曾任国际皮肤科学会联盟常务理事、亚洲皮肤科学会主席、中华医学会皮肤性病学分会主委、安徽医科大学校长。主编国家本科规划教材《皮肤性病学》（第9版）和国家研究生规划教材《医学科研论文撰写与发表》（第2版）。获国家科学技术进步奖二等奖1项、国家自然科学奖二等奖1项、中华医学科技奖一等奖3项及谈家桢临床医学奖。发表论文600余篇，被引用2.3万次，H指数61；4篇论文被3位诺贝尔奖得主引用6次，57篇论文写入23种国际权威教科书的共90个章节中，14篇论文写入16部WHO等组织编写的国际疾病防治指南中。

主审简介

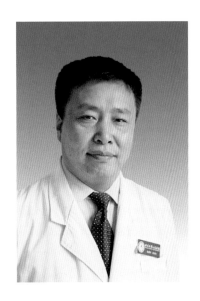

张建中

主任医师,教授,博士研究生导师。任北京大学人民医院皮肤科主任、中华医学会皮肤性病学分会第十三届主任委员、中国康复医学会皮肤性病学分会主任委员、中国康复医学会常务理事、亚洲皮肤科学会理事、国际特应性皮炎研究会理事、世界华人医师协会皮肤科医师协会副会长、中国医师协会皮肤科医师分会副会长、中华医学会皮肤性病学分会特应性皮炎(湿疹)研究中心首席专家、中华医学会皮肤性病学分会毛发病学组组长。任《中华皮肤科杂志》《临床皮肤科杂志》等杂志副主编,任 *Journal of Investigative Dermatology*, *Chinese Medical Journal*, *Skinmed* 等杂志编委。在国际上首次报道特应性皮炎样移植物抗宿主病及先天性少发症的致病基因 *RPL21*,提出了特应性皮炎诊断的"中国标准"。主编我国第一部国家卫生健康委规划长学制教材《皮肤性病学》。牵头研发了我国 1.1 类皮肤病新药本维莫德,获 2019 年国家重大医学进展,牵头几十项国际多中心与国内多中心药物临床试验,发表论文 500 余篇,主编和参编 50 多部学术著作,获多项国家科学技术进步奖、国际皮肤科联盟杰出贡献奖等国内外奖项。2018 年获"国之名医"称号。

主编简介

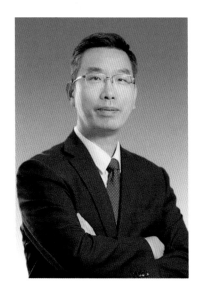

崔 勇

二级教授、主任医师、博士研究生导师。现任中日友好医院副院长、国家远程医疗与互联网医学中心负责人、国家中西医结合医学中心副主任。担任中日友好医院皮肤科主任、皮肤健康研究所所长，首都医科大学皮肤病与性病学系主任，入选国家"万人计划"科技创新领军人才、国家百千万人才工程、国家卫生健康突出贡献中青年专家，享受国务院政府特殊津贴。兼任中国医学装备协会副理事长、中国医学装备人工智能联盟副理事长，是中国人群皮肤影像资源库创始人。担任多部《皮肤性病学》规划教材主编、副主编。承担国家级科研项目十余项，获国家科学技术进步奖二等奖、中华医学科技奖一等奖、北京市科学技术进步奖一等奖、安徽省自然科学奖一等奖及第十一届中国青年科技奖。

前　言

近年来,随着基础科研的进步及学科交叉的深化,皮肤科学蓬勃发展。对发病机制的系统认知促成了生物制剂、小分子抑制剂等药物不断演进,技术的进步引领了激光治疗仪、浅放治疗机(浅层 X 射线治疗机)和毛发移植机器人等设备的不断迭代,涌现了许多新型诊疗策略。新的技术、方法及应用极大地丰富了皮肤科医师手中的武器,也对疾病诊疗提出了更高的要求。同时,皮肤科在与中医科、风湿科、材料学及化学工业等学科交融的过程中,也碰撞出许多新的火花。随着皮肤科诊疗的日新月异,学科出现了许多新热点、新焦点和争议点。

"樱花皮肤健康论坛"是由国家远程医疗与互联网医学中心和中日友好医院皮肤病健康研究所主办的一个常态化、系列化、在线学术交流平台。论坛围绕与皮肤病学相关的新技术、新方法、新应用,邀请我国皮肤科学界权威专家和中青年专家,以及交叉临床学科、基础研究、新材料研发等领域的专家学者,聚焦皮肤病学相关的热点问题,开展系统性讲解和讨论。论坛内容均为"全国首讲",包括众多权威专家的最新学术成果和学术观点、临床经验和诊疗意见,可为科研工作者和临床医师提供相应指导。

本书收录 2020 年 8 月至 2021 年 8 月间"樱花皮肤健康论坛"参与专家所撰写的述评,包含众多专家对于聚焦主题的个人见解和经验分享,由会议组进行整理汇编。内容涵盖诊疗前沿、技术热点、基础转化、学科融合和人才培养五大方面,将帮助皮肤科学专业人员了解学科前沿热点、专家共识及争议,填补市面上皮肤科学进展报告类专著的空白。全书内容包括:带状疱疹、特应性皮炎、银屑病、毛发疾病及罕见病的最新诊疗进展;基于激光治疗仪、浅放治疗机及毛发移植机器人等设备新的诊疗方案和服务优化;皮肤炎症性、肿瘤性疾病的基础研究成果转化;皮肤科中西医结合,皮肤科与风湿科、护肤品工业、材料学的学科交叉最新动态;新形势下的皮肤科人才教育。每章由背景概述、热点聚焦、论坛精粹及专家讨论四部分组成,背景概述和热点聚焦介绍主题方向的背景知识和关注焦点,论坛精粹收录论坛主讲专家对该方向的系统性讲解,专家讨论则以专家们对该领域热点问题的研讨为主,帮助读者由浅入深掌握学科发展,了解最新的共识与争议。本书对临床诊疗、科研工作及科普教育均有一定的参考意义。

编写过程中编者们倾尽全力、群策群力,但仍难免有疏漏和不足之处,敬请广大读者批评指正。在本书即将付梓出版之际,由衷感谢与会专家倾囊相授及各位编者为本书做出的贡献。

崔　勇
2022 年 12 月

目　录

第一篇

诊疗前沿

第一章

带状疱疹诊疗的热点、焦点与新进展

背景概述

人类疱疹病毒（human herpes virus，HHV）包括 α-HHV、β-HHV 和 γ-HHV。其中 α-HHV 包括单纯疱疹病毒（herpes simplex virus，HSV）和水痘 - 带状疱疹病毒（varicella-zoster virus，VZV）。带状疱疹（herpes zoster，HZ）是由 VZV 感染引起的常见皮肤病。随着我国老年化进程的加快、工作和生活压力的增加、获得性免疫缺陷综合征（简称艾滋病）发病率的持续上升及其他造成机体免疫力下降的因素增多，HZ 的发病率呈显著上升趋势。本病为自限性疾病，极少危及生命，但部分患者特别是老年患者容易并发带状疱疹后神经痛（postherpetic neuralgia，PHN），严重影响患者及家庭成员的生活质量。HZ 看似是一种简单的疾病，但是由于目前在该病的诊断及治疗等方面存在着许多问题和争议点，使其诊疗存在很多不规范行为，从而造成了不少临床隐患。

热点聚焦

- 早期、规范、合理使用抗病毒疗法治疗 HZ 的必要性
- PHN 发病机制、时长范围及其疼痛管理的争议与进展
- 糖皮质激素在 HZ 治疗中应用的利弊权衡
- HZ 与 PHN 的危险因素与二级预防（带状疱疹重组疫苗）

论坛精粹

一、重视带状疱疹早期规范化抗病毒治疗的重要性

专家简介

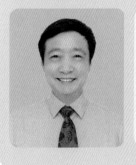

郝 飞 教授

- 重庆医科大学附属第三医院皮肤 / 整形美容中心主任
- 重庆市学术技术带头人
- 中国医师协会皮肤科医师分会常委兼变态反应亚专业委员会主任委员

[专家观点]

1. 早期及时规范的抗病毒治疗十分重要 PHN 是 HZ 的常见并发症,早期不规范的治疗特别是抗病毒治疗是造成这一问题的重要因素之一,有必要引起重视。HZ 通常在出现皮疹前 1~3 天有局部疼痛,此时因未见皮疹导致接诊医师常依据不同的疼痛部位分别误诊为胸膜炎、肺炎、胆囊炎、胆石症、心肌炎、心绞痛、心肌梗死、胃溃疡、肾结石等内、外科疾病,并对患者做一些不必要的检查,不仅延误诊断,也给患者带来较大的经济负担。HZ 引起的疼痛有较为显著的自身特征,其疼痛本质上为神经痛,因此表现为烧灼样痛、针刺样痛,伴有局部麻木感,疼痛不随呼吸或咳嗽加重,也不向其他部位放射,这一点不同于内脏疾病引起的疼痛。体检时局部压痛和叩痛并不明显,但轻轻地触及或衣服轻轻摩擦局部皮肤即可诱发疼痛,这种情况容易与非带状疱疹引起的疼痛相鉴别。认识 HZ 疼痛的特征,可早期诊断并及时开展相应的治疗,尤其对于老年患者,早期抗病毒治疗十分重要。

临床对于早期积极的治疗是否可以改变 HZ 的自然病程一直有争议,但多数研究认为抗病毒治疗是重要的治疗手段。抗病毒治疗可及时控制水疱的形成,促进皮损消退,并可能缩短 HZ 疼痛的时间,在一定程度上可以预防 PHN 的发生。

2. 非抗病毒疗法特别是糖皮质激素的应用在预防带状疱疹后神经痛中的作用被夸大 目前,对于 HZ 的早期治疗方法很多,包括糖皮质激素(简称激素)、免疫增强剂、神经营养剂、中医中药、中枢镇静剂等,方法可谓五花八门。其中较大的误区就是认为早期使用激素可以预防 PHN,且预防价值很大。经过严格的临床研究,特别是循证医学的证据提示,在 HZ 治疗中激素的使用价值被夸大,甚至存在滥用的现象。大样本多中心临床研究证实,激素对于预防 PHN 的作用缺乏明确的、肯定有效的证据,但它的确可以促进带状疱疹急性期皮损的愈合、减轻急性期皮损的疼痛,因此主张在没有禁忌证的情况下选择性地使用激素。

激素的使用应权衡利弊,使用时应注意以下几个方面:①激素需与足量的抗病毒药联合使用,防止因单纯使用激素引起病毒播散;②虽然理论上激素可减轻炎症、缩短皮损愈合的时间,但如果皮肤已经发生糜烂或溃疡,不合理的、长疗程、较大剂量应用激素反而会影响创面的愈合;③部分 HZ 患者的恢复呈良性自限性经过,特别是中青年患者,疼痛较轻,没有必要常规使用激素;④对于重症患者,特别是老年人常存在各种合并症,如高血压、糖尿病、慢性感染等,在此类患者疼痛不明显时不加选择或不平衡利弊地使用激素,显然会增加激素的副作用风险;⑤使用激素存在剂型、剂量、疗程不规范的问题。如有时选择缓释剂型看似十分方便,提高了患者的依从性,但早期阶段的剂量不足和后期不必要的缓释时间太长显然没有真正起到激素应有的作用,均属于不合理用药;⑥有些人错误地认为,激素是有效预防 PHN 的重要措施,忽略了早期积极规范抗病毒治疗才是有效阻止 PHN 的关键。

3. 为保证抗病毒效果,规范合理应用抗病毒药是关键 要保证抗病毒效果,必须坚持合理、规范化抗病毒治疗,主要有以下几个方面:

(1)抗病毒时机的选择:一般来说,在皮疹形成后 72 小时内开展抗病毒治疗是最佳时期,部分发生在头部,或皮损较重,或存在免疫抑制并形成播散感染的患者,在皮疹形成后 1 周以内用药同样有效。皮疹形成 1 周以上的患者接受抗病毒治疗多无价值,如已出现 PHN 时抗病毒治疗已没有必要。

(2)给药途径的选择:一般选择的药物包括阿昔洛韦和泛昔洛韦,前者口服吸收差,常常需要静脉给药，但静脉给药速度过快或剂量过大，血药浓度短时间较高，可能给肾脏带来较大的负担，甚至有诱发肾衰竭的危险。因此，静脉注射阿昔洛韦并非最好的选择，因为其治疗风险较大，多数需要住院治疗，从而增加了患者的经济负担。

（3）足够剂量：由于 VZV 对于常用的核苷类抗病毒药的敏感性比单纯疱疹病毒低，因此不能用抗单纯疱疹病毒感染的剂量来治疗带状疱疹。一般来说，口服泛昔洛韦每次 1g，每天 3 次，才能有效达到抗病毒的效果。

（4）适当疗程：通常抗病毒治疗的疗程为 7 天，或至皮损结痂即可停药，超过 10 天的疗程没有必要。

（5）抗病毒药种类的选择：核苷类抗病毒药中阿昔洛韦、伐昔洛韦和泛昔洛韦是治疗的首选，已基本满足临床需求。更昔洛韦主要针对巨细胞病毒感染，且常引起免疫抑制、白细胞减少等不良反应，显然用于已存在免疫功能低下的带状疱疹患者是不合适的。膦甲酸钠也可用于带状疱疹抗病毒治疗，但该药主要针对耐药的疱疹病毒特别是单纯疱疹病毒，由于 VZV 罕见产生耐药，因此常规用于带状疱疹治疗显然也缺乏合理性。

二、带状疱疹神经痛的全程管理

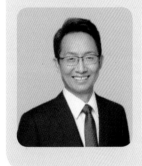

专家简介

樊碧发　教授

- 中日友好医院疼痛科主任
- 中国医师协会疼痛科医师分会会长
- 中国中西医结合学会疼痛学专业委员会主任委员

［专家观点］

HZ 为 VZV 感染引起的一种以皮疹和急性神经炎为主要表现的皮肤疾病。由于带状疱疹发生时和发生后，部分患者会伴有神经病理性疼痛，因此这部分患者会到疼痛科就诊。PHN 是 HZ 最常见的慢性并发症，也是病毒感染所致的最常见的神经病理性疼痛。通常将 PHN 定义为带状疱疹出现后 >90 天的疼痛。其疼痛特点具有神经病理性疼痛的典型特征，如烧灼样痛、痛觉超敏和痛觉过敏等。PHN 可极大地影响患者的生活质量、身体功能和心理健康。部分患者还会因治疗而产生药物依赖，极端患者还会产生抑郁，甚至自杀。HZ 的发病率随年龄的增加而上升。研究表明，近年来亚太地区的 HZ 发病率呈上升趋势。PHN 的发生率则随着疱疹后时间的延长而下降。

对我国而言，我们在 7 个城市的 24 家医院进行过横断面研究。通过医师（$n=100$）对年龄 ≥40 岁的患者（$n=36\,170$）进行 30~60 天的医疗护理，分析 PHN 患者的健康史，包括自诊断为 HZ 或 PHN 以来的时间、自 PHN 相关疼痛发作以来的时间及用于诊断 HZ 和 PHN 的方法,最终获得 HZ 和 PHN 的患病率分别为 7.7% 和 2.3%,而且 80% 以上的 PHN 患者在 HZ 发生后 1 年内得到诊断。HZ 和 PHN 首诊在皮肤科的比例最高,分别达到了 78.7% 和 49.5%。所以,对于 HZ 和 PHN 的治疗,皮肤科医师负有重要责任。

对 PHN 而言,由于疼痛严重,会严重影响患者的睡眠和精神健康,与疼痛的严重程度呈明显的正相关。研究表明,超过 40% 的患者伴有中 - 重度睡眠障碍及日常生活干扰,约 45% 的患者情感受到中重度干扰,约 60% 的患者曾经或经常有自杀想法。另外,PHN 还会导致患者认知功能受损。PHN 导致的经济负担也十分严重。研究表明,我国 PHN 全年直接医疗费用人均约 1 万元,因误工或工作障碍导致的间接成本人均约为 2.8 万元。

1. **独立危险因素**　HZ 的独立危险因素主要是 VZV 特异性细胞免疫的下降,包括老年(>50 岁)、慢性肺病、肾衰竭和肝病、免疫抑制状态(肿瘤、艾滋病、骨髓或器官移植)及使用免疫抑制药等。

PHN 的独立危险因素包括:老年、皮损严重、皮疹持续时长、前驱期疼痛、HZ 前存在正常活动受限及特殊部位(如头面部)等。

2. **病理生理改变**　PHN 的发病机制主要涉及神经敏化和去神经支配。神经敏化的病理生理改变在周围神经系统是急性损伤导致伤害感受器持续放电和过兴奋;在中枢神经系统是伤害感受器放电延长导致后角对扩大的接受区域的传入神经元的反应增强。这样就可以解释为什么在轻微感觉缺失的同时出现痛觉超敏和痛觉过敏。去神经支配则是由于 VZV 损伤背根神经节(痛觉传入神经元),导致炎症和神经损伤,随着传入神经元的缺失,去传入神经的中枢神经元出现自发性活动。目前已经发现了背角萎缩和感觉神经节纤维化引起的细胞、轴突和髓鞘丢失。

对神经敏化而言,外周神经敏化要早于中枢神经敏化,持续外周刺激可引起外周神经敏化,中枢神经敏化则很大程度是在外周神经敏化的基础上形成的。外周神经敏化的基础是离子通道(Na^+、Ca^{2+})的改变。感觉神经损伤时,外周离子通道表达上调,Na^+ 过度内流,初级感觉神经元兴奋阈值降低,导致对刺激感受的敏感性增强,引起外周伤害性感受器敏化,放大其传入的神经信号,并可影响未损伤的邻近神经元,造成外周神经敏化。

3. **疼痛管理**

(1)急性期(出疹期,<30 天):急性期治疗的目的是治疗 HZ 和预防 / 治疗早期神经病理性疼痛。可采用钙通道阻滞剂(如加巴喷丁)、钠通道阻滞剂(如利多卡因贴剂)、非甾体抗炎药(如布洛芬)、神经营养治疗(如甲钴胺、维生素 B_1 等)、三环类抗抑郁药(如阿米替林)和神经阻滞治疗等。急性期抗病毒治疗的目的是加快急性期疱疹消散、促进皮肤愈合、控制炎症、减轻临床症状、降低 PHN 的发生率。对急性期是否应用糖皮质激素,目前还存在争议。

HZ 急性期可以采用神经阻滞的方法控制疼痛。应用指征为:急性期即出现疼痛,药物控制效果欠佳,受累神经范围明确。神经阻滞治疗应尽早进行,一般应持续 7~12 天或更长,可有效缓解急性疼痛,并有可能降低 PHN 的发生率。

(2)慢性期:进入慢性期的时间界定至今仍有争议。对慢性期 PHN,目前尚无病因治疗,主要为对症治疗。首选药物治疗,应使用有效剂量的推荐药物,疼痛缓解后应避免立即停药,仍要维持治疗至少 2 周。药物治疗的原则是尽早、足量、足疗程和联合治疗。

PHN 的药物治疗应综合考虑药物疗效、不良反应、治疗成本、药物滥用风险、药物相互作用和伴随的焦虑及情感障碍。药物选择应个体化,单一药物治疗不能获得满意的疼痛缓解时,应考虑联合用药。注意选择不同机制的药物,实现药物疗效相加或协同,而同时药物的副作用不相加。具体来说,可选用三环类抗抑郁药、选择性 5- 羟色胺再摄取抑制剂、去甲肾上腺素再摄取抑制剂、钙通道阻滞剂、局部麻醉药等。在药物治疗的基础上,还可以采用微创介入治疗,如射频、电刺激和中枢靶控治疗等,这些也是疼痛科治疗 PHN 的主要方法。

专家讨论

一、带状疱疹的防治现状

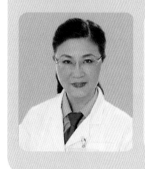

专家简介

杨慧兰　教授

- 中国人民解放军南部战区总医院皮肤科主任
- 国家临床重点专科军队建设项目负责人
- 中国整形美容协会医疗美容继续教育分会副会长

[专家观点]

1. **带状疱疹治疗现状**　目前,带状疱疹的治疗仍然存在抗病毒药的种类、用法及疗程不统一的问题。抗病毒药的效果主要在于半数组织细胞感染剂量（50% tissue culture infective dose, TCD50）抗病毒的致死量及药峰浓度（peak concentration, C_{max} 值）。2018 年的《带状疱疹中国专家共识解读》,也特别提出了早期、规范、足疗程抗病毒治疗的必要性。抗病毒药应在出现皮疹后 72 小时内开始使用,这是抗病毒治疗的黄金时期,但临床上往往难以实现。根据一项临床大样本研究统计,在出现皮疹后 24~72 小时内使用抗病毒药,PHN 的发病率仅为 9.09%;84.1% 的患者在出现皮疹后超过 72 小时就诊,其发生 PHN 的概率为 41.38%。所以,对于带状疱疹的早期规范化用药非常重要。目前,国外和我国的指南所推荐的抗病毒药主要为伐昔洛韦,每次 1g,每天 3 次,疗程 7~10 天。

2. **带状疱疹治疗中激素应用的利与弊**　笔者在《带状疱疹中国专家共识解读》中提出对于急性重症头面部和 / 或皮神经损伤大于两个节段的、没有严重的高血压及糖尿病等合并症的患者,在急性期使用激素虽不能预防 PHN 的发生,但短期激素治疗能缓解 HZ 急性发作期的疼痛并减轻炎症。提示严重 HZ 患者在没有禁忌证的前提下,在早期规范化应用抗病毒药治疗的同时可将糖皮质激素作为辅助治疗措施。激素治疗对于急性期重症带状疱疹患者,可在足量抗病毒药的保驾护航下作为辅助治疗措施。对于病变早期（出疹 5 天以内）、50 岁以上、皮损较重、疼痛明显的患者,在排除禁忌证后可以适当使用中小剂量激素。适用剂量:成人患者泼尼松的起始剂量为 30~40mg/d,分 2~3 次,之后每 7 天减少 10mg

左右,3周为1个疗程。一项对787例系统应用糖皮质激素治疗的带状疱疹患者的数据统计显示,急性期短期、系统应用糖皮质激素并不能有效预防PHN的发生,但可缓解急性期疼痛,加速皮损愈合。

3. 带状疱疹重组疫苗　带状疱疹慢性神经痛对于皮肤科医师是非常棘手的问题。新的带状疱疹重组疫苗为带状疱疹及其神经痛的预防带来了希望。据悉带状疱疹重组疫苗是由水痘-带状疱疹病毒的糖蛋白E(glycoprotein E,gE)靶抗原加免疫佐剂制成(使用了AS01B佐剂系统,由MPL和QS-21相结合,极大程度地刺激了细胞的免疫应答)。这种新型重组带状疱疹疫苗通过了两项在全世界18个国家和地区开展的临床试验,共纳入29 000多名受试者。最终结果是:保护效力在50岁以上人群中达到97.2%,在70岁以上人群中达到91.3%,并且在观察的4年时间里没有明显下降。根据后续试验,认为带状疱疹重组疫苗可以保护人体9年时间,根据模型预测可以达到15年的时间。带状疱疹重组疫苗目前已经在北京、上海、广州等城市上市,可用于50岁及以上成人预防带状疱疹。

二、带状疱疹后遗神经痛与疫苗

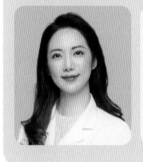

专家简介

钟　华　副主任医师

- 卓正医疗皮肤科
- 美国M.D.安德森癌症中心访问学者
- 中国医师协会变态反应医师分会委员

[专家观点]

1. 治疗带状疱疹后神经痛的药物搭配原则

(1)根据疼痛的性质选择:闪电样痛是典型的与钠通道有关的症状,首选作用于钠通道的药物,比如利多卡因;烧灼样痛是与钙通道相关的症状,适宜选择作用于电压门控钙通道的药物,比如加巴喷丁、普瑞巴林;三环类抗抑郁药(比如阿米替林、去甲替林)和选择性5-羟色胺再摄取抑制剂(selective serotonin-norepinephrine reuptake inhibitors,SSNRIs)(如度洛西汀、文拉法辛)则可以降低机体对疼痛的敏感度;剧烈的疼痛需要使用阿片样物质。

(2)不同作用机制的药物联合使用:不同作用机制的药物联合使用才能让效果加倍而副作用不叠加。比如钠通道阻滞剂和钙通道阻滞剂联用、钙通道阻滞剂和SSNRIs联用,甚至再加上阿片样物质。切忌将同类药物联用,那样副作用会加倍,风险会明显增加。

2. 带状疱疹后神经痛的时间如何界定　2016年发布的《带状疱疹后神经痛诊疗中国专家共识》认为带状疱疹皮疹愈合后持续1个月及以上的疼痛可定义为PHN,2020年3月更新的UpToDate指出,带状疱疹出现皮疹4个月以后的疼痛为PHN,也有人说带状疱疹出现皮疹 90 天以后的疼痛是 PHN,那么究竟多长时间才算是 PHN 呢？这个时间界定不仅可以指导我们预测疾病转归,还决定了我们什么时候启动对神经病理性疼痛进行管理,也将指导我们对不同阶段的疼痛采取不同的治疗策略,所以非常有意义,有必要搞清楚。但目前对此时间仍有争议。

3. **带状疱疹既往史人群是否需要接种疫苗** 美国疾病预防控制中心(Centers for Disease Control and Prevention, CDC)建议无论是否得过带状疱疹,50 岁以上人群都推荐接种带状疱疹重组疫苗。但在临床实践中,笔者很少遇到复发的 HZ,那么得过 HZ 的人有没有必要接种疫苗呢？文献报道,有 1%~6% 的人不止一次患上带状疱疹。然而,笔者认为带状疱疹复发率存疑。UpToDate 指出带状疱疹的自我报告患病率准确性很低。也就是说那些说自己以前得过带状疱疹的患者不一定罹患的真的是带状疱疹,因此你这次看到的有可能并不是第二次。从这个角度看,带状疱疹的复发率可能要低于 1%~6%。此外,在免疫功能正常的人群中,带状疱疹发病过程中诱发的特异性 T 细胞免疫将持续较长时间,可能不低于疫苗诱导的免疫持续时间。这一点有待更多研究证实。且第二次患带状疱疹的患者可能会因为先前形成的部分免疫力而表现为临床症状更轻,所以已经明确得过带状疱疹且免疫功能正常的个体,不一定需要接种疫苗。当然,还需要更多的研究来帮助我们决策。

三、带状疱诊预防与治疗

专家简介

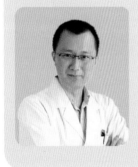

毛 鹏 副主任医师

- 中日友好医院疼痛科
- 中国医师协会神经调控专业委员会青年委员会副主任委员
- 中国医师协会疼痛科医师分会神经病理性疼痛专业委员会委员

[**专家观点**]

1. **带状疱疹疫苗如何使人体避免罹患带状疱疹** VZV 侵入体内后最初位于体液中,人体会对其进行识别,也就是体液中的 B 淋巴细胞(简称 B 细胞)起作用,这种方式叫作体液免疫。B 细胞在受到病毒抗原直接或间接的刺激后,会分化成效应 B 细胞(即浆细胞)和记忆 B 细胞。浆细胞产生抗体,抗体则与病毒特异性结合而消灭病毒。但是,仍有部分病毒会进入人体细胞中。当病毒进入人体细胞时,体液免疫中的浆细胞产生的抗体就奈何不了进入到人体细胞的病毒了。此时,人体中的 T 细胞就开始起作用。病毒在侵染细胞时,其蛋白质外壳是不能进入到人体细胞的,所以被病毒侵染的人体细胞外面就多了病毒的蛋白质外壳,因此被侵染的人体细胞与未被侵染的人体细胞就存在差别。T 细胞在受到抗原刺激时分化成效应 T 细胞和记忆 T 细胞,效应 T 细胞就是专门识别被病毒侵染的细胞的,并且能与被侵染的细胞进行特异性结合,使其分解,让被感染细胞内的病毒无法繁殖或暴露出来,从而起到消灭病毒、保护人体的作用。

目前的带状疱疹重组疫苗正是利用了人体免疫的原理。在疫苗接种后,人体同样会通过上述原理,引发体液免疫和细胞免疫,使人体通过免疫将疫苗抗原清除,与此同时使人体免疫系统形成"记忆"。当 VZV 真的来袭时,人体即可快速产生抗体将其消灭,从而避免罹患 HZ。

2. 带状疱疹抗病毒治疗时机　带状疱疹应用抗病毒治疗的黄金时间是出疹后 72 小时之内。但是许多带状疱疹患者的疼痛是先于皮疹发生的,出现疼痛就说明已经出现了病毒侵犯神经的情况,那么为什么要强调出疹之后才用抗病毒药,而不是出现了神经痛之后使用?原因在于在没出疹的情况下,虽然有病毒侵犯神经的情况,但此时病毒复制的数量不多,用抗病毒药的治疗效果往往不够理想,反而会增加患者的负担。所以,仍然强调在出疹后 72 小时内的黄金期应用抗病毒治疗,而不是在出现疼痛后的 72 小时内应用。

四、带状疱疹合理用药问题

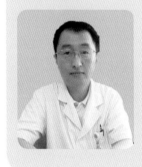

专家简介

姚志远　主任医师

- 中日友好医院皮肤科
- 中日友好医院皮肤健康研究所副所长
- 中国医疗保健国际交流促进会皮肤科分会全国委员

［**专家观点**］

1. 关于带状疱疹抗病毒治疗的药物剂量问题　长期以来,我国在治疗带状疱疹中使用的抗病毒药剂量明显偏低。以盐酸伐昔洛韦为例,我们使用的剂量是每次 0.3g,每天 2 次,而欧美的指南中建议的剂量为每次 1.0g,每天 3 次。此问题开始逐渐引起大家的重视。当初制定这个剂量,到底是因为国人的体重较白种人偏低还是其他原因,目前尚不十分清楚。长期以来我们应用这个剂量治疗大量带状疱疹患者,大部分患者的疗效也还不错。根据目前国内外的研究,高剂量给药更有利于缩短带状疱疹的病程、减少 PHN 的发生,因此现在有很多专家开始呼吁提高治疗剂量,向欧美指南看齐。在《中国临床皮肤病学》一书中也已经将盐酸伐昔洛韦治疗带状疱疹的剂量写为每次 1.0g,每天 3 次。笔者也倾向于增加抗病毒药的治疗剂量,但是由于我们目前只能是根据药品的说明书剂量来使用,因此建议开展更多的临床高低剂量对比临床研究,依据研究结果,更改药品说明书,从而使临床使用有理有据、合法合规。

2. 关于带状疱疹抗病毒药的使用时间问题　国外指南通常建议抗病毒药的使用时间

为 7 天,而我们则使用的时间较长,通常为 7~14 天,甚至更长。根据目前国内外的研究,较长时间使用抗病毒药不仅对病毒的杀灭没有帮助,而且还有可能产生更多的副作用。因此,笔者认为抗病毒药的使用时间应控制在 7 天左右,但对于比较严重的病例,可适当延长使用时间,但不宜超过 10 天。

3. 关于带状疱疹糖皮质激素的使用问题　激素在带状疱疹治疗中的使用一直存在争议,国外的指南中对于激素的使用有严格的限制。笔者认为,激素的应用是把双刃剑,应该予以严格控制,仅对于某些特殊类型的严重患者,如肌阵挛性小脑协调障碍［又称拉姆齐 - 亨特综合征(Ramsay-Hunt syndrome, RHS)］,使用激素有可能有助于减轻神经的炎性病变,减少面瘫的发生。但在使用激素的同时应严格进行抗病毒治疗,并仅短期使用激素。

4. 关于带状疱疹抗病毒治疗中加巴喷丁、普瑞巴林的早期使用问题　加巴喷丁、普瑞巴林等药物按照说明书其适应证应为 PHN,但近年来,国内外一些研究发现这类药物也可用于带状疱疹初期,可有助于减少带状疱疹的疼痛及 PHN 的发生。笔者倾向于早期使用此类药物,但建议开展更多的临床研究获得更多的临床数据,并依此更改此类药品说明书上的适应证,使医师能够合理合法地使用,使更多患者受益。

以上是笔者针对带状疱疹诊疗的一些临床经验,期待权威部门开展更多的临床研究,制定并更新相关临床指南,使带状疱疹的诊疗更加规范。

（汇编整理：刘宝怡）

参 考 文 献

［1］LEE E G, LEE H J, HYUN D J, et al. Efficacy of low dose gabapentin in acute herpes zoster for preventing postherpetic neuralgia: a prospective controlled study［J］. Dermatol Ther, 2016, 29(3): 184-190.

［2］GROSS G E, EISERT L, DOERR H W, et al. S2k guidelines for the diagnosis and treatment of herpes zoster and postherpetic neuralgia［J］. J Dtsch Dermatol Ges, 2020, 18(1): 55-78.

［3］CHEN L K, ARAI H, CHEN L Y, et al. Looking back to move forward: a twenty-year audit of herpes zoster in Asia-Pacific［J］. BMC Infect Dis, 2017, 17(1): 213.

［4］YANG F, YU S, FAN B, et al. The Epidemiology of Herpes Zoster and Postherpetic Neuralgia in China: Results from a Cross-Sectional Study［J］. Pain Ther, 2019, 8(2): 249-259.

［5］于生元,万有,万琪,等 . 带状疱疹后神经痛诊疗中国专家共识［J］. 中国疼痛医学杂志, 2016, 22(03): 161-167.

［6］YU S Y, FAN B F, YANG F, et al.Patient and economic burdens of postherpetic neuralgia in China［J］. Clinicoecon Outcomes Res, 2019, 11: 539-550.

［7］中国医师协会皮肤科医师分会带状疱疹专家共识工作组 . 带状疱疹中国专家共识［J］. 中华皮肤科杂志, 2018, 51(6): 403-408.

第二章

小分子药物与非传染性慢性皮肤病

背景概述

非传染性慢性病（noninfectious chronic disease，NCD）是对一类起病隐匿，病程长且病情迁延不愈，缺乏确切的传染性生物病因证据，且有些尚未完全被确认的疾病的概括性总称，包括心脑血管疾病（高血压、冠心病、脑卒中等）、糖尿病、恶性肿瘤、慢性阻塞性肺疾病、脂肪肝和慢性肝脏疾病、肥胖症、精神异常和精神病等，具有病程长、病因复杂、健康损害和社会危害严重等特点。非传染性慢性皮肤病主要包括银屑病、特应性皮炎（atopic dermatitis，AD）、白癜风、斑秃、荨麻疹、红斑狼疮（lupus erythematosus，LE）等。

非传染性慢性病的传统治疗包括糖皮质激素、光化学疗法、维A酸等。随着对疾病机制的深入研究，许多小分子药物相继面世。小分子药物是指分子量小于1 000道尔顿的化学合成药物，它们通常是针对某个信号转导通路中关键分子的抑制剂，其能够特异性地阻断相应的信号转导通路，从而达到治疗的目的。小分子药物的出现为皮肤科医师提供了许多疾病治疗的新武器。

热点聚焦

- 非传染性慢性皮肤病从传统治疗到新型治疗的变迁
- 小分子药物在非传染性慢性皮肤病治疗中的应用
- 小分子药物应用的优势与挑战

论坛精粹

一、非传染性慢性皮肤病的传统治疗变迁

专家简介

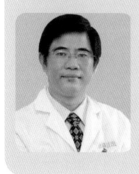

姚志荣 教授

- 上海交通大学医学院附属新华医院皮肤科主任
- 上海交通大学医学院教授委员会委员
- 上海交通大学医学院皮肤病研究所所长

[专家观点]

非传染性慢性皮肤病的传统治疗模式是从 19 世纪开始逐步形成的,1916 年蒽林首次被合成并用于治疗银屑病,此后,陆续发现紫外线及联用煤焦油对银屑病的疗效,这些探索构成了非传染性慢性皮肤病传统治疗模式的开端。以下将介绍糖皮质激素、光化学疗法、维A 酸等传统治疗方式的变迁。

1. **糖皮质激素**　糖皮质激素最先用于治疗免疫系统性疾病。1948 年,美国风湿病专家 Hench 在风湿性关节炎的治疗中发现,可的松在体内转化为氢化可的松后才具有疗效,并发现了可的松和氢化可的松的药理作用,从而获得了 1950 年的诺贝尔奖。Sulzberger 和 Witten 成功外用氢化可的松治疗湿疹,此后糖皮质激素被推荐为 AD 的一线治疗药物。此外,糖皮质激素被广泛用于各型银屑病的治疗,但并非银屑病患者真正需要的“灵丹妙药”。

1950 年左右,皮质类固醇问世,例如可的松、氢化可的松和曲安奈德,此后又相继出现倍他米松 17- 戊酸酯等药物,直至 20 世纪 70 年代出现了更有效的外用类固醇药物,如丙酸氯倍他索等。

2. **光化学疗法**　1953 年,Lerner 和 Fitzpatrick 对 9 名白癜风患者首次使用补骨脂素 +UVA 疗法(psoralen plus ultraviolet A, PUVA),1984 年通过一项 366 名印度白癜风患者长达 2 年的研究证实了这一方法的安全性和有效性。

1973 年,Tronnier 和 Schule 首先报道外用补骨脂素和 UVA 治疗银屑病有效;1974 年,Parish 等报道口服补骨脂素和高强度 UVA 治疗银屑病有效;与此同时,PUVA 被证明对其他多种皮肤病有效。此后逐渐认识到长期接受 PUVA 的患者存在皮肤癌和光老化的长期风险。1990 年,Van Weelden 等报道窄谱中波紫外线(narrow bound ultra violet B light, NB-UVB)与 PUVA 治疗银屑病同样有效。

3. **维 A 酸**　20 世纪 30 年代,人们开始认识到维生素 A 缺乏会导致皮肤过度角化(蟾皮病)。全反式维 A 酸是第一个人工合成的维 A 酸,用于治疗寻常痤疮和光老化。1955 年,首次成功合成异维 A 酸,但对银屑病疗效一般。1972 年,Bollag 发现了两种芳香族维 A 酸:阿维 A 酯和阿维 A,此后发现了多种多芳香族维 A 酸,例如阿达帕林、他扎罗汀、贝沙罗汀等。人工合成维 A 酸的引入对脓疱型和红皮病性银屑病的治疗有重大影响,尤其是减少了 PUVA 长期治疗的危险。1978 年,PUVA 与口服维 A 酸联合治疗银屑病取得了重要的进展。

4. **甲氨蝶呤**　20 世纪 60—70 年代,研究银屑病的方向主要集中于抗角质形成细胞(keratinocyte, KC)增殖相关问题。1963 年,Eugene Van Scott 报道了一项关于银屑病增生的重大研究,提出甲氨蝶呤(methotrexate, MTX)作为一种抗有丝分裂药物可能有效。Gerald Weinstein 和 Phillip Frost 进一步研究了银屑病患者的细胞增殖动力学,报道银屑病患者的细胞周期缩短为 37.5 小时。1971 年,美国食品药品监督管理局(food and drug administration, FDA)批准将 MTX 用于治疗银屑病。

MTX 还被推荐为中重度 AD 的二线 / 三线治疗药物,多项小型研究显示,MTX 治疗中重度 AD 可使疾病严重程度评分改善 40%~70%。

5. **环孢素**　1976 年,Borel 等证实环孢素具有免疫抑制作用,主要针对活化的辅助性 T 淋巴细胞(helper T cell, Th cell);1979 年,Meuller 和 Hermann 首次报道了环孢素对于治疗银屑病有效。1995 年，James Krueger 证明淋巴细胞是银屑病发病机制中的"罪魁祸首"。1997 年，FDA 批准环孢素用于治疗银屑病。

银屑病是对环孢素最敏感的皮肤病：应用环孢素 2.5~5.0mg/（kg·d）治疗 12~16 周，80% 的患者可获得显著缓解。2012 年，美国国家银屑病基金会医学委员会关于脓疱性银屑病的治疗达成共识，明确环孢素可作为泛发性脓疱性银屑病的一线治疗药物之一。同时也有证据支持低剂量环孢素可用于红皮病性银屑病。

2014 年，*Journal of Allergy and Clinical Immunology* 中的综述指出，当局部治疗不能控制/光疗不可用时，环孢素可作为中重度 AD 的短期一线治疗药物，用量为 5mg/（kg·d）（硫唑嘌呤为二线治疗药物、MTX 为三线治疗药物），快速获得临床应答后，用维持剂量治疗 6 个月，疗程不超过 1 年；可用于 2 岁以上儿童。此外，环孢素通过其免疫调节作用和减少毛囊周围淋巴细胞浸润的作用对斑秃显示出显著的疗效。

6. 维生素 D 衍生物　20 世纪 90 年代早期，维生素 D 衍生物上市，包括钙泊三醇、骨化三醇、他卡西醇等。这类药物与 T 细胞和角质细胞表面的维生素 D 受体结合，可抑制角质细胞增生并诱导其分化。维生素 D 衍生物与皮质醇联合使用比单独使用某种维生素 D 衍生物或皮质醇更有效。

7. 钙调磷酸酶抑制剂　2000 年和 2001 年，FDA 分别批准外用他克莫司和吡美莫司用于治疗 AD，其他被证实使用钙调磷酸酶抑制剂治疗有效（Ⅰ级证据）的疾病包括：白癜风、银屑病、硬斑病、扁平苔藓、接触性皮炎、脂溢性皮炎、玫瑰痤疮等 19 种疾病。2008 年，英国白癜风指南建议钙调磷酸酶抑制剂可作为糖皮质激素的替代疗法，对面部、间擦部位和生殖器的银屑病安全有效。

二、特应性皮炎的诊治进展——小分子药物及其应用

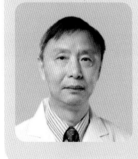

专家简介

顾　恒　教授

- 中国医学科学院皮肤病研究所皮肤科
- 中国医师协会皮肤科医师分会副会长
- 中华医学会皮肤性病学分会常委

［专家观点］

AD 是一种慢性、复发性、炎症性皮肤病。通常初发于婴儿期，1 岁前发病者约占全部患者的 50%，该病呈慢性经过，部分患者病情可以迁延到成年，但成年发病者也并不少见。

1. 流行病学　在全球范围内，AD 在儿童中（<7 岁）的发病率在某些国家可高达 25%，在成人中的发病率为 7%~10%。世界卫生组织（world health organization，WHO）的全球疾病

负担调查数据显示,截至 2017 年 10 月,全球至少有 2.3 亿 AD 患者,疾病负担是非致死性皮肤疾病的首位。

在中国,成人 AD 的患病率约为 4.60%,而 1~12 个月的婴儿约为 30.00%、1~7 岁的儿童为 12.94%。相关研究显示,我国 AD 患病率近年来显著增加。

2. 病因和发病机制　AD 的发病机制尚不完全清楚,主要与遗传和环境两方面因素有关。个人遗传因素决定了 AD 患者的皮肤屏障功能异常、免疫异常、代谢异常。环境因素包括生活方式、环境改变等。现在有研究表明表观遗传修饰、菌群失衡等也是 AD 发病的重要因素。

AD 发病的核心环节是免疫功能异常,辅助性 T 细胞(helper T cell,Th cell)2 型炎症是 AD 的基本特征,其中 IL-4 和 IL-13 是 AD 发病的重要细胞因子,而 IL-13 是引发瘙痒的关键细胞因子。AD 慢性期也可存在 Th1、Th17 和 Th22 的混合炎症浸润。朗格汉斯细胞和皮肤树突细胞参与外界抗原经皮致敏,导致 IgE 水平增高。AD 还存在自身免疫现象,自身抗原特异性 IgE 水平与病情活动度密切相关。

3. 强调个体化治疗　根据生物学特征将 AD 分型:根据总 IgE 和特异性 IgE 表达水平分为内源型和外源型;根据皮肤炎症模式分为 Th2、Th22、Th17、Th1 单一或混合模式。现今 AD 的治疗主要根据指南进行阶梯治疗,然而治疗 AD 的传统药物没有精准的靶点,是一种撒网式治疗模式,抗炎作用广泛,容易带来不良反应,因此我们可以根据个体生物学特征应用单克隆抗体或小分子抑制剂达到更精准的个体化治疗。

4. AD 新药的研发　现在关于 AD 新药的研发越来越多,主要是针对靶向关键分子和受体的单克隆抗体和小分子药物,以小分子抑制剂多见。小分子抑制剂多指化学合成的、分子量小于 1 000 道尔顿的、针对某信号转导通路上关键分子的抑制剂。但大部分小分子药物还处在研发过程中,目前治疗 AD 的小分子药物主要是两面神激酶(Janus kinase,JAK)抑制剂和磷酸二酯酶 4(phosphodiesterase,PDE4)抑制剂两类。在 2020 版的 AD 指南中,在系统性抗炎治疗中提到了生物制剂度普利尤单抗(dupilumab)和 JAK 抑制剂;在局部外用治疗中也写到了 PDE4 抑制剂。AD 新型药物的研发如表 2-1、表 2-2 所示。

表 2-1　特应性皮炎系统药物研发

种类	名称	靶点	药物类型	适应证
抗 Th2	tralokinumab lebrikizumab	IL-13	单抗	中重度 AD
	tezepelumab	TSLP	单抗	中重度 AD
	ANB020	IL-33	单抗	中重度 AD
	GBR830	OX40	单抗	中重度 AD
	timapiprant	CRTH2	单抗	中重度 AD
	fevipirant	CRTH2	小分子抑制剂	中重度 AD
抗 Th22	fezakinumab	IL-22	单抗	中重度 AD
抗瘙痒	BMS-981164	IL-31	单抗	中重度 AD
	nemolizumab	IL-31Rα	单抗	中重度 AD
	tradipitant	NK1R	小分子抑制剂	中重度 AD

种类	名称	靶点	药物类型	适应证
抗炎	baricitinib	JAK1, 2	小分子抑制剂	中重度 AD
	upadacitinib abrocitinib	JAK1	小分子抑制剂	中重度 AD
	tofacitinib	JAK1, 3	小分子抑制剂	中重度 AD
	ASN002	JAK & SYK	小分子抑制剂	中重度 AD
	ZPL389	H4R	小分子抑制剂	中重度 AD

表 2-2　特应性皮炎外用药研发

种类	名称	靶点	状态	临床研究阶段	疗效
JAK 抑制剂	tofacitinib	JAK1+3	完成	Ⅱa 期	明显改善
	ruxolitinib	JAK1+2	完成	Ⅱ期	明显改善
	JTE052	JAK1+2+3, TYK2	完成	Ⅱ期	明显改善
PDE4 抑制剂	crisaborole	PDE4	完成	Ⅲ期	明显改善
	AN2898	PDE4	完成	Ⅱ期	明显改善
	E6005	PDE4	完成	Ⅱ期	明显改善
	MM36	PDE4	完成	Ⅱ期	一般改善
	roflumilast	PDE4	完成	Ⅱ期	无明显改善
新靶点药物	tapinarof	AHR 激动剂	完成	Ⅱ期	部分改善
	Q301	CRTH2 拮抗剂	完成	Ⅱ期	起效缓慢
	SP14019	环孢素抑制剂	完成	Ⅱ期	明显改善
	PR022	次氯酸	招募中	Ⅱ期	可缓解瘙痒
	omiganan	抗微生物肽	完成	Ⅱ期	起效慢
	VTP-38543	LXR 激动剂	完成	N/A	无明显改善

（1）JAK 抑制剂：JAK 是细胞质酪氨酸激酶家族，有 JAK1、JAK2、JAK3、TYK2 四种亚型，与细胞增殖、分化、凋亡及炎症等过程有关。JAK 可自身磷酸化激活下游通路，还能负调节自身的磷酸化水平。在炎症发生时，JAK 被过度激活，细胞因子或生长因子与细胞膜上相应的受体结合形成二聚体，使得细胞质内 JAKs 发生聚集，邻近的 JAKs 互相磷酸化而被激活，反过来促进疾病进展。

JAK 抑制剂通过抑制 JAK 通路，降低细胞因子信号转导、细胞因子诱导的基因表达及细胞的激活，从而降低多种慢性炎症反应。同时参与抑制 Th2 型细胞因子产生，抑制过敏性炎症反应。

1）口服 JAK 抑制剂治疗 AD 的研究进展列举如下。

托法替尼（tofacitinib）：是选择性 JAK1 和 JAK3 抑制剂，在治疗难治性 AD 上取得了一定的疗效,在 AD 患者的瘙痒、失眠及评分方面均取得较好的效果。

阿布替尼(abrocitinib):为口服小分子高选择性 JAK1 抑制剂,FDA 批准用于治疗 12 岁以上中重度 AD 患者。耐受性良好,没有预期外的安全性事件。

巴瑞替尼(baricitinib):可抑制 JAK1 和 JAK2,口服 4mg/d 加外用糖皮质激素 16 周治疗成人中重度 AD,其湿疹面积及严重程度评分(eczema area and severity index,EASI)改善 50%,即 EASI50 应答率为 61%。

乌帕替尼(upadacitinib):为高选择性 JAK1 抑制剂,治疗中重度 AD 的第二项Ⅲ期临床试验 Measure Up 2 达到主要终点和所有次要终点。与安慰剂相比,乌帕替尼在第 16 周显示出皮损清除率明显改善,瘙痒减少。

2)外用 JAK 抑制剂治疗 AD 的研究进展列举如下。

迪高替尼(delgocitinib):是 JAK1、JAK2、JAK3 及 TrK2 抑制剂,于 2020 年 1 月在日本获批,用于局部治疗成人(≥16 岁)轻中度 AD。是全球首款治疗 AD 的 JAK 抑制剂局部外用药,对于≥16 岁的成人患者,推荐剂量为每天局部涂抹两次。对于中重度 AD,Ⅲ期临床试验(与安慰剂对照):主要终点改良湿疹面积及严重程度评分(modified Eczema Area Severity Index,mEAS)与基线相比的百分比变化显著优于安慰剂。

托法替尼(tofacitinib):是选择性 JAK1、JAK3 抑制剂,每天 2 次外用治疗轻中度 AD,用药 4 周后 73% 的患者皮损完全清除或几乎完全清除。

鲁索/芦可替尼(ruxolitinib):是选择性 JAK1、JAK2 抑制剂,其用于治疗轻度至中度 AD 及用于治疗青少年和成人白癜风,目前处于Ⅲ期临床阶段。

(2)磷酸二酯酶 4 抑制剂:PDE4 是 PDE 家族的重要成员之一,能够选择性地水解环腺苷酸(cyclic adenosine monophosphate,cAMP),主要分布于各种炎性细胞内,包括肥大细胞、巨噬细胞、嗜酸性粒细胞、淋巴细胞和上皮细胞等。依据不同的基因编码,PDE4 家族可以分为 4 个亚型——PDE4A、PDE4B、PDE4C 和 PDE4D。每个亚型又有多种次亚型,如 PDE4B 有 3 种次亚型。其中以 PDE4A、PDE4B 和 PDE4D 这 3 种 PDE4 的亚型表达最多,而 PDE4C 表达很少或不表达。

AD 患者表皮 PDE4 表达异常升高,其水平是正常皮肤中的 3 倍。对 AD 患者进行皮肤活检发现:PDE4A 在表皮和真皮均表达,在表皮角质形成细胞(keratinocytes cells,KC)棘层和颗粒层的胞质水平表达最强;PDE4B 在表皮间质不表达,在树突状细胞的胞质中表达;PDE4C 在表皮和真皮均表达,在棘层 KC 弱表达,在朗格汉斯细胞也有表达;PDE4D 在基底层 KC 的胞质中表达。

PDE4 参与促炎性反应,AD 患者单核细胞中 PDE 活性增加与 Th1、Th2 失衡有关,PDE 活性增加,cAMP 降解加速,cAMP 水平下调,抑制 PKA(cAMP 依赖蛋白激酶)、NF-κB 及 NF-AT 通路的活化,促炎性细胞因子显著升高。AD 患者 cAMP 水平下调、PDE 升高的发现源自对 AD 自主神经功能异常的研究——1982 年 Hanifin 的推测之一:细胞内 PDE 增加导致 cAMP 下降。

PDE4 抑制剂使 PDE 水平下降,cAMP 升高,激活 PKA,抑制 NF-κB 和 NF-AT 通路,从而抑制促炎性细胞因子的产生,可参与调节多种免疫细胞介导的炎症反应,具有明显抗炎、抗过敏、抗血小板活化的作用,可用于治疗哮喘、慢性阻塞性肺疾病、抑郁症、银屑病等多种疾病,被认为是作用于细胞内靶点的新型抗炎药。外用 PDE4 抑制剂治疗 AD 的研究进展见表 2-3。

表2-3　外用磷酸二酯酶4抑制剂治疗特应性皮炎的研究进展

药物	给药方式	适应证	研发阶段
克立硼罗（crisaborole）	外用	轻至中度 AD	上市
GW842470X	外用	轻至中度 AD	Ⅱ期
OPA-15406	外用	轻至中度 AD	Ⅱ期
roflumilast 2a	外用	中度 AD	Ⅱ期
E6005	外用	轻至中度 AD	Ⅱ期
Leo-29102	外用	轻至中度 AD	Ⅱ期

其中，克立硼罗（crisaborole）已被 FDA（用于 3 个月及以上儿童）和欧盟委员会（用于 2 岁及以上儿童）批准治疗儿童轻中度 AD，我国也已上市，其通过抑制 PDE 活性、降低炎症因子如肿瘤坏死因子 -α（tumor necrosis factor-α，TNF-α）、IL-2、IL-4、IL-5、IL-13 和 IFN-γ 的释放，也可抑制 IL-23 和 IL-17 等的表达。不良反应为给药部位疼痛（4%），如烧灼感或刺痛感，较不常见（<1%）的不良反应包括接触性荨麻疹。

（3）芳香烃受体激动剂：外用芳香烃受体（aryl hydrocarbon receptor，AhR）调节剂——本维莫德（tapinarof，曾用名：苯烯莫德）是由我国研究团队开发的非类固醇类外用药，可抑制前炎症细胞因子如 IFN-γ、IL-2 和 TNF-α 的表达，还可抑制 PBMC 向炎症反应部位的迁移和浸润、抑制 T 细胞的活化。该药主要用于治疗银屑病，已同时开展用于 AD 治疗的临床试验。

5. **总结**　以上叙述了一些小分子药物的研究进展，这些药物主要作用在某些关键受体或酶，比较精准地抑制了 AD 的炎症反应，从而对 AD 的治疗起到相应作用。但目前大多数小分子抑制剂仍然处于研发过程中，我们期待未来 AD 能有更有效更精准的药物治疗。

专家讨论

一、关于部分小分子药物的介绍

专家简介

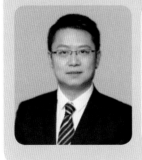

纪　超　副教授

- 福建医科大学附属第一医院皮肤科主任
- 中华医学会皮肤性病学分会青年委员会副主任委员
- 中国医师协会皮肤科医师分会常委

[专家观点]

随着科技的发展,皮肤科医师拥有许多新"武器",其中小分子药物引起了大家的广泛关注。小分子药物是化学合成的活性物质小分子,因体积较小,小分子几乎可以到达体内的任一目标。下面分享一些使用小分子药物的经验与体会。

1. **特应性皮炎** 克立硼罗(crisaborole)属于 PDE4 抑制剂,为不含激素的外用乳膏,被 FDA 批准用于 AD 的治疗。克立硼罗主要用于轻中度 AD,可作为外用糖皮质激素的替代或补充治疗。但是对于克立硼罗的疗效我们还需要更多的临床证据来总结归纳,以便更好地选择应用时机和场景。克立硼罗在应用过程中可产生局部疼痛,如何改善或减轻这样的副作用在今后的临床应用中值得进一步思考。此外,小分子药物 JAK 抑制剂也可用于其他方法治疗无效的 AD 患者,但同样需要更多的临床经验与研究。

2. **银屑病关节炎** 阿普斯特(apremilast),属于 PDE4 抑制剂,与沙利度胺结构相似,目前主要用于治疗银屑病关节炎(psoriatic arthritis, PsA)。2019 年欧洲抗风湿联盟将 PsA 的治疗分为 4 期:Ⅰ 期选用非甾体抗炎药(nonsteroidal antiinflammatory drugs, NSAIDs);Ⅱ 期选用传统合成的改善病情抗风湿药(conventional synthetic disease-modifying anti-rheumatic drugs, csDMARDs),即传统药物如甲氨蝶呤(methotrexate, MTX)、柳氮磺吡啶、来氟米特等;Ⅲ 期选用生物类(生物制剂)DMARDs(biologic DMARDs, bDMARD),包括肿瘤坏死因子(tumornecrosisfactor, TNF)抑制剂和 IL-17 和 IL-12/23 通路的靶向药物;Ⅳ 期可选择换一种 bDMARD 或小分子药物,如 JAK 抑制剂、PDE4 抑制剂。所以在银屑病关节炎的治疗过程中应该根据指南及患者病情选择最适合的药物。

3. **斑秃和白癜风** 根据各国指南,在斑秃的治疗过程中应根据斑秃的面积和发病年龄选择药物。轻症患者均主张外用糖皮质激素或在皮损内注射糖皮质激素,而在中重度斑秃患者中可选择局部免疫法、系统性应用糖皮质激素、免疫抑制剂及 JAK 抑制剂等。2017 年日本指南将 JAK 抑制剂作为三线治疗的选择,2010 年在 *Journal of the American Academy of Dermatology*(*JAAD*)上刊登的指南认为可将 JAK 抑制剂作为二线治疗中的首选药物。而目前各国指南中尚未有 JAK 抑制剂治疗白癜风的相关推荐,但有研究报道 JAK1、JAK3 抑制剂托法替布(tofacitinib)及 JAK1、JAK2 抑制剂鲁索替尼(ruxolitinib)在白癜风治疗中有效。目前,在中国可供选择的 JAK 抑制剂包括托法替布,以及一种 JAK1、JAK2 抑制剂巴瑞替尼(baricitinib)。在我科对应用巴瑞替尼的斑秃患者的随访观察中发现,定期复查肝肾指标及关注患者的心理状态十分重要。

4. **红斑狼疮** 2019 年欧洲抗风湿联盟推荐系统性红斑狼疮(systemic lupus erythematosus, SLE)的治疗目标是缓解疾病的症状和体征,预防损害积累,使药物的副作用最小化,改善生活质量。在 SLE 的治疗中,JAK1、JAK2 抑制剂巴瑞替尼在最新的临床研究中显示有相应的疗效。

目前对于应用小分子药物我们需要积累更多的经验,在不同的场景中选择合适的使用时机,相信小分子药物在皮肤科的药物应用中充满前景与希望。

二、基于特应性皮炎发病核心环节——角质形成细胞的小分子药物的思考

专家简介

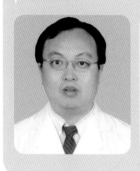

汪　宇　副教授

- 贵州医科大学附属医院皮肤科副主任
- 中华医学会皮肤性病学分会委员
- 首次发现骨桥蛋白 3（osteopontin，OPN3）具有维持人黑色素细胞生存的固有功能

[专家观点]

近几年针对特定炎症因子的小分子抑制剂如 PDE4 抑制剂、JAK/ 信号转导子和转录激活子（signal transducer and activator of transcription，STAT）抑制剂及 AhR 调节剂等逐渐应用于 AD 的临床治疗，取得了一定的治疗效果。但这些药物大多是针对免疫细胞，且在炎症反应的效应阶段发挥作用，对 AD 发病的核心环节——KC 的分化移行过程尚无相关药物临床应用报道。

在正常情况下，表皮 KC 从基底层向上逐渐分化、移行、脱落，形成一个动态平衡的过程，从而维持合适的表皮厚度。KC 通过蛋白酶降解桥粒黏附蛋白（桥粒芯蛋白、桥粒胶蛋白）实现正常的脱落过程，其中关键蛋白酶是位于颗粒层及角质层的 KC 表达的激肽释放酶相关的肽酶（kallikrein，KLK）。KLK 属于丝氨酸蛋白酶家族，包括胰凝乳蛋白酶（KLK7）和胰蛋白酶（KLK5）。在生理情况下，淋巴上皮组织 Kazal 型相关蛋白抑制剂（lympho-epithelial Kazal-type-related inhibitor，LEKTI）是丝氨酸蛋白酶抑制剂的一种，可抑制 KLK7 和 KLK5 的活性，使其处于失活状态，当表皮移行至颗粒层后，LEKTI 逐渐释放到细胞间质中，对 KLK7 和 KLK5 的抑制减弱，甚至消失，KLK7 水解桥粒芯胶蛋白 1，KLK5 水解桥粒芯糖蛋白 1，从而 KC 到达表皮角质层并脱落，形成正常的表皮分化、移行、脱落的过程。研究发现，AD 患者 LEKTI 缺失，KLK5、KLK7 的表达增加，从而导致桥粒水解增加，表皮的脱落及修复发生异常。针对这一过程，能否体外合成 LEKTI 或设计出 KLK7 和 KLK5 抑制剂，通过局部应用发挥抑制 KLK7 和 KLK5 活性的功能，从而恢复正常的 KC 分化移行的过程、维持皮肤屏障功能，仍有待研究。

三、小分子药物在特应性皮炎治疗中的优势

专家简介

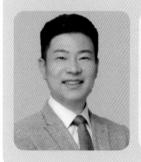

徐　哲　主任医师

● 首都医科大学附属北京儿童医院皮肤科副主任
● 中华医学会皮肤性病学分会青年委员会副主任委员
● 中国医师协会皮肤科医师分会青年委员会副秘书长

[专家观点]

IL-4 和 IL-13 在 AD 的发病中起到至关重要的核心作用,它们通过异二聚体受体经 JAK1 通路诱导一系列炎症因子导致发病。目前小分子药物的研究思路主要是通过应用 JAK 抑制剂来阻断磷酸化通路,减少细胞因子的炎症作用。另外,PDE 抑制剂等非甾体抗炎药在中国获批上市,应用于年龄大于 2 岁的 AD 患者,取得了一定的疗效。

笔者认为,相对于目前大量出现的生物制剂等抗体类药物而言,小分子药物(如 JAK 抑制剂和 PDE 抑制剂等),会在临床疗效和临床应用方面发挥更大的作用。首先,相对于传统的外用糖皮质激素类药物,抗体类药物和小分子药物代表了新的发展方向和患者需求,即疗效显著且没有激素类药物的水钠潴留等常见副作用。其次,新型药物的治疗靶点与激素类药物不同,对于一些应用激素类药物疗效不佳或者容易反复的病例,提供了新的治疗可能。再次,抗体类药物虽然更加"精准",但从目前开发的一些药物来看,它们会增强 2 型反应,在引起表皮增生和 KC 分化的同时,一定程度上会改变屏障蛋白的表达,部分患者临床效果不佳甚至无效。抗体类药物昂贵的价格也是影响其实际应用的阻碍之一。PDE4 抑制剂等小分子药物的优势在于:直击 T 细胞和其他免疫细胞中 cAMP 的水平和异常增高的 PDE 活性。而且数据表明,AD 患者体内白细胞中的 PDE 对于 PDE 抑制剂的敏感度更高。小分子药物相对于激素类药物和抗体类药物来说,在保证临床疗效的同时,具有良好的耐受性和安全性。

展望:目前的药物已经可以通过补偿和诱导等途径影响 PDE 等在炎症进程中的作用。通过进一步的研究,如果能够调节内源性 PDE 的量或者组织靶细胞分泌和释放 PDE 相关的因子,就可以调节内源性 PDE 及细胞内 cAMP 的水平,达到更好的治疗效果。

（汇编整理：刘宝怡）

参 考 文 献

［1］中华医学会皮肤性病学分会免疫学组,特应性皮炎协作研究中心.中国特应性皮炎诊疗指南（2020版）［J］.中华皮肤科杂志,2020,53（2）:81-88.

［2］叶城斌,邹颖.不同国家及地区特应性皮炎治疗指南的比较［J］.中国皮肤性病学杂志,2020,34（11）:7.

［3］ARINGER M, COSTENBADER K, DAIKH, et al. 2019 European League Against Rheumatism/American College of Rheumatology classification criteria for systemic lupus erythematosus［J］. Ann Rheum Dis, 2019, 78（9）:1151-1159.

第三章

银屑病生物制剂治疗：临床研究与真实世界研究

背景概述

银屑病是一种由自身免疫介导的慢性炎症性疾病,其中免疫相关的炎性细胞因子释放及免疫系统异常激活是引发患者出现多个组织和器官损伤的重要原因。其中 TNF-α、IL-23 及 IL-17A 等炎症细胞因子在免疫反应中起到重要作用,能促进角质形成细胞过度增殖和免疫细胞浸润,而这些细胞因子目前已经成为银屑病治疗的靶点。传统系统治疗银屑病的传统药物(如甲氨蝶呤、维 A 酸、环孢素等)均存在起效慢、疗效有限及不良反应多等缺点。近年来,伴随着生物制剂的问世,银屑病的治疗效果和安全性得到了显著提升,但这类药物的不良反应也不可忽视。

热点聚焦

- 银屑病生物制剂治疗方法进展
- 银屑病生物制剂的发展与挑战
- 生物制剂在中国真实世界的临床疗效和安全性

论坛精粹

一、银屑病生物制剂中国真实世界研究

专家简介

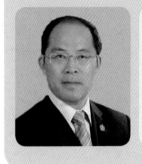

张学军　教授

- 复旦大学皮肤病研究所所长
- 中华医学会皮肤性病学分会名誉主任委员
- 中华医学会皮肤性病学分会银屑病(学组)专业委员会主任委员兼首席专家

[专家观点]

精准医学是依据患者内在生物学信息及临床症状和体征，为患者量身定制的健康医疗和临床决策。精准医学包括精准预防、精准诊断、精准治疗和诊治一体化。相对于循证医学，精准治疗能够精确到某一疾病的某一位点。其中，生物制剂和生物疗法是精准治疗的重要组成部分。

靶向生物制剂是指针对疾病发病机制中某一特定靶点制备的免疫生物制品，具有一定的靶向性，其研发是基于对疾病发病机制的不断深入了解。目前，生物制剂主要针对常见疾病的易感位点靶点设计而成，通过阻断疾病的重要通路，以达到治疗的目的。生物制剂相对于传统治疗方法，具有症状缓解迅速、疗效维持长久、适用人群广泛、不良反应率低等优势。

银屑病是一种自身免疫介导的慢性、复发性、炎症性、系统性疾病，全球 2%~4% 的人口受银屑病的影响，患者超过 1.25 亿。目前，中国内地的流行病学数据显示银屑病的患病率呈现上升趋势，2012 年调研显示患病率为 0.47%，患病人数 600 万以上。银屑病的发病机制尚不明确，其与遗传、环境和免疫等多因素相关。通过全基因组关联研究已发现超过 20 个易感位点参与银屑病的发病。目前认为银屑病是一个累及多环节、多通路的疾病，已发现多个银屑病相关的信号转导通路及调控因子。

白介素 -23/ 辅助性 T 细胞 17 轴（intertleukin-23/T helper cell 17 axis，IL-23/Th17 轴）在银屑病的发病机制中占核心地位。IL-23 是 Th17 细胞活化的重要细胞因子。银屑病的发病通路中，激活的树突细胞作为抗原呈递细胞产生一系列炎症介质，其中 IL-23 活化 Th17 细胞后产生 IL-17A、IL-17F、IL-6 及其他炎症细胞因子。这些细胞因子介导角质形成细胞和真皮内血管改变，且角质形成细胞产生的趋化因子、细胞因子和抗菌肽进一步诱导中性粒细胞和其他炎症细胞趋化。

从 2004 年的 TNF-α 抑制剂时代，到如今的白介素抑制剂时代，包括 IL-12/23 抑制剂、IL-17A 抑制剂、IL-23 抑制剂，随着针对不同靶点的生物制剂的相继问世，其对银屑病治疗发挥了极大的积极作用。银屑病的治疗发展从传统治疗迈入了生物制剂治疗时代，并且我们可喜地看到多款生物制剂已被纳入医保目录。

生物制剂的出现有助于长期控制银屑病。早期使用生物制剂可及早实现皮损全面清除、改善患者长期治疗结局，同时降低银屑病关节炎、心血管疾病等的共病（即合并症，英文为 comorbidity，近年来在皮肤科多部指南中更倾向于使用共病表述）风险。长期使用生物制剂维持治疗，可以维持高缓解率，避免疾病复发。国际权威报告或指南指出，对于出现甲氨蝶呤治疗失败、不耐受或存在禁忌的中重度银屑病患者或病情久治不愈、反复发作、无法长期控制的患者，应早期考虑采取生物制剂治疗。从中国银屑病治疗指南（2008 版）开始，我国皮肤科领域的专家也将生物制剂治疗写入了指南或专家共识。

1. 开展生物制剂在中国真实世界研究的必要性　虽然越来越多的生物制剂进入中国，但是缺乏中国真实世界患者中的应用数据，部分产品甚至未开展中国 III 期临床试验就直接进入市场。近几年，国内很多疾病领域都开展了规模化的真实世界研究，中国皮肤科领域亟待开展相关领域研究。同时，中国患者数量众多，治疗方法异质性较强，比较适合真实世界研究。真实世界研究能让所有参与方都均等受益。因此，我国迫切需要开展生物制剂在中国真实世界的研究，以评估生物制剂的安全性、有效性、治疗成本、治疗方式等内容，积累中国人自己的数据。

真实世界研究是针对预设的临床问题,在真实世界环境下收集与研究对象健康有关的数据,或基于这些数据衍生的汇总数据,通过分析获得药物的使用状况及潜在的获益-风险的临床证据的研究过程。对于上市后不良事件(adverse event, AE)的观察、药物剂量的改变、患者依从性对于治疗的影响、超适应证用药等随机对照试验(randomized controlled trial, RCT)无法解决的问题,均适用于真实世界研究,因此真实世界研究的核心理念是以患者为中心,其与 RCT 呈互补关系。

真实世界数据反映了现实世界中药物治疗的临床疗效,减少了传统临床研究的限制,为临床新药及新设备的选择提供客观的对比依据。通过真实世界数据,可以充分了解指南与实践的差距,为指南的制定与规范化提供参考,同时平衡临床疗效和成本效益。2016 年,美国《21 世纪治愈法案》通过了关于利用真实世界证据(real-world evidence, RWE)取代传统临床试验从而扩大临床适应证的提案。

2. 司库奇尤单抗在中国真实世界的临床疗效和安全性 司库奇尤单抗能与 IL-17A 特异性结合,中和其生物活性,从而抑制炎性细胞因子和趋化因子网络。目前司库奇尤单抗已在全球 16 个国家开展了真实世界研究,已纳入研究患者 6 084 人,发表相关学术论文 36 篇。

2018 年 8 月,我国在博鳌超级医院正式开展首个司库奇尤单抗治疗银屑病的真实世界临床研究。研究表明,司库奇尤单抗 300mg 组治疗 12 周的银屑病面积和严重程度指数(psoriasis area and severity index, PASI)评分中的 PASI75 应答率为 90.1%,PASI90 应答率为 79.0%,PASI100 应答率为 38.3%;治疗 16 周的 PASI75 应答率为 95.1%,PASI90 应答率为 90.1%,PASI100 应答率为 64.2%。与Ⅲ期临床试验结果相比,真实世界试验的 PASI90 和 PASI100 应答率高于Ⅲ期临床试验结果,可能与基线因素有关。

3. 依奇珠单抗在中国真实世界的临床疗效和安全性 依奇珠单抗是人源化 IgG4 单克隆抗体。近年来,依奇珠单抗已在世界多个国家进行了真实世界研究,获得了积极可靠的 RWE。中国学者对中重度伴或不伴银屑病关节炎的斑块状银屑病成人患者进行了为期 20 周的随访。结果显示,依奇珠单抗治疗 12 周的 PASI75 应答率为 84%,PASI90 应答率为 72%,PASI100 应答率为 44%;治疗 20 周的 PASI75 应答率为 100%,PASI90 应答率为 84%,PASI100 应答率为 64%。依奇珠单抗真实世界临床疗效、安全性与Ⅲ期研究结果相当。

4. 古塞奇尤单抗在中国真实世界的临床疗效和安全性 我国与欧洲银屑病遗传变异研究均发现 IL-23 通路(包括 IL-12、IL-23 和 IL-17 等)参与银屑病发病。古塞奇尤单抗是一种人源单克隆 IgG1 λ 抗体,可以选择性结合 IL-23 的 p19 亚单位并抑制与 IL-23 受体的相互作用,从而抑制促炎性细胞因子和趋化因子的释放。在目前参与试验的 14 名中国患者中,有 6 名患者随访达到 12 周以上,在 12 周达到 PASI75 的有 5 人,这 5 人中有 3 人达到 PASI90;6 名患者中有 1 人达到 PASI100。

综上所述,与传统药物相比,生物制剂具有更高的特异性和安全性,将为患者提供新的治疗选择,满足患者更高的生活质量需求,解决重症患者的难治性问题,阻止关节病变的进展,改善共病的严重程度,且使用便利、依从性较好。生物制剂的真实世界研究数据将为临床提供可参考、可指导的客观依据。

二、银屑病转化医学的典范——从基础研究成果到生物制剂应用

专家简介

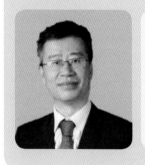

王　刚　教授

- 中国人民解放军第四军医大学西京医院皮肤科主任
- 中国医师协会皮肤科医师分会会长
- 中华医学会皮肤性病学分会副主任委员

[专家观点]

　　银屑病是一种常见的免疫介导的慢性炎症性皮肤病，易复发。近年来，随着生物制剂的问世，给银屑病患者带来了福音。如今，银屑病的治疗已进入到生物制剂的时代。本文将从免疫学机制进展衍生银屑病靶向治疗策略、针对靶分子的生物制剂研发、银屑病生物制剂的临床应用现状和银屑病生物治疗的发展趋势四个方面进行阐述。

　　1. 免疫学机制进展衍生银屑病靶向治疗策略　对于银屑病发病机制的认识，经历了从20世纪的角质形成细胞异常、Th1/Th2的平衡紊乱，到现在认为Th17在银屑病的免疫机制中扮演重要角色。随着科技进步，对于银屑病发病机制的认识越来越深入，总有一天会揭开银屑病的神秘面纱，为广大银屑病患者解除病痛。

　　目前认为银屑病的发病机制是具有遗传易感性的个体在外界环境包括感染、应激、药物和创伤的刺激下，启动皮肤的区域免疫，活化角质形成细胞和树突细胞，并产生IL-12和IL-23等细胞因子作用于Th1和Th17亚群。当Th17被活化后产生包括IL-17和IL-22在内的细胞因子，作用于角质形成细胞。随后活化的角质形成细胞过度增生、异常分化，从而出现银屑病的表型。

　　目前的靶向治疗主要针对免疫学研究中的重要发现，比如针对T细胞的活化，产生靶向T细胞的策略。但由于疗效和应用中严重的不良反应可能会被新的治疗策略所取代。靶向TNF-α的治疗是最早的成功案例，靶向TNF-α的单克隆抗体和融合蛋白的疗效均尚可。TNF-α参与了银屑病发病的上、中、下游，因此抑制TNF-α对银屑病的发病有重要作用，在临床应用的良好疗效也验证了此观点。目前已经上市的靶向TNF-α的产品包括受体融合蛋白和单克隆抗体，比如依那西普（etanercept）、英夫利西单抗（infliximab）、阿达木单抗（adalimumab）、戈里木单抗（golimumab）和赛妥珠单抗（certolizumab）。

　　IL-12和IL-23是分别启动Th1和Th17的两个关键的细胞因子，而且两者有一个共同的p40亚单位。因此，靶向p40的药物能同时抑制Th1和Th17的分化，是银屑病靶向治疗中的突破性进展。近年来，随着Th17在银屑病发病机制中的主角地位逐渐被确立，产生了特异性抑制Th17的治疗策略。

针对 IL-12/23 的治疗策略主要包括：①靶向 IL-12/23（p40）的乌斯奴单抗（ustekinumab）和 ABT-874（briakinumab），但后者由于心血管事件而被终止；②靶向 IL-23（p19）的古塞奇尤单抗（guselkumab）、替拉珠单抗（tildrakizumab）和 BI-65506（risankizumab），其中替拉珠单抗（tildrakizumab）和 BI-655066（risankizumab）在国外已上市，近期将在国内进行上市前的临床试验。

而 IL-17 的家族则比 IL-12/23 更复杂。IL-17 细胞因子家族包括 6 个成员，分别为 IL-17A、IL-17B、IL-17C、IL-17D、IL-17E 和 IL-17F，其中以 IL-17A 为主。但是除了 Th17 细胞产生 IL-17 以外，还有其他细胞，如中性粒细胞，也能产生 IL-17。与 IL-17 家族类似，IL-17 受体是一个独特的家族，其中 IL-17RA 为主要的受体。IL-17RA 以异源二聚体的形式结合于细胞，并将其信号转导至细胞内而发挥作用。针对 IL-17A/IL-17RA 治疗策略包括有靶向 IL-17A 的司库奇尤单抗（secukinumab）和依奇珠单抗（lxekizumab），以及靶向 IL-17RA 的布罗利尤单抗（brodalumab）。上述单抗都已在国内上市。

2. 基础研究向联创应用的转化——针对靶分子的生物制剂研发 明确靶分子是生物制剂研发的基础，而产品转化将惠及患者。针对靶分子的干预策略包括：①使用单克隆抗体中和可溶性的细胞因子，清除致病的细胞因子；②抑制靶分子活性以调控细胞内信号通路中的关键分子；③封闭靶分子受体如 IL-17RA，以抑制受体的识别和结合；④补充抑制性分子，如补充 Th2 细胞因子以改善 Th1/Th2 不平衡的状况。

目前，生物制剂的种类主要包括三类，分别为单克隆抗体、受体融合蛋白及抑制性细胞因子。其中应用最广泛的是单克隆抗体，包括人鼠嵌合抗体和人源抗体。单克隆抗体也是现代生物技术为数不多的被批准使用的治疗之一。1986 年鼠源抗体成为第一个获 FDA 批准的单克隆抗体，然而其作为治疗药物的发展受到了免疫原性的限制。鼠源抗体在人体内使用会产生严重的不良反应，目前已经退出市场。为了降低鼠源抗体的免疫原性，人 - 鼠嵌合抗体和人源抗体研发策略与技术随之飞速发展。21 世纪初期，噬菌体抗体库技术的出现使得抗体库技术发生了突破性进展，实现了单克隆抗体的人源化。此外，另一个全人源抗体的研发技术平台也逐渐建立，即能产生人源抗体的转基因鼠，该平台极大促进了全人源抗体的发展。以英夫利西单抗为代表的人 - 鼠嵌合抗体的制备是将人的 TNF-α 免疫小鼠使其产生抗体基因，再运用杂交瘤技术和基因工程技术制备人 - 鼠嵌合抗体。为了进一步降低免疫原性，新的人源抗体制备技术（以依奇珠单抗为代表）是将抗原免疫小鼠使其产生抗体基因，并运用杂交瘤技术获得鼠源单克隆抗体后，再将 CD2 区装配到抗体结构中，最终鼠源性仅占 2%~5%。而以司库奇尤单抗为代表的人源抗体的制备是将野生型小鼠的抗体基因敲除，并将人抗体基因敲入整合，使其成为人抗体转基因鼠，再进一步用抗原免疫，运用杂交瘤技术产生人源抗体。

除了单克隆抗体，还可以使用抑制性细胞因子来治疗银屑病，如 IL-10、IL-35、IL-37 和 IL-38。然而目前为止，该策略的临床应用前景尚不明确。其中，IL-10 因初步临床结果无效而终止研究，其他细胞因子是否有效还有待进一步探究。

3. 银屑病生物制剂的临床应用现状 目前国内已经批准上市的、用于银屑病治疗的主要生物制剂按照靶分子分类可以分为靶向 TNF-α、IL-12/23（p40）、IL-23（p19）、IL-17A 及 IL-17RA 的五类。其中，TNF-α 抑制剂依那西普（etanercept）、英夫利西单抗（infliximab）、阿达木单抗（adalimumab）及 IL-12/23（p40）抑制剂乌斯奴单抗（ustekinumab）均已在国内被批准用于斑块状银屑病和关节病性银屑病的治疗。另外，IL-23（p19）抑制剂古塞奇尤单抗（guselkumab）被批准用于斑块状银屑病，IL-17RA 抑制剂布罗利尤单抗（brodalumab）被批准用于关节病性银屑病。IL-17A 抑制剂司库奇尤单抗（secukinumab）和依奇珠单抗

（lxekizumab）被批准用于斑块状银屑病和关节病性银屑病。此外，司库奇尤单抗在日本还可用于脓疱性银屑病，这也是全球第一个被批准用于脓疱性银屑病的生物制剂。

从临床随访来看，TNF-α 抑制剂对银屑病的治疗效果优于传统方法，而 IL-12/23（p40）的疗效优于 TNF-α 抑制剂。随着 IL-23 和 IL-17 通路生物制剂的问世，该类产品显著改善了银屑病患者的生活质量，并向清除皮损的目标迈进一大步。另外，对比国内外银屑病生物制剂疗效（Ⅲ期 RCT 结果），国内的疗效优于国外。

4. 银屑病生物治疗的发展趋势　未来银屑病生物治疗的发展趋势：①针对新的靶分子研发全新类别的生物制剂，然而新的靶分子的发现有赖于免疫学研究的进展；②针对同一靶分子研发多种生物制剂，有利于解决生物制剂耐药的问题，可为患者提供多种有效的生物制剂选择；③研发新结构的生物制剂，如 Fab-PEG 抗体，其具有不易透过胎盘的优点，目前疗效不错。此外，还有 IL-17A/IL-17F 的双靶标抗体，目前已进入Ⅱ期 RCT。

综上所述，银屑病免疫学研究进展有助于锁定关键分子作为治疗靶标，而治疗性抗体技术的突破则使靶向治疗理念成功向临床应用转化。尽管基础研究向临床应用转化的过程中成功与失败并存，但可以肯定的是生物制剂的应用使银屑病患者的生活质量得到革命性改善。未来新靶标、新策略、新制剂等方面的发展值得期待！

专家讨论

一、生物制剂需要中国人自己的真实世界研究

专家简介

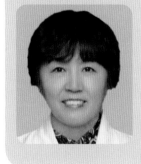

栗玉珍　教授

- 哈尔滨医科大学附属第二医院皮肤科主任
- 中华医学会皮肤性病学分会常务委员
- 中华医学会皮肤性病学分会银屑病学组副主任委员

［专家观点］

中国的流行病学调查显示，银屑病的患病率呈上升趋势，仅 2012 年的数据显示其患病率 0.47%，患病人数达 600 万以上。银屑病是一种自身免疫介导的慢性、复发性、炎症性、系统性疾病。该疾病对患者的生活、学习和工作影响极大，部分患者因此患上抑郁症等心理疾病。2018 年 10 月发表的"中国银屑病疾病负担和患者生存质量调研报告"显示，中重度银屑病患者的治疗不满意度高达 78%。传统治疗并不能满足患者想要的快速清除皮损的目标。近年来，多种生物制剂在起效速度、皮损清除率和安全性方面表现出较传统治疗更优越的特点，其应用让患者皮损得到较快、较好的改善，也增加了医师对银屑病治疗的信心。

目前已应用于临床的 TNF-α、IL-12/23（p40）、IL-23（p19）、IL-17A 及 IL-17 单抗都表现出较好的疗效。一些新的生物制剂，靶向 IL-1、IL-1R、IL-2R、IL-6、IL-6R 等正在紧锣密鼓地研制和研究中，未来可期。

生物制剂近年来被皮肤科医师广泛应用，但是只有小部分医师会把这些 RWE 分析、总结并发表出来，惠及更多医师。中国患者数量众多，治疗方法特异性较强，需要中国人自己的真实世界研究数据作为参考依据。比如，一些生物制剂的超适应证应用（将益赛普和英夫利西单抗应用于药疹、血管炎相关疾病、化脓性汗腺炎、脓疱性银屑病）也获得了较好的疗效。此外，使用生物制剂治疗银屑病特殊部位皮损（如皮损位于甲、头皮、生殖器）也有较好疗效。这些都可以总结归纳，向其他医师提供治疗参考。

最后，笔者想向大家分享两例甲银屑病患者的治疗心得：一位患者严格按照医嘱执行传统治疗方法，经过 2 年的治疗，患者指甲基本恢复如常。而另一位患者使用了司库奇尤单抗，经过 1 个月的治疗症状就得到了较大改善，3 个月后指甲皮损几乎完全清除。可见生物制剂有助于快速地清除皮损，改善患者的生活质量。

二、司库奇尤单抗应用经验分享

专家简介

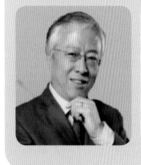

张春雷　教授

- 北京大学第三医院皮肤科主任
- 中华医学会激光医学分会副主任委员
- 中华医学会激光医学分会皮肤美容整形学组组长

[专家观点]

笔者团队在司库奇尤单抗的临床研究方面也做了一些工作，获得了与王刚教授团队非常类似的结果。我们收集观察了 70 多例患者，真实世界数据显示其 PASI100 结果优于苏金单抗Ⅲ期 RCT 结果。我们分析可能的原因包括患者体重低、症状轻及有生物制剂治疗史的患者数量较少等。

此外，我们也有超适应证用药。我们曾经成功治疗过一例血小板减少、皮损面积较小、严重程度不够，但有强烈治疗愿望的患者。目前治疗时长已有 50 周，治疗效果非常好。有趣的是，患者的血小板没有继续下降，反而升高了。此外，我们还治疗过肝炎患者。我们也使用司库奇尤单抗成功治疗过几例脓疱性银屑病。过去使用糖皮质激素 +IVIG 治疗中毒性表皮坏死松解症（toxic epidermal necrolysis，TEN），随着研究的深入，发现 TNF 家族参与早期 TEN 的发生。因此，我们尝试使用 TNF-α 抗体治疗一部分没有禁忌证或风险较低的患者，目前已有 6 例患者接受治疗，均取得了较为理想的疗效。另外，我们也使用生物制剂治疗了几例化脓性汗腺炎和毛发红糠疹的病例，相关数据正在总结中。

三、随机对照试验与真实世界证据的体会

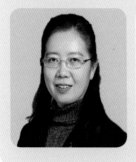

专家简介

蔡 林 主任医师

- 北京大学人民医院皮肤科
- 中国康复医学会皮肤病康复专业委员会常委
- 海峡两岸医药卫生交流协会风湿免疫专业委员会银屑病关节炎学组副组长

[专家观点]

RCT 研究是证明新药有效性和安全性所必需的临床试验，为了能够更客观且减少差异，一般在初始阶段或全程选择随机、双盲、安慰剂（阴性药）对照试验，以保证其结果真实可靠。而 RWE 是药品上市后对药品安全性、长期有效性、药物留存率及药品转换有效率等的真实记录，是 RCT 研究的有效补充。

虽然，RCT 与 RWE 在方案设计、统计学方法、实际操作、结果分析及意义等方面均有一定差异（表 3-1），但 RCT 和 RWE 在药物研发上市中都具有重要意义。

表 3-1 随机对照试验与真实世界证据对比

项目	随机对照试验（RCT）	真实世界证据（RWE）
方案设计	入排标准严格，严格考虑患者疾病、年龄、合并用药、伴随疾病、化验结果等，限定多	入排标准相对宽泛，但也要考虑相关疾病的用药选择，且实验室检查也是必要的。此外，在记录表上 RWE 更具有前瞻性和临床工作的特点——科学、合理、方便、要求尽量缩短时间，其合并用药和伴随疾病等情况也更复杂
统计学方法	制定、执行及揭盲前后可能需要修正，应用不同的统计方法结果会有一定差异	较 RCT 复杂。因为基线不均衡，其分层分析需要不断纠正，但纠正过多偏差大，将导致结果不可信。为纠正偏移，应尽量扩大样本量
实际操作	需要严格培训，尽量统一规范，做到真实、有效、可查	也需要严格培训，但其统一规范程度稍欠缺，随访数据漏缺可能导致对有效性的评价不足。但不良事件（adverse event, AE）报告基本不会出现问题，这也是各国药品监督管理局非常重视上市后研究的原因，旨在不断补充安全性数据，而不是有效性
结果解读	可靠真实，尤其是严格的随机双盲研究结果	开放试验、基线不均衡导致其有效性结果不一致，比较时还需看统计方法的选择是否一致
意义	是新药上市研究的"金标准"，尤其是对于有效性方面的参考	有助于发现上市后新的 AE，了解药物对特殊人群生殖影响及超适应证用药的有效性（需要较多的样本量及较长的研究时间）、药物转换有效率及药物留存率

四、IL-17单抗将逐渐成为中重度银屑病的一线选择

专家简介

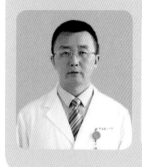

肖 汀 教授

- 中国医科大学附属第一医院皮肤科
- 中华医学会皮肤性病学分会委员、免疫学组副组长
- 辽宁省医学会皮肤性病学分会候任主任委员

[专家观点]

在Ⅲ期临床试验和真实世界研究中，IL-17单抗在治疗银屑病和银屑病关节炎中的卓越疗效验证了IL-17在银屑病和银屑病关节炎发病机制中的核心地位。近日，张学军教授团队发表的"real-world data on the use of secukinumab as treatment for moderate-to-severe psoriasis in Chinese patients"中的数据显示，真实世界中司库奇尤单抗具有较上市前Ⅲ期RCT更好的疗效及安全性，为中国中重度斑块状银屑病患者提供新的治疗选择。

根据西班牙皮肤病与性病学会银屑病学组发表的"中重度银屑病评估和治疗共识（2016）"，除了中重度斑块状寻常性银屑病（PASI>10或BSA>10或DLQL>10）外，中重度银屑病还包括：红皮病性银屑病；泛发性脓疱性银屑病；局限性脓疱性银屑病伴有功能障碍或心理/精神障碍；寻常性银屑病合并银屑病关节炎/关节病性银屑病；寻常性银屑病累及暴露部位如面部、掌跖、生殖器、头皮、指甲和顽固性斑块对患者功能或心理产生影响；寻常性银屑病需要或曾经需要传统系统药物、生物制剂或光疗来控制疾病进展。其中，红皮病性银屑病、泛发性脓疱性银屑病、局限性脓疱性银屑病伴有功能障碍或心理/精神障碍被认为是重度银屑病。

尽管IL-17单抗未获得批准治疗红皮病性银屑病和脓疱性银屑病，但越来越多的回顾性研究、病例报告或病例系列报告证实IL-17单抗治疗这两种重度银屑病疗效显著。国际上，英国和德国的指南已率先将IL-17单抗列入中重度银屑病的一线治疗生物制剂。随着循证医学证据的积累，IL-17单抗将会被更多的指南列入中重度银屑病的一线治疗生物制剂。

在*Journal of the European Academy of Dermatology and Venereology*杂志发表的"中重度斑块状银屑病处理最优化治疗和转换治疗共识报告（2014）"中提到，生物治疗一般不推荐停用，因为在中重度银屑病患者中停止治疗难免会面临复发风险，重启治疗后其疗效也将受影响（尤其是TNF-α单抗，停药后会导致抗药抗体产生）。因此，生物治疗应连续不间断地给药。然而，现实中若患者要求，在完全应答（皮损清除或几乎清除）至少1年及密切随访的前提下，可以考虑停止生物制剂的治疗。可能符合停药的情况包括：①患

者要求；②患者有无疾病期的历史或既往稳定的斑块状银屑病；③无明显共病；④无银屑病关节炎；⑤现有皮损对生活质量影响低；⑥既往减量或撤药后病情没有恶化。但是，由于生物制剂通常用于病情较重、传统系统治疗失败的患者，该类患者不太能满足上述情况，且治疗失败后重启治疗时可选择的方案更少，因此不推荐中断生物制剂的治疗。

在我国，由于生物制剂上市时间较短，医保制度与国外不同，患者依从性相对差，不能坚持定期随访，因经济原因或其他原因自行停药的现象比较普遍。在当前形势下，皮肤科医师应当与患者充分沟通、谨慎选择。相信随着越来越多的生物制剂进入医保，这种自行停药的现象可能会逐渐减少。

（汇编整理：王子仪）

参 考 文 献

［1］REID C, GRIFFITHS C. Psoriasis and Treatment：Past，Present and Future Aspects［J］. Acta Dermato Venereologica，2020，100（3）：adv00032.

［2］YANG K, OAK A, ELEWSKI B E. Use of IL-23 Inhibitors for the Treatment of Plaque Psoriasis and Psoriatic Arthritis：A Comprehensive Review［J］. American Journal of Clinical Dermatology，2020，22（3）：173-192.

［3］MEASE PJ. Inhibition of interleukin-17, interleukin-23 and the TH17 cell pathway in the treatment of psoriatic arthritis and psoriasis［J］. Current Opinion in Rheumatology，2015，27（2）：127.

［4］TOUSSIROT, E. The IL-23/Th-17 pathway as a therapeutic target in chronic inflammatory diseases［J］. Inflammation & Allergy-Drug Targets（Formerly Current Drug Targets-Inflammation & Allergy），2012，11（2）：159-168.

［5］WANG W M, JIN H Z. Biologics in the treatment of pustular psoriasis［J］. Expert Opin Drug Saf，2020，19（4）：1-11.

［6］TORRES T. Drug Survival of IL-12/23, IL-17 and IL-23 Inhibitorsfor Psoriasis Treatment：A Retrospective Multi-Country, Multicentric Cohort Study［J］. American Journal of Clinical Dermatology，2021，22（4）：567-579.

［7］JENSEN J D, DELCAMBRE M R, NGUYEN G, et al. Biologic Therapy with or Without Topical Treatment in Psoriasis：What Does the Current Evidence Say？［J］. American Journal of Clinical Dermatology，2014，15（5）：379-385.

［8］LEVIN EC, DEBBANEH M, KOO J, et al. Biologic therapy in erythrodermic and pustular psoriasis［J］. Journal of Drugs in Dermatology Jdd，2014，13（3）：342-354.

［9］PETIT RG, CANO A, ORTIZ A, et al. Psoriasis：From Pathogenesis to Pharmacological and Nano-Technological-Based Therapeutics［J］. International Journal of Molecular Sciences，2021，22（9）：4983.

［10］FORTINA AB, BARDAZZI F, BERTI S, et al. Treatment of severe psoriasis in children：recommendations of an Italian expert group［J］. European Journal of Pediatrics，2017，176（10）：1-16.

第四章

银屑病全方位佑护：仍需重视的其他临床决策

背景概述

银屑病是一种遗传与环境共同作用诱发的免疫介导的慢性、复发性、炎症性、系统性疾病，典型的临床表现为鳞屑性红斑或斑块，局限或广泛分布，无传染性，治疗困难，常罹患终身。银屑病目前是不可治愈性疾病，可使用的治疗药物和方法甚多，包括外用药、传统系统性药物、生物制剂等。虽然国内外已有银屑病治疗专家共识和指南，但仍有许多值得探讨的临床决策问题。

热点聚焦

- 如何尽可能达到银屑病的治疗目标
- 特殊部位银屑病的用药选择
- 生物制剂临床使用经验分享
- 儿童银屑病如何治疗

论坛精粹

一、协同治疗，共达目标——银屑病的治疗目标

专家简介

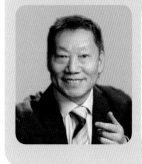

张锡宝 教授

- 广州市皮肤病防治所所长
- 广州市医师协会会长
- 中国麻风防治协会副会长

［专家观点］

1. 银屑病的概述及流行病学　银屑病是一种常见的慢性炎症性疾病，常罹患终身。银

屑病的常见类型包括：寻常性银屑病、反向银屑病、脓疱性银屑病和红皮病性银屑病。

全球银屑病的发病率为 2%~3%，影响着约 1.25 亿人的正常生活。2008 年中国流行病学调查数据显示，中国银屑病的患病率为 0.47%，患病人数约为 650 万，其中约 57.3% 的患者病情已发展为中重度。银屑病不仅是一种皮肤病，更是一种系统性疾病，特别是中、重度患者，30% 的银屑病患者会出现银屑病关节炎，半数以上的银屑病患者至少有 1 种以上的共病（即合并症，comorbidity，近年来在皮肤科多部指南中更倾向于使用共病表述），包括高脂血症、糖尿病、代谢综合征、克罗恩病和动脉粥样硬化性心血管疾病等系统性疾病。

2. 指南中对目标设定的推荐　随着生物制剂的研发，国际指南提出的银屑病治疗目标不断提升，从 2009 年的 PASI75 提升至 2019 年法国提出的 PASI≤3、强调持续治疗管理、重视特殊部位评估及患者生活质量评估等众多维度的考量。目前，治疗目标需考虑多个因素，包括银屑病的严重程度、共病、患者生理及心理负担、持续传统系统治疗风险 - 获益比及患者对治疗的满意度等。2017 年，美国国家银屑病基金会（national psoriasis foundation，NPF）专家组认为，对于斑块状银屑病治疗 3 个月后的合理效果应为体表受累面积（body surface area，BSA）不超过 3% 或相比基线至少改善 75%，6 个月后的目标疗效为 BSA 不超过 1%。2020 年，欧洲指南以 PASI90 或 PASI100 作为治疗目标，关注点也从 PASI 降低的百分比转向目标最终结局，如 PASI≤2、皮肤病生活质量指数（dermatology life quality index，DLQI）<2 或银屑病静态临床医师整体评估（physician global assessment，PGA）0 或 1（0 表示清除；1 表示接近清除）。

2019 年，中国共识以 PASI、DLQI 和 BSA 作为生物制剂疗效评估指标。建议以皮损完全清除或 PASI90、研究者整体评估（investigator global assessment，IGA）0/1 作为达到满意疗效的指标（达标），最低治疗目标应达到 PASI50 或生活质量改善（如 DLQI 改善≥4 分）或情绪低落缓解。

3. 从疾病特点看治疗目标设定　银屑病给患者带来多方面的负担，包括躯体、心理、社会和经济。中国银屑病患者的疾病特征为寻常性银屑病占 80% 以上，近 60% 的患者病程超过 10 年。89.0% 的患者有精神压力；78.0% 的患者曾遭受过歧视；34.0% 的患者因患银屑病有自杀的念头；5.0% 的患者曾实施过自杀行为。仅 11.0% 的患者曾寻求过心理治疗，而 51.5% 的患者则选择封闭自己，拒绝与社会接触。2018 年中国银屑病诊疗指南提出的治疗目标包括减轻症状、避免复发、稳定病情，但未设置具体标准。

4. 治疗目标与临床现状的差距　根据 2016 年 WHO 的银屑病全球报告指出：93% 的患者期待所有皮损能完全恢复；86% 的患者希望得到清晰的诊断和治疗；69% 的患者希望医疗费用自付更少；56% 的患者希望抑郁能够减轻；41% 的患者希望过正常的有工作的生活。日本一项针对接受全身治疗的中重度银屑病患者的调查显示，患者将皮损完全清除作为治疗目标的比例高于医师，其他的各项预期治疗目标都尚未达到，日本总体的治疗满意度未达到 70%。

目前，中国银屑病患者的治疗情况是：快速达到皮损清除是患者最大的需求，局部外用药治疗是大多数患者主要或唯一的治疗方法。据调查，有 21%~55% 的银屑病患者适合接受生物制剂治疗，然而全球仅有 5%~37% 的患者临床实际正在使用生物制剂，中国患者的生物制剂使用率更低。中国银屑病患者的治疗现状不令人满意，36% 的患者经治疗后症状无明显改善甚至加重，超过半数的患者治疗过程中出现不良反应，高达 26% 的患者对治疗不满意，中重度银屑病患者对治疗不满意的比例高达 78%，使用生物制剂的患者比例为

15%。中国银屑病患者的经济负担沉重,37% 的患者因患银屑病失业,73% 的患者表示因银屑病而降低了工作效率,中重度银屑病患者中失业率更是高达 48%。

5. 如何达到治疗目标 外用药仍在中重度银屑病的治疗中发挥着重要的作用。生物制剂对大部分银屑病患者疗效显著,但仍有少数患者通过单一生物制剂治疗方案或在某一阶段无法获得满意的治疗效果,需要联合其他治疗方案。指南推荐的联合治疗方案为外用药联合生物制剂、紫外线光疗和传统系统药物治疗。生物制剂与外用药联合应用的优势包括:减少生物制剂的用量和缩短使用时间,加快对生物制剂的初始应答,具有改善部分应答患者顽固病灶的疗效。

二、银屑病治疗的选择与思考

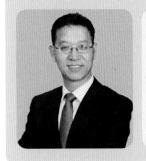

专家简介

常建民　教授

- 北京医院皮肤科主任
- 北京大学皮肤性病学系副主任
- 中国医师协会皮肤科医师分会常委

[专家观点]

1. 国内外近年新发表指南比较 寻常性银屑病的诊疗路径,国内外指南大致相似。

(1)寻常性银屑病严重程度分级:2018 年中国指南将寻常性银屑病分为轻度和中重度,轻度选择外用药治疗,中重度可先用传统系统治疗、光疗、外用药治疗,治疗无效、失效或不耐受者可选用生物制剂。2020 年欧洲指南对于寻常性银屑病的治疗,分为轻度和中重度,轻度可选用外用药、激光治疗,中重度可选用传统系统治疗、光疗、外用药,疗效不充分、有禁忌证或不耐受者可选用生物制剂,如果预期传统系统治疗不成功可直接使用生物制剂。

(2)银屑病严重程度的判定标准:一般采用 PASI、DLQI、BSA、PGA 等标准。银屑病严重程度的分级,基本以体表受累面积和皮损状态及生活质量为判断标准,各地区存在一定差异。例如 2020 年欧洲指南定义轻度银屑病为 PASI≤10 或 BSA≤10% 或 DLQI≤10,而2018 年中国指南定义轻度银屑病为 PASI<3 或 BSA<3% 或 DLQI<6。

(3)局部外用药的适应证:各地区对于局部外用药的适应证也有所不同。2018 年中国指南中外用药适用情况包括点滴状银屑病、轻度斑块状银屑病(外用药为主)、中重度斑块状银屑病(联合外用药以增效)、反向银屑病、局限性脓疱性银屑病、头皮银屑病、甲银屑病、生殖器部位银屑病、儿童轻中度银屑病、妊娠妇女银屑病(可选用润肤剂和保湿剂)、老年人银屑病。2020 年美国皮肤病学会(American Academy of Dermatology Association,AAD)指南中提到的外用药常用于轻中度银屑病,外用药常作为光疗、传统系统治疗和生物制剂的辅助疗法。而 2020 年欧洲指南中提到轻度或轻中度寻常性银屑病只用局部治疗即可充分控制，此外外用药还适用于银屑病伴人类免疫缺陷病毒（human immunodeficiency virus，HIV）患者、银屑病伴肿瘤患者及妊娠妇女银屑病。

（4）传统系统治疗的适应证：2018 年中国指南提出，传统系统治疗适用于中重度寻常性银屑病、红皮病性银屑病及脓疱性银屑病。2020 年欧洲指南则认为传统系统治疗适用于中重度寻常性银屑病。2020 年美国 AAD 指南则将光疗或传统系统治疗适应证定为局部治疗无效或不充分的银屑病。

（5）生物制剂的适应证：2019 年中国银屑病生物治疗专家共识提出生物制剂适用于中重度斑块状银屑病，传统系统治疗无效、失效或无法耐受时，疾病对患者的生活质量有重大影响或带来重大健康风险时。2018 年德国指南及 2019 年法国指南提出生物制剂适用于中重度斑块状银屑病，传统系统治疗（如光疗、甲氨蝶呤、阿维 A 或环孢素治疗）失败、禁忌或不耐受者。2020 年英国皮肤科医师协会（British Association of Dermatologists，BAD）指南中生物制剂的适用人群还包括银屑病对身体、心理或社会功能有重大影响者，且符合下列一个或多个疾病严重程度标准：受累面积广泛（BSA>10% 或 PASI≥10）；银屑病局部严重；伴有明显的功能损害和 / 或高度的痛苦（甲疾病或累及面部、头皮、掌跖、四肢屈侧和生殖器等严重影响和难以治疗的部位）。

2. 临床医师关注的几个问题

（1）问题 1：轻中度银屑病的起始治疗阶段，选择复方制剂外用药是不是一个好的决策？

银屑病复方制剂的优势包括疗效相互协同、不良反应相互拮抗。

（2）问题 2：对于头皮银屑病患者，是否应选择专用剂型？

2018 年中国指南推荐使用糖皮质激素和维生素 D_3 衍生物的复方制剂来治疗轻中度头皮银屑病，疗效、安全性和患者依从性均优于单方制剂，可提高患者的生活质量，且对于血清钙无显著影响。凝胶制剂不油腻，较少污染药物，可节省涂抹时间、更快经皮肤吸收。

（3）问题 3：银屑病难治部位应如何治疗？

首先需要明确的是，即使是生物制剂治疗，仍存在银屑病难治部位。有研究显示，卡泊三醇倍他米松软膏可有效治疗难治部位。对于生物制剂疗效不佳的难治部位，可联用局部用药进行治疗。此外，发生于龟头部位的银屑病也存在治疗困难。由于该部位较为敏感，限制了很多药物的使用：激素类药仅可短期应用，而维 A 酸衍生物由于具有刺激性因此也不适用于该部位。笔者选择使用约 1 周的激素，随后替换为他克莫司（钙调磷酸酶抑制）以降低局部刺激的问题。

（4）问题 4：银屑病新兴药物靶点都有哪些？

已经或正在开发的靶点包括 TNF-α、IL-12/23、IL-17A 及 IL-23。具体的生物制剂包括依那西普、英夫利西单抗、阿达木单抗、培塞利珠单抗、乌司奴单抗、司库奇尤单抗、布罗利尤单抗、依奇珠单抗、古塞奇尤单抗、替拉珠单抗及瑞莎珠单抗（risankizumab）。新的小分子靶向药物还包括 JAK 抑制剂（阻断 Th17 的 Janus 激酶 / 信号转导及转录激活因子）、鞘氨醇 -1- 磷酸受体 1（sphingosine-1-phosphate receptor 1，S1P1）激动剂（诱导淋巴细胞归巢，减少外周淋巴细胞计数）、Rho 相关激酶（Rho-associated kinase，ROCK）抑制剂（使 Th17 细胞减少 IL-17 分泌）和芳香烃受体（aryl hydrocarbon receptor，AhR）激动剂（使 Th17 减少分泌 IL-17 和 IL-22）。

专家讨论

一、银屑病治疗决策之我见

专家简介

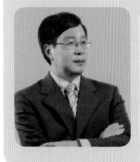

王　飞　教授

- 东南大学附属中大医院皮肤科
- 中华医学会皮肤性病学分会委员
- 中国医师协会皮肤科医师分会委员

[专家观点]

银屑病是一种遗传与环境共同作用诱发的慢性炎症性疾病,根据银屑病的临床特征,可将其分为寻常性、关节病性、脓疱性和红皮病性,其中 90% 是寻常性银屑病。目前,银屑病尚不能根治。

银屑病的治疗,包括外用药局部治疗,传统系统治疗和生物制剂治疗。治疗方案的确定,取决于患者的临床症状、全身健康状况及经济水平等因素。一般轻度银屑病,适合外用药治疗,而中重度银屑病,可考虑传统系统治疗和生物制剂治疗。

生物制剂的出现,给银屑病治疗带来了革命性的进步,大部分患者生物制剂治疗效果非常好。但一方面生物制剂价格贵,长期应用很多患者经济难以承受,另一方面长期使用也会出现耐受、效果下降及增加结核感染机会等副作用。此外,生物制剂治疗前需要进行一系列检查,很多基层医院无法进行。相对于传统系统治疗,生物制剂在我国使用的时间还短,长期的效果和不良反应尚待进一步观察。

传统系统治疗在我国已经使用多年,有价格低、使用方便、疗效稳定及医师和患者接受度高的特点。医师有丰富的相关用药经验,对其毒副作用也有相对深入的研究及完整的应对策略。传统系统治疗的药物,常用的有甲氨蝶呤、环孢素和吗替麦考酚酯。使用前,应该常规查体,使用后定期进行监测,如甲氨蝶呤要防治骨髓抑制的副作用,环孢素要注意有引起肾脏损伤和高血压的副作用。另外,环孢素和多种药物有交互作用,个体血药浓度相差很大,有条件的情况下,要注意监测血药浓度,且使用剂量要低于 $3\sim5\text{mg/}(\text{kg}\cdot\text{d})$。

传统系统治疗和生物制剂并不相互排斥,对部分患者可以联合治疗。生物制剂治疗后,大部分皮疹消退,残留少部分顽固皮疹,可以加强外用药治疗。对不能用生物制剂维持治疗的患者,也可继续用传统系统治疗。

银屑病的治疗是一个长期过程,只有全面评估患者病情,且深入和患者进行沟通,才能制订合理的治疗方案,取得满意的治疗效果。

二、银屑病综合治疗方案选择

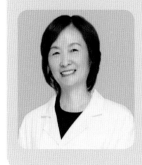

专家简介

孙 青　教授

- 山东大学齐鲁医院皮肤科主任
- 山东大学临床医学院皮肤性病学系主任
- 中华医学会皮肤性病学分会第十五届委员会委员兼免疫学组副组长

[专家观点]

　　银屑病是一种免疫介导的慢性、复发性、炎症性疾病，具有多种共病。典型的临床表现为鳞屑性红色斑块，局限或广泛分布。目前，银屑病尚不能根治，常罹患终身，对患者的身心和经济都造成很大的负担。银屑病的治疗包括外用药治疗、光疗、传统系统药物治疗和靶向药物治疗。在此，我结合我们的诊疗经验谈谈我对银屑病综合治疗的一些体会。

　　银屑病靶向治疗的药物目前主要是生物制剂，包括 TNF-α 抑制剂、IL-12/23 抑制剂、IL-17 及 IL-23 抑制剂，一些小分子靶向药物如 JAK 抑制剂、PDE4 抑制剂等对于治疗银屑病也有良好的疗效。国内外的临床研究及临床应用显示，生物制剂具有快速清除皮损、提高治疗目标、安全性良好等优势，但是患者的经济负担较重。目前，甲氨蝶呤、环孢素和阿维 A 仍然是治疗中重度银屑病的一线药物，疗效肯定，是临床应用较多的药物，但治疗达标所需时间较生物制剂长，皮损清除率低于生物制剂。对于中重度斑块状银屑病及特殊类型银屑病如关节病性银屑病、泛发性脓疱性银屑病、红皮病性银屑病及特殊部位受累的患者，在传统系统治疗效果不佳／不耐受时，我们常选择应用生物制剂治疗；也有少部分患者尽管其体表受累面积达不到中重度银屑病的诊断标准，但疾病造成的心理影响大，希望尽早消除皮损，也会使用生物制剂。我们发现，部分患者应用生物制剂治疗一段时间后，皮损已达到基本清除但尚未完全清除，如发生在难治部位（头皮、外生殖器、掌跖部及小腿等）的银屑病皮损，这种情况可选择联合外用药局部治疗而不是增加生物制剂剂量或缩短用药间隔。使用最多的外用药是糖皮质激素和维生素 D_3 衍生物或二者的复方制剂，通过联合局部应用外用药，可以清除残留的皮损，而且患者的经济负担也可相对减轻，接受度较高。

　　总之，治疗银屑病需要遵循个体化原则，评估风险 - 获益比，综合考虑患者的病情严重程度、是否存在银屑病共病、治疗预期、经济状况等因素，选择安全、科学、个体化的治疗方案。

三、银屑病个体化治疗方案制定

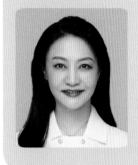

专家简介

康晓静　教授

- 新疆维吾尔自治区人民医院皮肤科主任
- 新疆皮肤病研究重点实验室主任
- 中华医学会皮肤性病学分会委员

[专家观点]

对于银屑病的治疗,首先我们应该强调安全、规范、科学的治疗方案,其次我们要制订个体化的治疗方案。个体化治疗是指根据患者的病情严重程度、患者自身意愿和经济水平等综合考虑,选择合适的治疗方案,从而尽可能满足患者的预期治疗目标。例如有些患者可能在特殊部位出现皮损,或者因为工作等原因要求皮损的高清除率,这时候就需要我们选用相对皮损清除率高的方案,生物制剂或生物制剂联合外用药局部治疗或传统系统治疗,尽可能地实现完全或几乎完全清除皮损。而有些病情相对重的患者可能因为病程很长、经济条件不好等原因,对外观的要求没有那么高,对于治疗效果的预期更倾向于希望能改善症状、提高其社会适应性,这时候我们可以考虑选用传统系统治疗,从而缓解其躯体症状,改善其社会适应性,即可达到他预期的治疗目标。

目前,对于门诊中遇到的轻中度银屑病患者,我建议他们先以外用药治疗为主,尽可能减少系统用药的不良反应。对于外用药的选择,糖皮质激素和钙调磷酸酶抑制剂可以说是外用药的“黄金搭档”。对于轻度的寻常性银屑病,这两种药的联合应用可以起到很好的疗效,但对于头皮银屑病、生殖器银屑病、甲银屑病,外用药的使用就受到了限制。此时,可以考虑外用药联合光疗。而对于重度银屑病或脓疱性银屑病、红皮病性银屑病等重症银屑病,则需要使用传统系统治疗。传统系统治疗的药物包括甲氨蝶呤、环孢素、雷公藤多苷等。目前我们科将甲氨蝶呤作为重症银屑病的首选治疗用药。甲氨蝶呤是一种经典的银屑病治疗药物,目前疗效仍然不错,而且经济负担相对轻,适合于我国大部分的银屑病患者。甲氨蝶呤的不良反应主要为肝功能损害和骨髓抑制,可以通过肝功能检查和血常规监测来及时发现不良反应的发生。生物制剂的治疗效果很好,但由于会给患者带来较大的经济负担,且关于不良反应的研究尚不足,基层医师对生物制剂的使用欠规范等原因,目前仍需要进一步规范,关注并积累更多真实世界的研究数据,为其在银屑病的临床应用提供更多重要依据和参考。

综上所述，我认为生物制剂可以作为特殊类型、特殊人群银屑病患者的首选，但要综合患者的疾病严重程度、银屑病共病及经济承受能力等因素，即使在目前有众多生物制剂可以选择的条件下，传统系统治疗依然是我们考虑的首选治疗。

四、生物制剂和传统制剂之我见

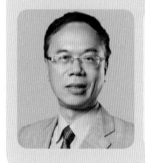

专家简介

劳力民　教授

- 浙江大学医学院附属第二医院皮肤科副主任
- 中华医学会皮肤性病学分会委员
- 浙江省医学会皮肤病学分会副主任委员

［专家观点］

在进行银屑病的生物制剂治疗时，我们会设置一个治疗目标，在常规治疗中也需要设置一个治疗目标，有了目标之后医师会更加有方向，患者为了达到相应的目标也会更主动地寻求医师的帮助。

我们科室的年轻医师在使用生物制剂方面有两种倾向：一部分医师非常轻易地使用生物制剂，只要经济允许，症状稍重一点就会给患者使用；另外一些医师对生物制剂还是有些排斥，遇到一些比较严重的患者，虽然有适应证也不太愿意使用，帮助患者能够尽早改善生活质量，享受到生物制剂带来的益处。在实际临床工作中，这两种极端都存在。诚然，新型生物制剂在治疗银屑病尤其是重症银屑病上异军突起，展现了良好的疗效，但也有许多安全隐患。因此，应综合考虑患者的治疗需求、药物安全性和患者的经济承受能力，结合病情严重程度进行综合评估，综合制订一个切实可行的治疗方案，科学有效地使用新型生物制剂。银屑病是一个长期治疗和反复发作的过程，需长期用药、长期治疗，应定期监测患者各项身体指标，防止药物不良反应的发生。

另外，需要强调的是，有了生物制剂这个"核武器"，"常规武器"也不能放弃，外用药始终是我们皮肤科医师的一个重要法宝。比如，吡美莫司和他克莫司局部用药可作为特殊部位银屑病的治疗药物。使用生物制剂治疗的同时，外用药不能放弃，其他的传统系统用药也不能忘记。通过发挥药物的协同作用，以提高疗效、降低不良反应。

五、儿童银屑病治疗之我见

专家简介

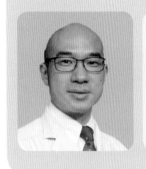

徐子刚　教授

- 首都医科大学附属北京儿童医院皮肤科
- 中国医师协会皮肤科医师分会儿童皮肤病亚专业委员会、遗传病罕见病专业委员会委员
- 中国中西医结合学会皮肤性病专业委员会银屑病学组委员

［专家观点］

儿童银屑病有效的治疗手段越来越多,除了外用药、传统系统治疗、维 A 酸类药物,一些生物制剂也批准用于治疗儿童银屑病。在这种情况下更需要医师结合患者的实际情况,制订个体化的治疗方案。儿童银屑病的治疗受到的影响因素比成人更多一些。

1. 外用药为儿童银屑病的首选治疗方式　外用药仍是儿童银屑病治疗的首选。目前,成人中重度斑块状银屑病可能就直接选择传统系统治疗,但儿童中重度斑块状银屑病仍主张先选择外用药治疗,在不能达到治疗目标的情况下,再进入光疗或传统系统治疗阶段。虽然儿童银屑病可供选择的药物较成人少一些,但儿童这个群体总体上来说对药物的反应比成人好,不论是外用药、传统系统用药和新型生物制剂都有这个特点。另外,外用药安全性更好,没有大多数传统系统治疗需要监测的担忧,更适合儿童人群。在临床中,一些 BSA 在 25~30 的儿童患者使用外用药也有很好的疗效。因此如果家长能接受、有时间去抹药、医从性较好,还是主张先进行外用药治疗。一些特殊用药,虽然可能其说明书上未标注儿童人群(包括卡泊三醇搽剂及卡泊三醇倍他米松等外用药),但也在使用。一些很严重的掌跖银屑病也可以使用氯倍他索这类超强效的激素。在国内外一些指南中也提出对于顽固的儿童银屑病可以短期使用超强效的激素,在开处方前和家长、患儿做一个交流,大多数患儿、家长是能够接受的,在合理使用的情况下疗效和安全性也不错。

2. 传统系统治疗药物在儿童银屑病中的应用　在生物制剂出现之前,甲氨蝶呤、环孢素,阿维 A 都已经用于儿童银屑病的治疗,根据患者的银屑病类型,可以选择合适的传统系统药物。甲氨蝶呤是一种非常好的药物,特别是对于不适合使用外用药或者外用药治疗无法达标的儿童中重度斑块状银屑病。我们的临床研究发现,甲氨蝶呤在中国儿童银屑病患者中,PASI90 达标率远高于文献中的国外病例报道。儿童首次选择甲氨蝶呤治疗时,其起效比生物制剂要慢一些,但如果用药 12 周、16 周后来评估 3 个月的 PASI75 和 PASI90 甚至 PASI100 的达标率,其结果是并不低于生物制剂,用药前及用药后前 2 周,常规检测血常规。目前,我们还没有碰到过骨髓抑制的情况,个别患者会出现白细胞一过性轻度下降,通过拉长用药间隔白细胞水平逐渐恢复,没有出现因此停药的情况。在合理的剂量之下,甲氨蝶呤对儿童的肝脏影响也较小。甲氨蝶呤的安全性在儿童风湿免疫科患病人群中也得到了很好的证实。

关于环孢素笔者想分享一些个人经验。我们在使用环孢素时，有些患者在合理剂量范围内有时也达不到 100~200ng 的浓度，但疗效确实出现了。我们通过监测环孢素的谷浓度来评估安全性，通过检测其峰浓度观察药物起效浓度。我们不希望谷浓度超过 200ng，因为会涉及安全性的问题，如果谷浓度低于 100ng 也有疗效，就不需要再去提高浓度了。我们使用环孢素治疗儿童疾病时，出于安全性考虑需要经常监测血药浓度。

3. 儿童银屑病生物制剂应用的优势和问题　最早用于治疗儿童银屑病的生物制剂应该是依那西普，但也是超说明书用药。最近，阿达木单抗、司库奇尤单抗被批准用于儿童中重度斑块状银屑病。这带给我们一个问题，这个问题也是在国际上治疗儿童银屑病，包括一些指南里讨论的问题，那就是在儿童中重度斑块状银屑病中应该在传统治疗失败后再选用生物制剂，还是直接就开始使用生物制剂？这个问题没有一个最终的定论，最后得出来的结论是根据患者的情况、患者的接受程度、患者的需求和使用药物的便捷性来决定。

成人使用生物制剂之前，需要了解患者银屑病的严重程度、既往治疗、有无共病，对于儿童患者来说还要加入两个在成人治疗中不会考虑的问题：第一个问题是体重问题，由于现在国内的生物制剂除了阿达木有 20mg 的小包装以外，其他基本上全是成人剂量包装，像司库奇尤、乌司奴单抗、依奇珠单抗全部都是适合 50kg 以上的成人剂量包装，所以对于低龄患者，生物制剂用起来不方便；第二个问题是一部分患儿存在住校的情况，这种情况下外用药治疗基本上都不会取得很好的疗效，而生物制剂对这种 1 个月回一次家或 2 个月回一次家的儿童患者就非常便捷。

生物制剂在儿童银屑病的应用缺乏 5 年的安全性数据的支持。除了早期的依那西普有 5 年安全性数据以外，像司库奇尤这种较新的生物制剂仅有成人的 5 年安全性数据，而缺乏儿童的相关数据。儿童的免疫和成人不完全相同，例如糖皮质激素治疗时，成人会关注高血压、股骨头坏死，而儿童的关注重点则为感染问题。目前发表的数据显示，生物制剂治疗儿童银屑病具有良好的安全性，但在临床实际工作中，还需要我们积累长期用药的疗效和安全性资料。

（汇编整理：杨俊刚）

参 考 文 献

［1］中华医学会皮肤性病学分会银屑病专业委员会 . 中国银屑病诊疗指南（2018 完整版）［J］. 中华皮肤科杂志，2019，52（10）：667-710.

［2］中华医学会皮肤性病学分会，中国医师协会皮肤科医师分会，中国中西医结合学会皮肤性病专业委员会 . 中国银屑病生物治疗专家共识（2019）［J］. 中华皮肤科杂志，2019，52（12）：863-871.

［3］ARMSTRONG AW，SIEGEL MP，BAGEL J，et al. From the Medical Board of the National Psoriasis Foundations：Treatment targets for plaque psoriasis［J］. J Am Acad Dermatol，2017，76（2）：290-298.

［4］GREB JE，GOLDMINZ AM，ELDER JT，et al. Psoriasis［J］. Nat Rev Dis Primers，2016，2：16082.

［5］JENSEN JD，DELCAMBRE MR，NGUYEN G，et al. Biologic therapy with or without topical treatment in psoriasis：what does the current evidence say？［J］. Am J Clin Dermatol，2014，15（5）：379-385.

［6］MAUL JT，ANZENGRUBER F，CONRAD C，et al. Topical Treatment of Psoriasis Vulgaris：The Swiss

Treatment Pathway[J]. Dermatology, 2021, 237(2): 166-178.

[7] OKUBO Y, TSURUTA D, TANG AC, et al. Analysis of treatment goal alignment between Japanese psoriasis patients and their paired treating physicians[J]. J Eur Acad Dermatol Venereol, 2018, 32(4): 606-614.

[8] PUIG L, FAN T, DING Q, et al. Predictors of biologic treatment of psoriasis: a non-interventional study[J]. Clinicoecon Outcomes Res, 2014, 6: 93-100.

[9] RASMUSSEN MK, ENGER M, DAHLBORN AK, et al. The Importance of Achieving Clear or Almost Clear Skin for Patients: Results from the Nordic Countries of the Global[J]. Acta Derm Venereol, 2019, 99(2): 158-163.

[10] TAKESHITA J, GELFAND JM, LI P, et al. Psoriasis in the US Medicare Population: Prevalence, Treatment, and Factors Associated with Biologic Use[J]. J Invest Dermatol, 2015, 135(12): 2955-2963.

[11] MENTER A, STROBER BE, KAPLAN DH, et al. Joint AAD-NPF guidelines of care for the management and treatment of psoriasis with biologics[J]. J Am Acad Dermatol, 2019, 80(4): 1029-1072.

毛发疾病防控体系建设：技术、互联网和模式

背景概述

发为容之冠，现代人的脱发问题日益常见化、严重化，尤其是雄激素性秃发（androgenetic alopecia，AGA）的发生越来越年轻化。如今随着医学技术的进步，各种生发药物、毛发移植术技术不断出现，然而大众对于毛发疾病的认知并不完全，临床医师对于毛发疾病的诊治也并非易事。对于皮肤科医师来说，毛发疾病的诊治管理和防控建设需要一个完整、规范的体系，这要求多种技术、互联网和模式相互辅助结合，这要求专科医师要掌握最前沿的毛发疾病知识，并为患者做好这方面的宣传和科普，帮助患者正确认识疾病并建立治疗的信心。

热点聚焦

- 毛发疾病防控体系建设：技术、互联网和模式
- 雄激素性秃发的治疗选择
- 重视毛发疾病的知识普及
- 毛发移植术的原理、适应证和技术

论坛精粹

一、毛发疾病防控体系建设

专家简介

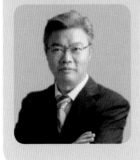

杨顶权 *教授*

- 中日友好医院皮肤科副主任
- 中国整形美容协会中医美容分会会长
- 中华医学会皮肤性病学分会毛发学组委员

［专家观点］

发为容之冠,随着生活水平的提高,毛发问题也越来越引起大众的重视。对于皮肤科医师来说,毛发疾病的诊治管理和建设需要一个完整的体系。关于毛发疾病防控体系建设,将从以下几个方面展开叙述。

1. **毛发疾病的行业背景**　近年来毛发疾病越来越受到广大人民的重视,毛发门诊有很大的需求量。简单来说可概括为:小毛囊、大学问、大需求。我国毛发疾病行业具有以下四个特点。

（1）患者众多、需求旺盛:国家卫生健康委员会的数据显示,全国有脱发患者2.5亿人以上,其中雄激素性秃发患者数量高达1.3亿,斑秃患者达700万,多数没有根治的方法。近年来,毛发养护和毛发移植机构兴起,目前毛发诊疗机构已经初具规模,并以年增30%的速度快速增长。

（2）医疗美容行业现状与发展:医疗美容市场的毛发移植术需求强劲,而生活美容领域,头皮和毛发护理也发展迅猛,出现医疗美容与生活美容相互融合的趋势。目前,参与毛发相关的民营机构近百万个,其中医疗机构16万个,公立医疗机构的参与度逐渐增加,这有利于推动头皮健康产业的良性发展。但是,现阶段各医疗单位发展水平良莠不齐,需要成立专业的质控机构进行医疗质量监控,规范行业行为。

（3）重视头皮毛发疾病:除了毛发养护和毛发移植术等医疗美容需求,各类疾病引起的毛发异常也逐渐受到更多关注。其主要聚焦于脱发、白发和毛发异常等表现为毛发及头皮异常的疾病,如累及头皮的炎症性疾病(脂溢性皮炎、银屑病、扁平苔藓和盘状红斑狼疮)、累及头皮的感染性疾病(毛囊炎、真菌)和头皮、毛发的良恶性肿瘤。

（4）未来方向:毛发疾病的药物治疗周期较长,2014年"中国雄激素性秃发诊疗指南治疗"指出,外用药(米诺地尔)推荐用药半年至一年以上,系统用药(非那雄胺、螺内酯)也建议口服1年以上,毛发移植需在术后6~9周才能看到明显效果,并需要长期使用上述药物继续维持。这对患者、医疗机构均提出了更高的要求。如何指导患者居家或到专业机构定期养护,如何科学随访,是患者自己拍摄局部照片还是到定点医院拍摄毛发镜照片的方法,观察病情变化都是新的挑战。如今,在大数据、人工智能和互联网技术的帮助下,通过智能手机端的对接,我们能更高效地进行长期随访观察,更好的指导头皮养护,头皮健康产业将实现院前、院中和院后无缝对接,形成医院、医疗美容与生活美容机构和家庭护理协同模式。

2. **毛发疾病的疾病特点**　毛发疾病主要包括少毛、多毛、分布异常、密度和直径异常、色素异常、毛干异常等问题。目前最常见、被关注最多的是脱发,可分为生理性和病理性脱发。生理性脱发包括自然脱发、季节性脱发、婴儿脱发、年龄相关性脱发和产后脱发。病理性脱发则可分为非瘢痕性脱发和瘢痕性脱发。非瘢痕性脱发包括AGA、斑秃、梅毒性脱发、拔毛癖、机械性脱发、秃发性毛囊炎和先天性少毛症。瘢痕性脱发包括头皮及毛发扁平苔藓、头皮盘状红斑狼疮、放射性脱发、前额纤维性脱发、头皮烧烫伤和外伤。最常见的脱发疾病为AGA、休止期脱发和斑秃,占脱发患者的90%以上。

3. **毛发疾病的防控技术——硬件、软件、患者管理、诊疗流程**　毛发疾病防控技术是毛发专病门诊的重中之重,主要包括硬件、软件、患者管理及诊疗流程四个方面。

毛发专病门诊的硬件建设包括:门诊人员、空间设施、患者来源、毛发专病门诊设备及检查项目五个内容。其中人员上需要皮肤科医师、皮肤/整形外科医师、咨询师、治疗师、护士及其他科室医师（如病理科、妇科、内分泌科、检验科）。空间设施上需要诊室、检查室、手术室、治疗室、影像室、显微镜、皮肤镜、激光脱毛或生发设备、图像采集系统、毛发移植等设备。

患者来源，可以通过传统媒体和新媒体广泛宣传，开辟咨询热线、建立立体科普方式，多渠道招募患者。

毛发专病门诊的设备，需要有：毛发镜、生发治疗设备、富自体浓缩生长因子（concentrated growth factors，CGF）设备、毛发移植设备、头皮水光治疗设备、低压注射设备、激光脱毛设备。

毛发专病门诊的检查项目包括：常规检查（血常规、肝肾功能、血脂、微量元素等）、专项检查（免疫、内分泌、性激素水平、维生素 D_3、铁蛋白等）、心理测试和体质量表，另外还包括皮肤镜或毛发镜检查、皮肤 CT、真菌镜检、免疫荧光和培养、微生物镜检和培养、病理检查。

毛发专病门诊的患者管理包括门诊、互联网、健康管理。门诊管理需要完善临床路径，按照问诊、检查（血液检查、图像分析、皮肤镜、真菌检查、病理检查等）、再评估、制订方案、预约复诊的服务流程。利用互联网实现诊前、诊中和诊后的全流程无缝管理。最后，可以通过报纸、杂志、广播电台、电视台、互联网、微信、微博和健康大课堂等形式，进行头皮健康和毛发健康的科普宣传，介绍毛发疾病科学规范防的治理念和方法，让脱发患者树立战胜疾病的信心，同时也能扩大机构和团队的影响力。

在与毛发疾病患者沟通时，需要尊重患者的知情权，客观地向患者交代病情、预期的疗程、可能出现的副作用及处理措施、疗效及费用等情况。治疗过程需要贯彻"早期、长期、联合、规范"的八字原则，提倡中医个体化辨证论治，鼓励患者拥有战胜疾病的信心。在治疗和患者管理方面，需要遵循个体化原则，根据患者的性别、年龄、职业、体质、经济条件等因素选择合理的治疗方案。由于毛发疾病的治疗周期长，构建互联网信息平台可实现诊前教育、诊中互动和诊后管理，提高患者的"黏度"。要注意诊疗信息的及时发布，包括停诊、加诊、周末门诊及夜诊的具体时间，方便外地和特殊人群如儿童、学生和上班族就诊。

设计毛发专病门诊简易病历，需要将患者的临床信息、常见的脱发影响因素分类汇总进行标准化管理。如评价 AGA 严重程度时，可使用基本型和特定型分级法（basic and specific classification，BASP）分级和 Hamiton-Norwood 分型，AGA 在毛发镜下的常见征象如：毛周征、毛发直径多样性、白点征、油脂分泌与异物。毛发图像采集位置主要为额角、头顶、头旋及枕秃部位，通过对比这些固定位置在治疗前、后的临床照片及皮肤镜征象，可评估疗效，开展标准化临床研究。患者就诊前只需要提供近 3 个月主要的临床症状，以提高问诊的效率并避免遗漏，复诊时参照说明对治疗前的症状变化进行标示，便于治疗方案的调整并根据患者标示的变化规律，提示治疗药物对于主要症状的干预效果。

毛发专病门诊的常规流程如下：咨询服务→挂号分诊→填写问卷→图像采集→诊室就诊→检查检测→药物治疗→光电治疗→注射治疗→传统治疗→毛发移植→头皮养护→巩固疗效→健康教育→定期随访→数据整理。

4. 毛发疾病的防控网络——毛发专病门诊、专病医联体、互联网平台　毛发专病门诊在建立毛发专病诊疗、预防、培训、科研和科普体系，建立毛发专病的病例标准化管理、图像管理和生物样本库，提升毛发疾病的临床和科研水平方面发挥了重要作用。

2017 年 10 月 13 日在国家卫生健康委员会和中日友好医院各级领导的关心和支持下，由中国整形美容协会中医美容分会会长、中日友好医院毛发医学中心主任、中日友好医院皮肤科副主任杨顶权教授发起,由中日友好医院毛发医学中心牵头与全国26个省市二级甲等以上的348余家公立医院联合成立中日友好医院毛发专病医联体(Medical Cluster for Hair Diseases,MCHD)。简称毛发专病医联体,将发挥中日友好医院毛发专病学的科优势,围绕毛发疾病的预防、诊疗、人才培养及临床和基础研究,广泛开展业务合作,形成多方共赢的局面。

毛发专病医联体主要进行以下业务合作:①疑难毛发疾病的远程会诊;②疑难毛发疾病现场或网络会诊;③建立毛发疾病分级转诊体系;④毛发专病人才培养体系和继续教育;⑤开展毛发专病临床研究和基础研究;⑥根据毛发专病医联体发展及成员单位的需求,适时开展其他业务的合作。

目前,针对毛发的互联网平台有毛发专病医联体的应用程序(application,APP)、毛发专病医联体互联网诊疗平台——发顶顶,医师借助毛发专病互联网诊疗平台,可以实现自身多方面的价值,并能更好地管理患者。

5. 毛发疾病的防控模式——医疗机构、养护机构、居家护理　对于毛发疾病的防控需要医疗机构、养护机构和患者自身的共同参与。医疗机构需坚持"三正"原则,按照相关脱发诊疗共识或指南从事医疗行为。公立医院需要提升服务能力,民营机构需要落实诊疗规范,共同建立毛发疾病的防控体系。毛发疾病的特点决定了毛发养护的生活化,即脱发疾病需要长时间的治疗周期,在治疗间歇,可以就近选择养护机构进行涂药和养护,以巩固疗效。但需要注意的是,养护机构禁止从事医疗行为。另一方面,毛发疾病在院诊疗过程短,好的治疗效果离不开居家护理,这些护理包括正确清洗头发、正确使用生发头盔、正确规律使用外用药(米诺地尔)及口服药、正确使用居家生发设备、食疗保健按摩和定期自我拍摄照片对比。

6. 中日友好医院毛发医学中心模式——中西医结合、养种护结合、互联网管理　中日友好医院皮肤科于2015年新增毛发专病门诊,年均就诊的毛发疾病患者1万人次。2016年皮肤科新增皮肤外科亚专科,年均手术2 000余台。2017年医院西区毛发医学中心成立,包括医护团队5人,年均就诊的毛发疾病患者增至2万人。2018年,中日友好医院的毛发专病医联体逐渐壮大,拥有全国28个省区市的共196家成员单位。2019年,医院成立美容中医科,启动毛发移植项目,医联体单位达到255家。2020年,医院引进人才,7月份正式开展毛发移植手术,当年完成毛发移植手术90例。

目前,中日友好医院毛发医学中心的使用面积约600平方米,拥有独立手术室2间、中医西医治疗室各1间、诊室3间、影像室1间、洗护室1间,年均诊治患者2.5万人次,建立了设施较为完备的现代化毛发医学中心。目前,中日友好医院毛发医学中心拥有的设备有毛发移植机器人、毛发移植设备、高浓缩生长因子变速分离系统、皮肤镜工作平台、真空冰点脱毛仪、电子注射器、无针水光设备、低压无针注射器等先进的诊疗设备。

中心采用中西医结合、养种护结合和互联网管理的模式,建立毛发专病诊疗、预防、培训、科研和科普体系,计划建立全国毛发专病医联体的标准化病例管理、图像管理和生物样本库,实现资源共享。

中心可开展的诊疗项目包括:①临床检查,皮肤镜(毛发镜)、皮肤CT、毛发病理及免疫组化的检查;②临床化验,相关的常规化验、生化、免疫、内分泌、性激素及基因检测;③西药治疗,包括口服、外用、病损封闭、低压注射;④中药治疗,中药汤剂、中成药、穴位注射、中药配方制剂;⑤光电治疗,红光治疗激光生发治疗、激光脱毛等;⑥注射治疗,富血小板血浆

（platelets-rich plasma，PRP）、CGF、干细胞、肉毒毒素、玻尿酸等；⑦手术治疗，皮肤外科、毛发移植、医学文饰、毛发移植机器人手术等；⑧特色疗法，碳酸泉疗法、梅花针、火针、埋线、中药膏摩等；⑨替代疗法，发饰、增发纤维、假发、纹绣等；⑩临床研究，目前与国内外 10 余家机构合作，独立和共同参与毛发相关的临床研究。

7. 总结　毛发疾病关系到个人健康、形象和自信心，已经成为医疗美容和生活美容关注的热点，社会资本大举进入毛发市场，诊疗水平和服务能力参差不齐，建立毛发疾病的防控体系意义重大。毛发疾病需要早期、长期、联合、规范和个体化的综合干预措施，像慢性病一样综合管理。成立毛发专病门诊有利于建立标准的毛发疾病病历、图像、生物样本库、基础研究平台，提升服务质量和研究水平。借助毛发疾病大数据和人工智能技术，建立中国头皮健康管理的数据库和辅助诊疗决策系统，推动头皮健康产业和毛发经济的健康发展。

二、雄激素性秃发的治疗选择

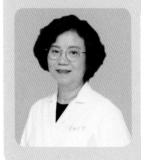

专家简介

杨勤萍　教授

- 复旦大学附属华山医院皮肤科
- 中华医学会医学美学与美容学分会委员
- 中国中西医结合学会皮肤性病专业委员会委员兼秘书

［专家观点］

"秋风扫落叶"，秋风带走的不止落叶，还有落发。丰盈、亮泽、健康的头发不仅带来美丽、英俊的容貌，而且常常成为一个人的重要特征。

站在生理代谢的角度，脱发是一种正常现象，生生不息才能让我们保持一个稳定的发量，但如果脱发数量每天多于 100 根，且持续 2~3 个月以上时，即为病理性脱发，其中最常见的是 AGA。我国 AGA 患病率，男性为 21.3%，女性为 6.0%，AGA 患者总数达 1.4 亿，且近年来 AGA 患者逐年增多，渐渐趋于年轻化，甚至第一批"90 后"在实现脱贫、脱单前，先脱了发。因此，AGA 的治疗迫在眉睫，但目前在 AGA 的治疗方面还存在一些不足：首先，传统的治疗药物疗程长，而年轻患者治疗追求短平快；其次，防脱治脱广告充斥市场，毛发移植术市场过于繁荣；再次，私人医院、美容机构抢占主战场，患者缺少来自正规渠道的有效信息。

现总结 AGA 的正规治疗手段，分述如下。

1. 经典治疗（首选治疗）　经典治疗包括外用 2%~5% 的米诺地尔溶液，及口服抗雄药物（男性口服非那雄胺，每次 1mg，每天 1 次；女性口服螺内酯片等）。米诺地尔是目前首选的外用药物，经 FDA 批准外用治疗 AGA，通常女性选用 2% 的米诺地尔溶液，男性选用 5% 的米诺地尔溶液，另有米诺地尔泡沫制剂适用于对丙二醇溶剂过敏的患者。

笔者所在课题组既往对男性 AGA 患者进行的临床研究显示,治疗 3 个月,单用 5% 米诺地尔的有效率为 38.5%,单用非那雄胺口服治疗的有效率为 39.0%,联合治疗的有效率达 54.6%;治疗 6 个月,单用 5% 米诺地尔的有效率为 44.3%,单用非那雄胺口服治疗的有效率为 59.1%,联合治疗的有效率达 75.7%;治疗 12 个月,单用 5% 米诺地尔的有效率为 59.0%,单用非那雄胺口服治疗的有效率为 80.5%,联合治疗的有效率达 94.1%。可见疗程与疗效呈正相关,且联合治疗组疗效最佳。同时,进一步分析发现非那雄胺对顶部和前中部 AGA 的疗效明显优于前额两鬓角 AGA,米诺地尔组和联合治疗组对不同部位的疗效也有类似趋势但不明显。另外,患者年龄与疗效负相关。

2. 新型药物治疗

（1）新型西药:度他雄胺（口服 / 局部注射）、口服米诺地尔、外用丙戊酸钠喷雾、外用非那雄胺溶液、外用前列腺素类似物、外用腺苷溶液、外用罗红霉素溶液等。目前,有小样本临床试验结果支持这些药物有类似或优于 2% 米诺地尔溶液的疗效,但长期的有效性和安全性还需进一步证实。

（2）新型中草药及其提取物:锯叶棕提取物、南瓜子、迷迭香油、香草酸甲酯、葡萄籽、绿茶、域发头皮营养液,经过小样本临床试验及动物实验证实有效。

3. 新治疗方法

（1）低能量激光（low level laser therapy, LLLT）:已得到美国 FDA 认证用于治疗 AGA,波长多为 630~660nm。常用的有激光生发梳、生发帽、医用治疗仪。其作用机制在于:通过对线粒体产生光解作用改变细胞的代谢,增加 ATP 产生,调节活性氧,促进细胞增殖和分化（细胞因子、生长因子和炎症介质水平）,增加组织氧供;同时使细胞色素 C 氧化酶释放 NO,从而产生扩张血管、增加血流的作用。一项随机双盲研究提示,隔天一次 25 分钟的 LLLT治疗,16 周后男性 AGA 患者有平均约 35% 的毛发增长。

（2）微针治疗:通过细微针头在皮肤形成大量微损伤通道,促使有效成分的透皮吸收。2013 年,一个来自印度的脱发研究团队发表了一篇随机双盲研究,证明微针联合外用药治疗效果明显高于单独应用外用药,起效时间也明显缩短。本课题组的临床实践已取得良好疗效。

（3）富血小板血浆疗法（platelets-rich plasma, PRP）:局部注射自体全血离心后得到的血小板浓缩物（>1 000 000/μl）。其作用机制在于:刺激细胞外信号调节激酶,诱导真皮乳头细胞增殖;激活丝氨酸 / 苏氨酸激酶（serine/threonine kinase）信号通路,增加 B 淋巴细胞瘤 -2 基因（b-cell lymphoma-2, bcl-2）蛋白水平,抑制细胞凋亡;且 PRP 富含生长因子如血小板生长因子、转化生长因子、血管内皮生长因子、胰岛素样生长因子等可促进毛发再生。目前已有小样本研究证实其疗效,但注射部位疼痛难以避免。

（4）局部注射 A 型肉毒毒素:小样本研究证实有效,但注射部位疼痛难以避免。

（5）干细胞疗法:通过提取、培养并局部注射包括毛囊干细胞、自体骨髓源性干细胞、脂肪源性干细胞等在内的干细胞至患处。其机制为干细胞分泌多种生长因子如血管内皮生长因子、肝细胞生长因子、血小板生长因子等,可激活 Akt 和细胞外调节蛋白激酶（extracellular regulated protein kinases, Erk）信号通路,调节人毛囊真皮乳头细胞的细胞周期。但该疗法目前仍处于体外实验阶段。有研究使用脂肪间充质干细胞（adipose-derived mesenchymal stem cells, ADSCs）制品局部注射治疗女性 AGA 取得了一定疗效。

4. 毛发移植术　毛发移植（证据 4 级）是 AGA 患者的有效补充治疗手段,但值得重视的是：毛发移植术不是 AGA 患者的首选治疗。经典的药物治疗（如非那雄胺片、米诺地尔溶液等）可以使大部分患者获得良好的恢复，新兴非创伤治疗方法也可以起到一定的疗效。只有经过半年至一年正规药物治疗仍疗效不佳的稳定期脱发患者，同时其头皮枕部供区发量充足、不伴有弥漫性脱发的情况下，才适合选择毛发移植术手术治疗。同时，移植前后仍需药物治疗、正确护理。

5. **修饰**　特别严重的患者，可选择假发、头皮纹色、增发纤维等进行修饰和遮盖。

AGA 的治疗原则为"早诊断、早治疗、规律用药、长期维持"。男性 AGA 患者首选治疗药物为口服非那雄胺片 1mg 联合外用 5% 的米诺地尔溶液；若效果欠佳，可采用 LLLT/ 微针 / 天然植物产品等联合治疗；PRP/ 干细胞等不建议作为常规治疗方法；对基础治疗效果不佳的严重患者建议采取毛发移植术或美容修饰治疗。需注意毛发移植术治疗要掌握适应证。

专家讨论

一、毛发疾病的诊治防控新要求

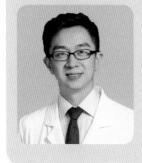

专家简介

周　城　副教授

- 北京大学人民医院皮肤科
- 中国康复医学会皮肤病康复专业委员会毛发疾病康复学组组长
- 中华医学会皮肤性病学分会毛发学组委员兼秘书

［专家观点］

毛发作为我们外在的一部分，十分重要，目前毛发越来越受到大众的关注，前来求治的毛发疾病患者也越来越多，对毛发疾病的诊治防控工作也有新的要求。在此，我有几点想法。

1. **重视毛发疾病知识的普及**　现在来门诊求治的脱发患者越来越多，其实患者的发病率并不一定比过去高，但是患者求治意愿非常高。我们要知道的是，能够到正规医院求治的患者只是广大脱发患者中很小的一部分，大部分患者并没有寻求正规的治疗，甚至未能获得正确的毛发疾病知识。因此，患者教育十分重要。我们需要有更多的医师参与到毛发知识普及的工作中，借助科普书籍、电视、互联网、微信、微博和抖音等多种平台宣传正确的毛发疾病的防治理念，通过线上、线下多种患者教育形式相结合让患者更充分地理解和接受毛发知识，虽然可能需要花费很多精力，但这对患者、对行业都十分有益。

2. **重视毛发中心建设和医师能力培训**　目前毛发疾病的诊疗需求量很大，虽然现在越来越多的大型三级甲等医院建立了毛发专病门诊，但是这还远远不够，我们能提供的平台容量依然有限。由于不同医院、不同医师对毛发疾病的认识、诊疗水平还参差不齐,因此还需要更多的基层医院重视毛发疾病、建立毛发专病门诊,需要更系统和更全面地培训和提高,要做到从上到下各级医院毛发专诊的建立和完善并非易事,需要多方共同努力,我们还任重道远。

3. **重视毛发疾病的治疗**　毛发疾病的诊治手段日新月异,但治疗体系并不算完善,还有很多疾病缺乏非常有效的治疗方法,如重度的雄激素性秃发、斑秃、拔毛癖等。同时我们也要认识到,目前很多脱发的治疗方法在国内还没有明确的适应证,很多新的诊断和治疗方法也需要建立应用规范,要努力达到规范、科学、精准地诊治毛发疾病,我们仍有大量的工作要做。

二、毛发移植的养种护一体化

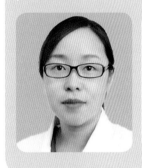

专家简介

冯苏云　主治医师

- 中日友好医院毛发医学中心
- 中国老年保健协会毛发保健与疾病防治专业委员会委员
- 中国职业安全健康协会医美与整形安全专业委员会委员

［专家观点］

1. **毛发移植术的原理**　毛发疾病的治疗是一个体系,毛发移植术是毛发疾病治疗体系中的一个环节,也是非常重要的一个环节。毛发移植术的原理是将自体的部分毛发通过外科手术的方式提取出来(自体的部分毛发主要是后枕部的毛发,也可以是胡须等其他部位的毛发),把提取出来的毛囊进行分离、修整后种植到脱发的部位。毛发移植术的原理实质上是对自身毛发的重新分布。

2. **毛发移植术的适应证**　AGA(包括男性和女性);外伤、感染或手术造成的瘢痕性毛发缺失;前发际线的美容性调整,美人尖再造;眉毛、鬓角、胡须、腋毛、阴毛等部位美容性调整或再造;头皮区域小面积的白癜风等。

3. **毛发移植术主要技术**　毛发移植术的技术主要有:①毛囊单位移植术(follicular unit transplantation, FUT),是指从枕后切取条状的头皮,在显微镜下分离成单个的毛囊单位,然后在毛发移植术区域进行打孔种植。②毛囊单位提取术(follicular unit extraction, FUE),是指利用不同直径的毛囊提取器,在枕部顺着毛囊的生长方向进行提取,获取单个的毛囊单位,在种植区进行打孔种植。中日友好医院毛发医学中心近期引进了目前最先进的第九代ARTAS毛发移植术手术辅助机器人,利用高清3D图像引导技术结合智能机器人手臂,可重复高精度切割,通过实时控制和智能算法,以适宜的角度和深度来识别并获取优质毛囊,使毛囊的提取更准确、更快速。

4. **雄激素性秃发应遵循"中西医结合、养种护一体化"治疗**　目前,我国AGA患者约为 1.3 亿,并呈年轻化发展的趋势,"80 后""90 后"已经成为脱发的主力军。脱发严重影响头面部美观和个体形象,对人的自信心产生极大的打击。毛发移植术作为改善脱发患者形象的一种重要手段备受瞩目,但是很多人忽视了毛发移植术前后的治疗与养护,没有得到很好的效果。对于 AGA 的治疗,应遵循"中西医结合、养种护一体化"治疗思路,针对各种脱发问题进行个性化治疗,并且在毛发移植术前后进行系统地治疗和养护,这样才能使毛发移植术效果更好、更持久。

三、如何完善毛发疾病防控体系

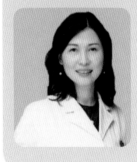

专家简介

党宁宁　教授

- 山东省立医院皮肤科主任
- 国务院政府特殊津贴专家
- 中华医学会皮肤性病学分会青年委员会委员

[专家观点]

1. 毛发疾病的科普工作不应被忽视　临床医师的工作繁忙,工作期间缺乏时间进行患者宣教及科普,业余时间也没有太多精力去借助互联网等平台做科普和分享。临床医师确实欠缺疾病知识的科普,但这一工作不应被忽视。

目前脱发现象普遍年轻化,在临床上甚至能遇到十四五岁的青少年就脱发非常严重,另外还有部分人可能没有意识到自己属于 AGA。因此笔者建议临床工作中要留出更多的患者宣教时间,做好毛发科普,讲好毛发疾病,帮助患者正确认识毛发疾病,这样患者才能更好地配合治疗,对于医师、患者来说都有很大益处。

2. 新技术为雄激素性秃发患者带来新希望　临床上最常见的两种脱发类型是 AGA 和斑秃。对于大多数斑秃患者,通过口服药、外用药及局部注射的方法可以有一定程度的改善。但是对于 AGA,很多患者的治疗效果并不明显,临床上对于男性 AGA 患者,常规治疗方法还是外用米诺地尔、口服非那雄胺,对于女性 AGA 患者主要是外用米诺地尔、口服螺内酯等,缺乏新的治疗方案。机器人毛发移植术、激光、PRP、CGF 等新技术给 AGA 患者带来了新的希望。

3. 患者对毛发移植术存在的误解　很多患者对于毛发移植术的期望值过高,对毛发移植术存在一定的误解。一些患者误以为毛发移植术适用于所有人。事实并非如此,毛发移植术首先要保障有一定的毛发供区,才能进行手术。此外,一些患者误认为毛发移植术后就一劳永逸了,不再需要抹药、吃药等后续治疗,但并非如此。AGA 和遗传、局部雄激素异常等多种因素有关,如果毛发移植术前后不通过口服药、外用药加以控制,在毛发移植术后仍然可以看到脱发现象。

4. 毛发专病门诊的建设需要一定条件　　毛发移植术的需求非常大,除了 AGA 患者的毛发移植术需求,正常人还有植眉、发际线调整、美人尖、鬓角修饰等美容需求。然而毛发专病门诊需要专业的团队、先进的设备等条件才能实现,因此各个毛发中心或毛发专病门诊之间还需要进一步合作、交流、学习。

四、规范化毛发疾病防控体系

专家简介

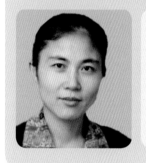

熊春萍　教授

- 广州医科大学附属第一医院皮肤科主任
- 广东省医学会皮肤性病学分会常委
- 中华医学会皮肤性病学分会毛发学组委员

［专家观点］

大部分脱发疾病很容易诊断,仅少数诊断比较困难,部分临床医师诊疗不细致,一方面这样可能忽略重要诊断线索,导致少见病因未被及时发现,引起漏诊、误诊,另一方面也易忽略脱发对患者的心理影响,无法帮助患者建立治疗信心和合适的心理预期,引导患者积极主动参与治疗。

因此,规范化脱发疾病诊疗流程是优质脱发疾病诊疗的重中之重。脱发疾病的诊疗流程一定要规范、全面。要努力做到规范诊断、规范治疗,并且一定要管理好患者、收集好临床资料。因常见的 AGA 和斑秃无理想的治疗方法,需早期、长期、联合、规范化、个性化治疗,医师要长期监控治疗过程,管理好患者。

由于引起脱发的因素有很多,在疾病诊断时不仅要注意做毛发镜等常规检查,还要根据问诊和体检的情况,做些相关的检查来帮助诊断和指导治疗。同时,还需注意筛查一些脱发共病,如 AGA 易伴发代谢综合征等代谢紊乱性疾病,可做生化、激素、代谢等方面的检查,如果有异常,要及时给予指导和规范治疗,必要时求助其他专科医师给予规范治疗。

另一方面,脱发对身体健康没有太大影响,主要影响的是患者的心理,患者多有焦虑忧郁情绪。因此在临床上,要注意关注患者心理、做好疏导工作,尤其是拔毛癖。如果患者是儿童,则需对患儿和家长分别耐心地做指导和疏导工作。对于一些十分焦虑,甚至抑郁的患者,可以求助心理医师给予疏导和诊治。所以,对从事毛发专病治疗的医师来说,除了要掌握和更新毛发疾病相关专业知识以外,还要有强大的心理素质。

（汇编整理：宁小荔）

参 考 文 献

［1］胡志奇,苗勇.中国人雄激素性脱发诊疗指南［J］.中国美容整形外科杂志,2019,30（01）:8-12.

［2］章星琪,邹先彪,刘洁.毛发疾病皮肤镜诊断专家共识［J］.中国麻风皮肤病杂志,2016,32（03）:129-132.

［3］ZHISHAN Y, LEI W, RUIYING W, et al. Targetoid pattern of hair regrowth in alopecia areata［J］. J Dtsch Dermatol Ges. 2021, 19（3）: 451-453.

［4］FANG H, LIU Q, CHENG T, et al. Innovative use of concentrated growth factors combined with corticosteroids to treat discoid lupus erythematosus alopecia: A case report［J］. Journal of Cosmetic Dermatology, 2021, 20（8）: 2538-2541.

［5］SINGH S, NEEMA S, VASUDEVAN B. A pilot study to evaluate effectiveness of botulinum toxin in treatment of androgenetic alopecia in males［J］. Journal of Cutaneous and Aesthetic Surgery, 2017, 10（3）: 163-167.

［6］张瑶,盛友渔,芮文龙,等.脱发的微针治疗进展［J］.临床皮肤科杂志,2020,49（10）:634-636.

［7］STRAZZULLA LC, WANG EHC, AVILA L, et al. Alopecia areata: Disease characteristics, clinical evaluation, and new perspectives on pathogenesis［J］.. J Am Acad Dermatol, 2018, 78（1）: 1-12.

［8］SUCHONWANIT P, SRISUWANWATTANA P, CHALERMROJ N, et al. A randomized, double-blind controlled study of the efficacy and safety of topical solution of 0. 25% finasteride admixed with 3% minoxidil vs. 3% minoxidil solution in the treatment of male androgenetic alopecia［J］. J Eur Acad Dermatol Venereol, 2018, 32（12）: 2257-2263.

［9］ZHOU Y, YU S, ZHAO J, et al. Effectiveness and Safety of Botulinum Toxin Type A in the Treatment of Androgenetic Alopecia［J］. Biomed Res Int, 2020, 2020: 1501893.

［10］ALMUTAIRI N, NOUR TM, HUSSAIN NH. Janus Kinase Inhibitors for the Treatment of Severe Alopecia Areata: An Open-Label Comparative Study［J］. Dermatology, 2019, 235（2）: 130-136.

［11］SHAPIRO J, HO A, SUKHDEO K, et al. Evaluation of platelet-rich plasma as a treatment for androgenetic alopecia: A randomized controlled trial［J］. J Am Acad Dermatol, 2020, 83（5）: 1298-1303.

第六章

罕见病诊断及创新性药学服务决策

背景概述

　　罕见病是一类单病种发病率极低的疾病,但因我国人口基数大,罕见病在中国其实并不"罕见"。我国罕见病患者共有约 1 680 万,对其早期诊断能够有效延缓病程,提高患者生存质量。皮肤科中罕见病种类较多,且多数涉及基因遗传,导致多系统受累,受到皮肤科医师和社会的关注。目前对罕见病的诊疗还缺乏来自我国的一些数据、专家共识和政策支持,如何更好地诊疗罕见病并构建罕见病临床服务体系需要进一步探索。

热点聚焦

- 罕见病的定义
- 皮肤罕见病的分类、特点、研究方向
- 国内进行皮肤罕见病研究的团队、成绩
- 我国构建罕见病临床服务体系的建议

论坛精粹

一、皮肤罕见病的概况与思考

专家简介

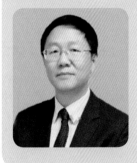

晋红中　教授

- 中国医学科学院北京协和医院皮肤科主任
- 北京协和医学院皮肤性病学系主任
- 中国医疗保健国际交流促进会皮肤科分会主任委员

［专家观点］

　　1. **罕见病的定义**　罕见病是指那些发病率极低的疾病,又称"孤儿病"。世界各国对于罕见病的定义不尽相同。WHO 的定义：患病人数占总人口 0.65‰~1.00‰ 的疾病或病变；美国的定义：患病人数少于 20 万人（约占总人口的 0.75‰）的疾病；欧盟的定义：患病率低于 0.5‰ 的疾病；我国目前无罕见病的官方定义，有学者提出患病率低于 1/50 万可定义为罕见病。

全球已知的罕见病有 6 000~8 000 种，以患病率来定义的 5 304 种罕见病中，84.5% 的病种患病率低于百万分之一。尽管罕见病单一病种的患病人数极少，但将数个病种合并起来作为一整类疾病影响的人数却非常庞大。据保守估计，罕见病在人群中的患病率为 3.5%~5.9%，全球受影响的人口达 2.5 亿 ~4.5 亿。中国罕见病患者约为 2 000 万。

80% 的罕见病为遗传性疾病。罕见病患者中儿童约占一半，30% 的罕见病患儿生存期 ≤5 年，婴儿死亡原因中约 35% 是由罕见病引起的。据统计，在已有的 2 000 多种皮肤病中，皮肤罕见病约有 450 余种，多数具有遗传性。罕见病的治疗是国际难题，目前仅有 5% 的罕见病存在有效的治疗方法，而且大多耗费巨大，这给患者和家庭带来沉重的经济和心理压力，并最终导致更大的社会成本。

中国罕见病的行业生态是全球生态的有机组成部分，如何在罕见病的诊断、治疗及药品研发、供给上取得突破，如何在医保和社会保障上予以经济支持，以及如何构建综合的社会支撑体系、提升患者及家庭所处的社会环境质量，是中国和世界同时面临的挑战。

2. 皮肤罕见病的分类及特点　皮肤罕见病可分为：遗传性皮肤病（80%）、感染性皮肤病、代谢性皮肤病、过敏性皮肤病、自身免疫性皮肤病、朗格汉斯细胞和巨噬细胞疾病、皮肤肿瘤及其他。

（1）遗传性皮肤病（80%）：角化性遗传病、脆性皮肤遗传病、皮肤结缔组织遗传病、外胚层发育不良、毛发指甲遗传病、皮肤色素异常遗传病、代谢类遗传病、自体免疫性遗传病、脂肪代谢异常遗传病、早衰样遗传病、皮肤血管异常遗传病等。

（2）感染性皮肤病：炭疽、利什曼病、锥虫病、莱姆病、病毒性出血热、非结核分枝杆菌感染等。

（3）代谢性皮肤病：卟啉病、黏多糖病（mucopolysaccharidosis，MPS）、淀粉样变等。

（4）过敏性皮肤病：荨麻疹性血管炎、小麦依赖运动诱发的严重过敏反应等。

（5）自身免疫性皮肤病（免疫性大疱病）：天疱疮、疱疹样皮炎、线状 IgA 大疱性皮病（linear IgA bullous dermatosis，LABD）、获得性大疱性表皮松解症、复发性线状棘层松解皮病等。

（6）结缔组织病：系统性硬化症、幼年型特发性关节炎、成人斯蒂尔病、复发性多软骨炎等。

（7）朗格汉斯细胞和巨噬细胞疾病：朗格汉斯细胞组织细胞增生症、窦组织细胞增生伴巨大淋巴结病（即 Rosai-Dorfman 病）、播散性黄瘤等。

（8）皮肤肿瘤：原发性皮肤淋巴瘤、梅克尔细胞癌、隆突性皮肤纤维肉瘤、微囊肿附属器癌等。

我国第一批罕见病目录共收录了 121 种罕见病，其中和皮肤相关的有：白化病、遗传性血管性水肿、遗传性大疱性表皮松解症、朗格汉斯细胞组织细胞增生症、POEMS 综合征、卟啉病、系统性硬化症、结节性硬化症、威斯科特 - 奥尔德里奇综合征等。

3. 皮肤罕见病的研究进展　皮肤罕见病的研究进展主要包括：①罕见病临床队列

研究使罕见病患者登记成为可能,有利于流行病学统计、基因型/表型关联研究及提高临床诊疗有效性;②明确致病基因及突变位点;③为早期诊断、阐释发病机制、研发新靶点药物和精准治疗提供方向;④孤儿药的研发及适应证的拓展;⑤遗传咨询、产前诊断等。

4. 国内进行皮肤罕见病研究的团队及成绩 2021年,在全国同道的大力支持下,中国罕见病联盟/北京罕见病诊疗与保障学会皮肤罕见病专业委员成立,晋红中教授当选为第一届主任委员,张抒扬院长、陈洪铎院士、廖万清院士担任名誉主任委员,为我国皮肤罕见病领域未来的发展开创了良好的开端。2021年,由专业委员会发起的"皮肤罕见病协作体系暨GPP项目"已成功落地实施,全国共28家单位参与。同时,由中国医学科学院北京协和医院皮肤科牵头发起了成立皮肤罕见病医联体的倡议,得到全国同行的大力支持,目前共有104家单位加入皮肤罕见病医联体,涵盖全国共26个省、自治区及直辖市。2021年举办的中国罕见病大会的皮肤罕见病专场,学术交流内容丰富、讨论热烈,引起同行广泛关注。

中国医科大学附属第一医院皮肤科的高兴华教授所带领的团队是罕见病临床队列研究项目成员单位之一,其主要任务是建立皮肤罕见病(主要为色素异常性疾病)登记注册和队列研究的个性化技术标准(制定每一种疾病的登记注册标准)。完成皮肤罕见病队列入组,临床资源库及相对应的生物标本库建设。目前共收集神经纤维瘤病患者1 000余例,对其中184例患者或家系进行了基因检测,鉴定出突变位点173个。该临床队列是世界上较大的神经纤维瘤病研究队列。

皮肤病学教育部重点实验室(安徽医科大学)目前建立了包括多种皮肤罕见病的资源库:①发现播散性浅表性光线性汗孔角化症的致病基因*MvK*、遗传性点状掌跖角化症的致病基因*CoL4A1*、Marie Unna型遗传性稀毛症2型的致病基因*EPS8L3*及毛发上皮瘤的致病基因*cYLD*;②证实逆向性痤疮的致病基因*NCSTN*和遗传性点状掌跖角化症的致病基因*AAGAB*基因;③对对称性进行性红斑角化病等皮肤罕见病的致病基因进行重新定位;④对遗传性皮肤病开展临床基因检测,发现了116个基因突变位点。

中国医学科学院北京协和医院皮肤科团队的主要研究方向为罕见类型银屑病(包括红皮病性银屑病、泛发性脓疱性银屑病)、天疱疮、皮肤淋巴细胞肿瘤、皮肤血管炎及血管病(包括青斑样血管病、坏疽性脓皮病等)。本团队建立了皮肤罕见病临床研究队列,完成了中国国家罕见病注册系统的登记,构建了生物样本库,从多个维度深入揭示了罕见病的临床特征和发病机制等。

此外,中国台湾地区Yang Chifan等研究团队发现皮肤异色病样淀粉样变性的致病基因*GPNMB*。河南省人民医院皮肤科研究团队发现*GPNMB*的三个新突变。

5. 国内罕见病的政策支持 随着中国罕见病患者的需求变迁,近10年来,罕见病的诊疗、用药和支付保障各方面已得到不断改善。为破解用药贵的难题,各地试点创新型支付保障模式,包括大病保险、专项基金和城市普惠险等。既有成功经验,也有各自的局限性和不足。各类患者组织、慈善基金、医学协会及企业社会责任项目,正在政府和商业体系之外,构筑社会综合支持体系。

二、如何构建罕见病临床服务体系

专家简介

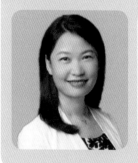

刘丽宏　教授

- 中日友好医院药学部
- 中日友好医院总药师、药学部主任
- 中华医学会临床药学分会专业委员会常委

［专家观点］

1. 罕见病的概述　目前罕见病在全球并无统一定义,各国一般以低于某个阈值的患病人数或患病率进行界定,另外会附加"缺乏有效治疗手段"等限定。WHO定义为患病人数占总人口的0.65‰~1‰的疾病或病变。美国定义为患病人数小于20万人口的疾病。欧盟定义为患病率低于1/2 000的慢性、渐进性且危及生命的疾病。日本定义为患病人数少于5万或患病率低于1/2 500的疾病。罕见病具有发病早、病情重、死亡率高的特点。95%罕见病目前尚无有效的药物治疗手段。

尽管罕见病发病率低,但因我国人口基数大,罕见病在中国其实并不"罕见",因病致贫、因病返贫现象普遍。我国患者共有约1 680万患者,累计影响5 000万人;80%为遗传性疾病,50%~60%于儿童时期发病,55%因病致残。罕见病患者疾病负担严重,家庭年收入80%用于疾病治疗,患者年均治疗费用50 773.6元。遗憾的是,目前仍存在对疾病认识不足,诊疗资料匮乏的情况。68.62%的民众几乎不了解罕见病,约34.38%的医师不太了解罕见病,导致64.2%的患者被误诊过,确诊需要辗转4~5家医院,平均确诊时间长达5.3年。

在治疗方面,罕见病的药物可及性不足。全球已知的罕见病约有7 000多种,仅有不到10%的疾病有已批准的治疗药物或方案。在我国,首批目录121种疾病中,53种在国内有治疗药物上市。由于对疾病认识不足,诊疗资源不足,药物可及性不足,疾病治疗负担重等多重因素影响,未接受治疗或治疗不充分患者数量众多。然而,罕见病药物市场容量小,研发难度高,风险大,企业缺乏研发和生产罕见病药物的动力,因而罕见病相关的药物临床试验数量明显少于非罕见病。

美国是最早通过立法鼓励罕见病药物开发的国家,早在1983年,就率先通过了《孤儿药法案》,通过减免申请费用、给予市场独占权、加速审评、优惠的税收政策等激励手段鼓励孤儿药的研发。

中国自1999年的《新药审批办法》首次涉及罕见病优先审批;2017年以来,中共中央办公厅、国务院办公厅印发《关于深化审评审批制度改革鼓励药品医疗器械创新的意见》中提出,可通过减免临床试验加快罕见病治疗药品、医疗器械的审评上市,国家药品监督管理局组织制定的《接受药品境外临床试验数据的技术指导原则》规定了罕见病药物境外临床试验数据外推至中国人群存在不确定性时可有条件接受。

2. 我国罕见病的临床诊疗探索　近年来,我国为提升罕见病用药的可及性做了非常大的努力。2015 年 8 月起罕见病药品加快审评:建立优先审评审批通道,给予罕见病药品数据保护,减免临床试验,建立临床急需境外新药专门审评通道。2019 年 3 月 1 日起对首批罕见病药品减税:生产销售和批发、零售罕见病药品,可选择按照简易办法依照 3% 征收率计算缴纳增值税。进口罕见病药品,减按 3% 征收进口环节增值税。2021 年 1 月 1 日起,对第二批罕见病药品原料实行零关税。2019 年起医保目录调整将重点考虑罕见病:2019 年国家医保目录调整中,将原发性肉碱缺乏症、青年帕金森病等罕见病用药新增纳入了目录。通过医保准入谈判将肺动脉高压、C 型尼曼匹克病等罕见病用药大幅降价后纳入了目录。

为了推动中国乃至全球的罕见病诊疗的发展,中国国家罕见病注册系统于 2017 年 7 月正式上线,是我国第一个系统的完整的罕见病注册登记系统。2019 年 10 月,国家卫生健康委发布关于开展罕见病病例诊疗信息登记工作的通知,通过建立信息系统收集相关资料,有利于了解我国罕见病流行病学、临床诊疗和医疗保障现状;为制定人群干预策略、完善诊疗服务体系、提高患者医疗保障水平、提高药物可及性提供科学依据。

专家讨论

一、遗传性皮肤病诊疗进展

专家简介

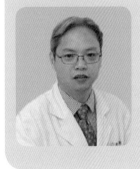

李　明 教授

- 复旦大学附属儿科医院皮肤科
- 中华医学会皮肤性病学分会遗传学组委员
- 中国医师协会皮肤科医师分会罕见病遗传病专业委员会副主任委员

[专家观点]

遗传性皮肤病种类多,其临床表现与遗传异质性强,导致临床诊断十分困难,这类疾病都是遗传物质缺陷所致,大部分是由于单个基因变异,所以此类疾病多数目前尚无有效的治疗方法。近年来,随着基因测序技术的发展,特别是二代测序(next generation sequencing,NGS)技术的出现,遗传性皮肤病的诊断变得相对容易,但是目前可以进行基因测序诊断的医院和公司较多,水平参差不齐,往往会出现基因测序结果无法解读的现象,所以目前基因诊断需要规范管理。

遗传性皮肤病的诊断相对简单后,随之而来的问题就是确诊后的疾病如何处理。这是一个非常重要的问题,由于基因诊断的明确,所以部分遗传性皮肤病的致病原因基本明确,针对发病机制对症处理,已经取得了较好的临床效果。比如因为基因无义突变(nonsense mutation)所导致的遗传性皮肤病,我们可以利用庆大霉素制剂进行读通治疗(readthrough therapy),可以取得很好的临床疗效,但问题是目前市面上缺乏相关药物,很难让患者尽快用上此类药物。

另外,目前能够治疗的罕见遗传性皮肤病较少,所以如何去管理好此类患者也是一个重要的问题。目前,罕见遗传性皮肤病的治疗手段缺乏、从事该行业的医师较少。如何加强遗传性皮肤病亚专业医师的培养,建立高效规范的遗传性皮肤病长病程管理,这些都是我们亚学科发展中亟须解决的问题。

总之,对于遗传性皮肤病的诊断、治疗和管理,我们还有很长的路需要走,各个环节的从业人员都需要更加努力。

二、罕见病亚学科发展的探索之路

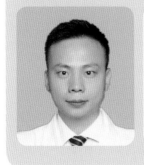

专家简介

林志淼　教授

● 南方医科大学皮肤病医院儿童皮肤科主任
● 国家"万人计划"科技创新领军人才
● 科技部中青年科技创新领军人才

[专家观点]

罕见病虽然罕见,但是比罕见病更罕见的是诊疗方法和研究罕见病的专家,这一现象提示了一个非常尴尬的现状,其中原因很多,主要可归为以下三个方面。第一,由于患者数量相对少,缺乏有效的治疗方案,诊治罕见病的医师较同科室医师收入更低。因此,如果罕见病的诊疗能够纳入社会保险范畴,大力提高罕见病诊疗的费用支出(参考国外的罕见病治疗费用),保障罕见病专家能够得到与同行相当的收入,才会有更多医师愿意投身到罕见病的诊治工作中。第二,罕见病研究工作尽管发表文章不困难,但是发表在高水平顶级期刊的难度相对于常见病(比如肿瘤研究及有药物可以治疗的常见病)要困难,因此对于罕见病研究工作应该有更为客观公允的评估体系,突出他们的工作重要性(即使研究惠及的患者较少,但是工作依然意义重大)。第三,罕见病的治疗探索充满各种风险,因此需要有更宽容的政策,更宽松的伦理审批程序,给予研究者更多容错空间,鼓励更多医师和研究者去尝试开发罕见病的治疗方法。

罕见病的研究还需要提倡广泛合作,主要需要在四个方面加强合作:第一是同行间合作,罕见病病例数经常以极小的数量分散在各个研究者手中,比如我们在国际上首先命名的 PLACK 综合征，目前仅有几个国家有少数病例，如果不能进行同行间的病例交流、分享，以及资源共享，那么就永远无法去探索这种疾病的发病机制，更无法在治疗上有任何可能的突破。我们最近发现的常染色体显性遗传性 IFAP 综合征（ichthyosis follicularis with atrichia and photophobia syndrome，IFAP syndrome）就因为得到了来自西安交通大学第二附属医院的耿松梅教授、王晓鹏教授，以及首都医科大学附属北京儿童医院的马琳主任的无私合作和病例共享，才得以产出一点新的突破。第二是兄弟科室的合作，很多疾病是需要多学科协作的，比如李明主任提到的 EB 疾病，除了皮肤科以外，还常需要到眼科、口腔科、耳鼻喉科、消化科等科室进行治疗，如果这样的合作无法开展，对患者负责和为患者服务将只会停留在口头上，无法真正落实。第三是与基础医学学科的合作，一个临床医师虽然经常能够发现创新的问题并且针对疾病的发病、治疗提出创新的理论和想法，但是要去证实和落实往往举步维艰。一种疾病从认识到发病机制的研究，再到治疗的转化，需要和不同的基础医学学科进行亲密合作才有望实现。第四是药厂的参与，在临床医师的一些针对罕见病的治疗发现或老药新用的成功，最终要能够惠及更多的患者，就需要药厂的介入和转化，才能真正实现。

三、罕见病研究的春天即将到来

专家简介

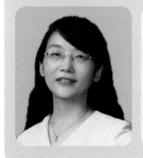

耿松梅　教授

- 西安交通大学第二附属医院皮肤科
- 中国医师协会皮肤科医师分会常委
- 中国医师协会皮肤科医师分会罕见遗传病专业委员会主任委员

[**专家观点**]

首先，需要向中青年医师传达一种信心——罕见病的春天即将到来。为什么这么说呢？国家自 2017 年以来对我国罕见病患者的关注进一步提升，并制定了第一批国家医保罕见病目录，其中纳入了 100 多种罕见病，也包括 10 余种和皮肤科相关的罕见病，而第二期会纳入更多的病种。在罕见病的研究中，国家自然科学基金委近年也设立了罕见病专项研究基金。同时，政府出面、学会重视，在国家及各省、地区建立了由上而下一体化的罕见病信息上报系统，用以收集我国罕见病患者信息，便于今后政策制定、药物研发等。皮肤病领域也成立了多个罕见病专业委员会/联盟。在学会的发展中一大批优秀的中青年医师加入对罕见病的关注和临床诊疗中，比如说第一届中国医师协会皮肤科医师分会罕见病遗传病专业委员会是 16 人，第二届增至 37 人，最新一届的委员已增至 51 人，人员来自全国大部分省份，而且有不少非常优秀的中青年科研工作者，包括几位国家级的人才。随着近年来国家层面关注及政策倾斜，虽然春寒料峭，但是罕见病的春天就要到来。当然，罕见病的研究也是一项漫长而艰苦的过程,需要我们沉下心来,持之以恒。

其次,对于罕见病的认识,人们也还有一种误解,如何定义罕见病?罕见病不等同于遗传病,在中国并不罕见,因为一些罕见病就在我们身边,如红斑狼疮、皮肤肿瘤、自身免疫性疾病等,应该要不断拓展对罕见病的认识。因为罕见而不去关注,就会使不少的罕见病患者丧失了享受平等医疗照护的权利,显然这是和社会发展目标不匹配的。但是,目前对于罕见病的诊疗还缺乏来自中国的共识,缺乏全面数据的汇总,也缺乏一些循证医学证据来指导临床,因此建议逐步推进。可先选择一些相对社会影响较大的疾病,集中精力完成流行病学调查、制定国内专家共识,加强健康宣传和患者教育,提高基层诊疗能力,避免患者在不同地区的诊疗差异。由于罕见病的特殊性,大部分疾病还缺乏有效明确的药物治疗,不少疾病是尝试性治疗,如何既规避现有医疗环境下的诊疗风险,又推动疾病的诊疗发展,最终使患者受益,也是摆在我们面前的问题。建议利用学会或联盟及罕见病诊疗中心建设,依据国内外研究报道,按照循证医学证据,制定相应的诊疗指南,既是为患者提供更好的医疗指导,也是对医护人员进行一些疾病探索的规范和保护。

四、罕见病诊疗与临床研究策略

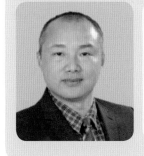

专家简介

左先波 教授

- 中日友好医院科技中心副主任
- 中国生物工程学会精准医学专业委员会常委
- 中国医学装备协会药学装备分会常委

[专家观点]

罕见病并不罕见,全国有 2 000 万以上的患者,涉及 6 000~8 000 种疾病。罕见病患者给临床研究带来挑战和机遇。目前,罕见病的临床治疗手段还有很大差距,根本原因还是在于对罕见病的认识不足。根据发病情况可以大概分为几大类:环境(社会发展造成的环境变化、医疗手段副作用等导致的新疾病的增加)、个性化(对于旧疾病的重新认识使得新病种产生)、病因学深入研究(基因突变、染色体异常、中毒和外因等,细菌、病毒、寄生虫感染造成的疾病)、检测水平的提升(蛋白、小分子等检测手段、实验室检查)、老病新界定及临床表征的细分。

需要根据不同的发病原因制定对应的临床研究策略。遗传性罕见病的研究需要做好家系和核心家系的样本收集,采取深度测序等多组学整体方式推进临床研究,把疾病的生物标志物与药物作用的细胞标志物进行关联研究,找到最接近的治疗方案,实现老药新用或发现新的药物靶点。

罕见病的临床研究应该成为精准医疗的突破口,复杂性疾病已经有大的团队在研究,年轻的临床医师和科研人员要好好把握机会,为罕见病的研究和治疗作出贡献。

（汇编整理：宁小荔）

参 考 文 献

［1］张学军.罕见性遗传性皮肤病的研究现状及展望［J］.皮肤科学通报,2020,37（1）:1-4.

［2］UMEGAKI A N, PASMOOIJ AM, ITOH M, et al. Induced pluripotent stem cells from human revertant keratinocytes for the treatment of epidermolysis bullosa［J］. Science Translational Medicine, 2014, 6（264）: 264ra164.

［3］TOLAR J, XIA L, RIDDLE M J, et al. Induced pluripotent stem cells from individuals with recessive dystrophic epidermolysis bullosa［J］. Journal of Investigative Dermatology, 2011, 131（4）: 848-856.

［4］YANG C F, LIN S P, CHIANG C P, et al. Loss of GPNMB causes autosomal-recessive amyloidosis cutis dyschromica in humans［J］. The American Journal of Human Genetics, 2018, 102（2）: 219-232.

［5］葛琳,魏翠洁,史录文,等.中国罕见病用药现状研究［J］.北京医学,2018,40（5）:432-434.

［6］龚力,何谦,孙爱娟,等.大型公立医院罕见病诊治服务体系的建立［J］.广西医学,2018,40（1）:116-117,封3.

［7］李敏.全基因组外显子测序发现播散浅表性光化性汗孔角化症致病基因［D］.安徽医科大学,2012.

［8］郭碧蓉.全基因组外显子测序发现点状掌跖角化病致病基因COL14A1［D］.安徽医科大学,2012.

［9］张鑫.全基因组外显子测序发现Marie Unna遗传性少毛症致病基因EPS8L3［D］.安徽医科大学,2012.

［10］张抒扬.罕见病诊疗指南（2019年版）［M］.北京:人民卫生出版社,2019.

［11］张抒扬,董咚.2020中国罕见病综合社会调研［M］.北京:人民卫生出版社,2020.

［12］张抒扬,赵玉沛.罕见病学［M］.北京:人民卫生出版社,2020.

第二篇

技术热点

第七章

实现银屑病更高治疗目标的必由之路

背景概述

　　银屑病是一种遗传与环境共同作用诱发的免疫介导的慢性、复发性、炎症性、系统性疾病，全球发病率为 2.00%~3.00%，其中美国成年人群中发病率约为 3.20%，我国约为 0.47%。其典型临床表现为鳞屑性红斑或斑块，局限或广泛分布，无传染性，治疗困难，常罹患终身。银屑病的病因涉及遗传、免疫、环境等多种因素，通过以 T 淋巴细胞介导为主、多种免疫细胞共同参与的免疫反应，引起角质形成细胞过度增殖或关节滑膜细胞与软骨细胞发生炎症。目前，银屑病的治疗方法包括局部治疗、物理治疗和传统系统治疗，其中传统系统治疗又包含传统药物治疗和生物制剂治疗，而传统系统治疗银屑病的药物如甲氨蝶呤、维 A 酸、环孢素等均存在起效慢、疗效有限及不良反应多等缺点。近年来，伴随着生物制剂的问世，银屑病的治疗效果和治疗安全性得到了显著提升。特别是进入 2019 年后，随着 IL-17 抑制剂和 IL-23 抑制剂相继在我国应用于银屑病的临床治疗，以其优异的疗效和较高的安全性为银屑病患者带来了福音。

热点聚焦

- 达标治疗——银屑病治疗的新理念
- 银屑病的发病机制和生物制剂的迭代更新
- 银屑病的防治历程
- 银屑病的慢性病管理和治疗进展

论坛精粹

一、超越皮损：银屑病达标治疗的新理念

专家简介

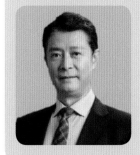

李承新　教授

- 中国人民解放军总医院第一医学中心皮肤科主任
- 中国整形美容协会医疗美容继续教育分会会长
- 中国中西医结合学会变态反应专业委员会候任主任委员

[专家观点]

达标治疗（treat-to-target，T2T）的理念来源于糖尿病、心血管疾病的目标控制，后来逐渐广泛应用到如类风湿关节炎、强直性脊柱炎及 SLE 等风湿免疫性疾病的临床治疗中。已经证实达标治疗的策略可以明显改善这些慢性疾病的预后，减少器官的损伤。银屑病的治疗一直提倡慢病管理，但慢病管理与达标治疗还是有所不同。慢病管理只强调了"慢"的概念，即需要长期管理。而达标治疗是指通过具体的策略和方法来实现准确的治疗目标，从而提高患者的生活质量。达标治疗有两个要素缺一不可：一个是治疗标准，另一个是实现治疗目标的方法，这两点都很重要。有目标但没有方法，是"空谈"；只有方法而没有治疗目标，可以说是"乱治"。

银屑病达标治疗理念的提出得益于对其发病机制的深入认识和新型靶向药的研发。目前认为，角质形成细胞在受到外界因素如外伤、紫外线照射等一些诱发因素刺激后，表达增多的抗菌肽 LL-37 与角质形成细胞 DNA 结合后活化浆细胞样树突细胞，产生包括 IFN-α、TNF-α 等，pDC 随后活化成 mDC，mDC 产生 IL-12 及 IL-23，诱导 Th0 细胞向 Th1、Th17 和 Th22 细胞分化，其中 Th17 细胞产生 IL-17，IL-17 进入表皮引起角质形成细胞的过度增殖和分化异常。在银屑病的发病机制当中，有三个细胞因子是非常关键和重要的，即 TNF-α、IL-17 和 IL-23。目前，临床上应用的银屑病生物治疗也主要是靶向 TNF-α、IL-17 或 IL-23 这三种细胞因子的。大量的临床观察和研究均充分证实靶向 TNF-α、IL-17 或 IL-23 的生物制剂疗效较传统治疗有明显提高。

随着银屑病生物治疗的普遍应用及疗效的提高，银屑病治疗指南也更新了治疗标准。2017 年意大利指南和 2019 年法国指南明确提出了以 PASI90 或者 PASI100，且 PASI 绝对值小于 3 作为新的治疗目标。2019 年我国银屑病生物治疗共识也建议以皮损完全清除，或 PASI90、研究者总体评分 0 或 1 分作为满意疗效目标。各指南还指出，从提高患者生活质量的角度应该重视累及特殊部位皮损对社交和心理健康的影响，即使 BSA<10%，也可归为重度银屑病。

除了皮肤损害，目前的研究认为银屑病是系统性炎症性疾病，可以影响到消化系统、内分泌系统、心血管系统和运动系统等。如银屑病与克罗恩病在机制上存在相关性，前者的易感基因位点为 6p21，后者的易感基因位点为 6p23，而 TNF-α 正好位于 6p21 和 6p23 之间把两者连接在一起。此外，银屑病患者还会面临葡萄膜炎、视神经炎等问题。银屑病与这些疾病存在共同的免疫应答和炎症通路，包括 IL-1β、IL-6、TNF-α 和 IL-17 等。Th17 和 IL-23 细胞轴在银屑病和心血管代谢疾病中发挥了非常重要的作用。这些细胞因子除导致皮肤银屑病，在脂肪中也会引起脂联素增加，从而导致肥胖、胰岛素抵抗、心血管系统疾病，包括 2 型糖尿病、高血压、动脉粥样硬化及一系列的系统性疾病表现。IL-17A 还可以作用在血管壁内膜的血管内皮细胞、血管平滑肌细胞及外膜的成纤维细胞等，引起动脉粥样硬化，使动脉粥样硬化发生提前和程度加重。研究显示，在银屑病患者中，使用抗 IL-17A 的司库奇尤单抗治疗 52 周，也可以显著改善患者血管内皮细胞的功能。

除上述疾病以外，代谢综合征也是银屑病非常重要的共病。两者之间能够互相影响。银屑病会加重代谢综合征，代谢综合征也会影响对银屑病患者的疗效，使其对治疗效果更加抵抗。我们的研究证实，在银屑病和代谢综合征之间"瘦素"是非常关键的因子，它能够导致角质形成细胞的胰岛素抵抗，使银屑病治疗效果不理想。而使用改善胰岛素抵抗的药物后不仅可以改善代谢综合征,同时也提高了银屑病治疗的效果。

总之,银屑病达标治疗至少需要包含四个层次的目标:第一层,清除皮损。参照新的标准判断银屑病的严重程度,选择可以抑制共病、快速起效且安全性更好的药物进行传统系统治疗。在治疗 3 个月时进行病情评估,若 PASI 评分能达到 PASI90,且绝对值小于 3,则维持治疗方案,否则需要更换治疗方案。第二层,提高生活质量。DLQI 评分应小于 3,重视特殊部位和特殊类型银屑病的治疗。第三层,防治共病。例如心血管疾病、代谢综合征、银屑病关节炎、肝病等。第四层,关注安全性。银屑病治疗应全程关注、筛查,监测结核、乙型肝炎、肿瘤等,并始终保持对于安全性与疗效在同等的重视程度。

二、生物制剂迭代更新,实现银屑病治疗的更高目标

专家简介

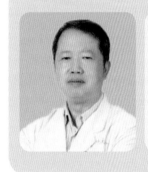

林有坤　教授

- 广西医科大学第一附属医院皮肤科
- 中华医学会皮肤性病学分会委员兼治疗学组副组长
- 中国医师协会皮肤科医师分会常委

[专家观点]

随着我们对银屑病发病机制的深入认识,银屑病的治疗逐渐走向了更安全和更高效的时代。

1. **银屑病治疗的历史演变**　历史上银屑病曾被错误地等同于麻风进行治疗,并持续了几个世纪,直到 1841 年才将两者区分开来。银屑病最古老的治疗方法可能是阳光浴。近百年来,不断有新的银屑病治疗药物问世:19 世纪下半叶,应用煤焦油、砷剂、大黄酸软膏等治疗;20 世纪上半叶,开始有了 X 线、人工 UV 照射、地蒽酚等治疗方法;20 世纪中下半叶、21 世纪初,PUVA、局部外用糖皮质激素、甲氨蝶呤、维 A 酸类药物、环孢素、维生素 D_3 衍生物等相继问世,但疗效有限;2000 年左右,诞生了生物制剂,目前还在不断地发展中。

2. **银屑病治疗靶点的革新引领银屑病生物治疗时代的迭代更新**　TNF-α、IL-12/23 和 IL-17A 是生物治疗"1.0 时代"到"2.0 时代"的标志性靶点,下面我们一起回顾一下这段发展史。

(1)银屑病治疗靶点的研究催生了治疗的变革:1975 年,科学家发现 TNF。2004 年,TNF-α 抑制剂依那西普获批用于银屑病的治疗,随后英夫利西单抗和阿达木单抗相继获批用于治疗银屑病,开启了银屑病生物治疗的"1.0 时代"。1980 年之后,在银屑病皮损中发现 T 细胞,并发现了相关的细胞因子 IL-12。1998 年,在银屑病皮损中发现 IL-12(p40)水平增高。2000 年后,发现在银屑病皮损中 IL-23(p19 和 p40)水平增加。2009 年,IL-12/23 抑制

剂乌司奴单抗获批,开启了 IL-12/23 双靶点抑制剂的银屑病生物治疗的"1.5 时代"。随着辅助性 Th17 被发现,将炎症机制与银屑病的关系引入更深的阶段。2008 年,Th17 关键细胞因子 IL-17A 被证实存在于银屑病皮损中,IL-17A 的发现让银屑病炎症机制的解释进入到了炎症循环的下游,在 2010 年形成 IL-17A 抑制剂的理念。

炎症机制大体可分为两条路径:TNF-α、IL-23、IL-17A 形成的炎症循环是主要的路径,其产生的 IL-17A 与角质层细胞上的受体结合,诱导角质形成细胞的过度增生;另外,固有免疫细胞如巨噬细胞、中性粒细胞、肥大细胞等可释放大量的 IL-17A,介导银屑病免疫炎症反应。两条路径都显示,IL-17A 是重要的下游细胞因子,是介导银屑病炎症机制的基石。

研究者还在银屑病患者体内发现 IL-17A 对其他组织细胞的损害作用:破坏血管内皮细胞,参与心血管疾病的发生;影响成骨细胞、破骨细胞、软骨细胞等,参与关节的炎症损害;参与肾脏及消化系统损害。此外,在抑郁、肥胖、代谢综合征、肝脏疾病患者的血液中也检出高水平的 IL-17A,印证了 IL-17A 与这些疾病的关系。研究证实,IL-17A 是这些银屑病共患疾病共同的发病因子。这些发现进一步完善了银屑病作为系统性疾病的理论,并为银屑病患者带来全面获益的希望。2015 年司库奇尤单抗作为首个用于治疗银屑病患者的 IL-17A 抑制剂获批,预示着靶向抑制 IL-17 时代的来临。

(2) IL-17A 抑制剂以更高的疗效,开启银屑病生物治疗的"2.0 时代":2020 年 1 月发表于 *Cochrane Database of Systematic Reviews* 的一项网络 meta 分析(network meta analysis,NMA),在以 PASI90 应答为标准评价疗效的分析结果中显示,IL-17 抑制剂达到 PASI90 应答的效果是安慰剂的 29.33 倍,且均高于 IL-23 抑制剂、IL-12/23 抑制剂及 TNF-α 抑制剂,是疗效最优的药物。

中国一项为期 52 周的随机、多中心、双盲、安慰剂平行对照的 III 期临床研究,共纳入 441 例中重度斑块状银屑病患者,结果显示:司库奇尤单抗 300mg 在治疗 12 周时 PASI75、PASI90、PASI100 应答率分别可达 97.7%、80.9%、32.9%,至 52 周时 PASI75、PASI90、PASI100 应答率仍分别可达 95.4%、82.1%、42.1%,可以维持高皮损清除率。

2020 年 1 月发表于《欧洲皮肤病和性病学会杂志》(*Journal of the European Academy of Dermatology and Venereology*, JEADV)的真实世界荟萃分析显示,司库奇尤单抗治疗 3、6、12 个月时均可获得较高的 PASI75、PASI90、PASI100 应答率。而且随着治疗时间的延长,PASI75、PASI90、PASI100 应答率均升高,证实了司库奇尤单抗在真实世界应用可以使患者持续获得较高的皮损清除率。

(3) IL-17A 抑制剂具有更优越的安全性:TNF-α 抑制剂由于处于炎症机制的上游而对免疫功能影响更广泛,其存在增加结核结节破坏、导致结核分枝杆菌扩散的风险,增加侵袭性真菌感染的风险及增加其他严重感染的风险。

一项涵盖司库奇尤单抗 21 项研究的数据显示:司库奇尤单抗对于结核、HBV 的再激活率为 0;无增加水痘 - 带状疱疹病毒、HBV 感染的风险;TB 再激活风险小;真菌感染发生率较低。

SCULPTURE 研究 5 年的长期安全性数据结果显示:司库奇尤单抗的机会性感染、结核感染、中性粒细胞减少、克罗恩病、主要心血管事件及肿瘤等严重不良反应的发生率极低。

3. **小结**　治疗银屑病的生物制剂从 TNF-α 抑制剂开始,到 IL-12/23 抑制剂,再发展至 IL-17 抑制剂,随着安全性的不断改善、疗效的不断提高及持久,实现皮损完全清除已不再是梦。换言之,生物制剂的迭代更新,实现了银屑病治疗的更高目标。

专家讨论

一、不断追求更高境界——谈谈银屑病防治的今天和明天

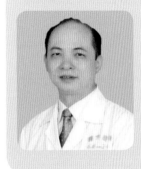

专家简介

曾　抗　教授

- 南方医科大学南方医院皮肤科主任
- 中国医师协会皮肤科医师分会皮肤性病专业委员会常委
- 中华医学会皮肤性病学分会委员、免疫学组副组长

[专家观点]

目前,全球范围内对于免疫性疾病的防治研究已经进入了一个新的阶段,其中重大亮点之一就是生物制剂的应用,由于其靶向精准地阻断了关键发病环节,因而使治疗效益大大提高。银屑病治疗的"今天"就能很好地说明这一点。以 IL-17A 单抗等为代表的新一代生物制剂,已为银屑病的治疗展示出了非常良好的应用前景。笔者从临床实际应用的大量病例资料中也有深深的体会:银屑病的治疗达到了一个令人鼓舞的新境界。与以往传统的治疗方法相比,生物制剂的疗效更好、副作用更少,能够更好地改善患者的生活质量和生命质量。随着生物制剂的价格变得逐步可以接受,越来越多的患者及其家庭将大大受益,人类社会的发展进步也将因此而获益。可以说,银屑病的治疗已经进入了一个新时代。随着科技的进步和研究的深入,有更多适应证、更高效、更安全的生物制剂还会不断地被研发出来,还会不断出现新的更高境界。这也说明,银屑病的研究领域非常富有生命力和成长性,银屑病的防治研究、相关应用和基础研究都将大有可为。

但是,我们还必须清醒地认识到,目前所有这些进步还远远不是最高境界。那么,有没有最高境界呢? 我认为是有的。那就是要达到根治银屑病,甚至是要达到能够预防银屑病。要根治、要预防,就要着眼于发病的源头。目前的生物制剂虽然很有效,但其主要瞄准的是发病环节的下游进行治疗,即使再有效也难以解决复发的问题。只有从上游病变信号的启动着眼,从源头去解决才有可能达到根治和预防的目标。比如,若能实现异常基因的纠正,或关闭或替代,就有机会在不久的将来实现从源头上根治。目前虽然这个目标还不可及,但随着异常基因的发现和认定,基因编辑技术的不断进步,根治甚至预防都将是可以期待的。又比如,易感基因的启动,需要一定的引发、触发或诱发因素,已知的有某些感染、环境因素、心理因素、某些食物或药物等,充分发现并避免这些引发触发或诱发因素,也可以避免发病,达到预防发病的目的。也就是说,慢病管理、诱因管理也是一个很好的上游防控策略。再比如,在上游发病环节还有一个非常重要又比较可及的防治研究领域,就是干

细胞水平相关的防治研究。干细胞可以使人体的整个免疫系统进行不同程度的调整和调节,也可以支持在摧毁旧有的病态免疫系统的同时,重建一个新的健康的免疫系统,实现已有患者的无病无药健康生存。实际上,我们似乎已经可以看到银屑病防治研究光辉灿烂的明天。

总之,一方面,我们应抓住机遇,在传统优秀治疗方法的基础上,充分利用好目前已有的生物制剂,挽救更多的重症银屑病患者,让他们看到他们的病情有可以长期控制、可以大大改善生活质量和生命质量的希望,同时还要加大力度探讨银屑病发病上游领域可及而有效的防控措施;另一方面,我们期待源头治疗、根治和预防方法的诞生,让患者看到可以根治和预防的希望,因而能够更好地配合疾病控制、慢病管理、诱因管理,使目前的银屑病治疗达到一个更高的境界。笔者认为,这是目前应该采取的银屑病防控策略,这一策略的实施也可以为其他免疫性疾病的防治研究提供借鉴和参考。

二、优化银屑病慢病管理

专家简介

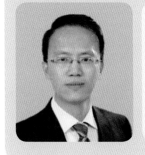

孙良丹 教授

- 安徽医科大学第一附属医院科研处处长
- 皮肤病学教育部重点实验室主任
- 中华医学会皮肤性病学分会青年委员会副主任委员

[专家观点]

银屑病的慢病管理及生物制剂的应用属于现在讨论较为火热的话题。银屑病是由于体内的免疫细胞出现了反常的免疫应激反应而造成的慢性皮肤病。对这种不可根治的疾病而言,慢病管理是非常必要的。对于患者,想要学会管理疾病,首先要了解疾病性质、治疗状况、如何规范处理、何时寻求医师帮助,然后在医师的指导下,怎么更好地减少疾病带来的危害。对于医师,如何以最优的性价比来换取患者临床上最大的受益或最长时间的缓解,是慢病管理中值得思考的问题。

目前银屑病的机制还未完全清楚,已知银屑病是由遗传因素、环境因素共同作用引起的。环境因素包括:感染、精神紧张、外伤、手术、妊娠、肥胖、吸烟、酗酒及某些药物作用等。目前,生物制剂可以较精准地控制银屑病,但是停药后很难长时间不复发,这成了困扰医师和患者的一大难题。除此之外,大部分人对银屑病的理解和认识并不完善。目前国内有 600 万~700 万的银屑病患者,仅 7% 的患者能使用生物制剂。很多患者对于治疗手段并不了解,还在使用激素药膏。这种情况需要专业的医师去指导,给予患者合理的治疗。

银屑病的季节性很明显,多数人冬季发病或加重,天气转暖后皮损减轻或消失。少数患者夏季皮损加重或复发。也有一些慢性患者,由于长期服药或治疗不当,疾病发病的规律出现变化。医师需要给患者科普,了解病情的变化特点,保证患者能以平和的心态应对疾病的发生、发展,这样更利于银屑病的管理。

三、银屑病治疗仍需遵从"金字塔型"原则

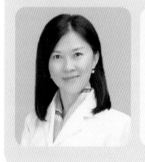

专家简介

史玉玲　主任医师

- 上海市皮肤病医院副院长
- 同济大学医学院银屑病研究所所长
- 中华医学会皮肤性病学分会银屑病专业委员会副主任委员

[专家观点]

生物制剂治疗是目前银屑病治疗最热门的方向。以 2019 年作为我国生物制剂使用的元年,彼时其使用比例调研结果为 2%~3%,到 2020 年升至 7%,到 2021 年突破 10%。可以看到生物制剂的临床使用率在节节攀升,并且伴随着阿达木、司库奇尤单抗等生物制剂被纳入医保,这种趋势会愈发明显。这组数据也间接表明,银屑病的治疗策略在近年发生了巨大的改变。

生物制剂的使用率不断提高,针对不同靶点的新药物也层出不穷,这提示我们临床医师需要不断学习以适应潮流,并且需要在使用新药物时积累临床经验,及时更新银屑病的治疗规范及策略。

目前公认的银屑病治疗策略仍然是"金字塔型"治疗原则,即随着疾病严重程度的升高,相应提高治疗手段,生物制剂治疗被临床医师放在了金字塔的顶端。我非常赞同此策略。生物制剂的使用率不断提高,但我们也不可就此遗忘传统系统治疗(MTX、阿维 A、光疗等)在治疗银屑病中的重要作用。而且大部分银屑病患者以轻症为主,皮损局限,治疗策略就可以外用药治疗为主,并教育患者注意保湿,坚持长期规范治疗。

此外,我们也在临床实践中深刻体会到,生物制剂并不是一劳永逸的治疗手段——没有一种固定剂量的生物制剂可以良好地控制所有的银屑病,会有复发、会有失效,此时就需要改变治疗策略,包括加量、缩短疗程抑或换药等。我们需要正视生物制剂的作用,在使用中不断积累治疗经验,让生物制剂更好地治疗患者。同时也需要重视患者教育,让患者充分认识到银屑病的复发性、生物制剂治疗的局限性以提高患者治疗的依从性,帮助他们更好地控制病情。

综上所述,生物制剂让我们对银屑病的治疗取得了突破性的进展,各类即将投入临床的

新药(如各类口服小分子药物)也展现出令人期待的疗效,银屑病的治疗前景看起来一片光明,但我们还需始终牢记,生物制剂或者目前的各类新药并不是对银屑病治疗一劳永逸的手段,未来我们还有很长的路要走。

四、银屑病的上、中、下游治疗

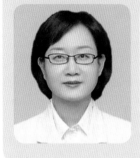

专家简介

庞晓文 教授

- 中国人民解放军空军特色医学中心皮肤病医院银屑病专科主任
- 中华医学会皮肤性病学分会银屑病学组委员
- 北京医学会皮肤性病学分会委员

[专家观点]

银屑病的病因和发病机制复杂,除皮肤症状外,尚可累及关节、心血管系统和代谢系统,是一种具有遗传背景的由免疫介导的系统性疾病。从发病环节上,可以将银屑病的治疗分为上游、中游和下游治疗。

下游治疗:属于银屑病早期治疗学的主要内容,包括局部外用药和以光疗为主的各种物理治疗方法。这些药物和物理治疗方法以清除已经出现的外在皮肤损害为目的,对银屑病患者内在的神经、内分泌、免疫功能紊乱的作用较小,疗效短暂,容易复发。

中游治疗:随着银屑病免疫学发病机制的逐渐阐明,针对银屑病表皮过度增生和免疫炎症的、以银屑病传统治疗药物[维A酸类药物(阿维A)]和非特异性免疫抑制剂(甲氨蝶呤、环孢素)为代表的抗增生、抗免疫药不断被研发出来,但这些药物由于靶向性低,疗效有限且不持久,同时副作用大,导致患者治疗满意度较低。而现代科技孕育出的新型生物制剂是针对银屑病免疫发病环节特定细胞和因子的靶向性治疗药物,TNF-α、IL-17A等细胞因子抑制剂不仅能快速持久地清除皮损,同时对银屑病伴发的系统性炎症也具有良好的治疗缓解作用,逐渐成为当前银屑病治疗的新星。但是生物制剂仍属于中游治疗,只能阻断银屑病发病环节中的某一免疫途径,并不能根治银屑病。

上游治疗:银屑病为多因子遗传病,与银屑病相关的缺陷基因位点不断被发现,现代遗传学和分子生物学技术的飞速发展使上游环节的基因治疗可能成为今后根治银屑病的希望。但是在当前的技术水平下,基因治疗尚无法应用于临床时,我们针对银屑病的上游发病环节也并不是完全束手无策。WHO将银屑病定义为生活方式疾病,即决定银屑病发病和严重程度的主要因素为个体的不良生活方式,其是诱导与激发银屑病缺陷基因表达的关键。大量临床实践已证明,通过健康教育,促进患者改变不良生活方式,是银屑病患者迅速康复并预防疾病复发的重要途径。

因此，上游环节的健康教育、健康管理与中、下游环节的高效治疗手段有机结合是有效防治银屑病、改善银屑病患者身心状态、提高患者生活质量的必由之路。

（汇编整理：李朦朦）

参 考 文 献

［1］中华医学会皮肤病性病学分会银屑病专业委员会．中国银屑病诊疗指南（2018完整版）［J］．中华皮肤科杂志，2019，52（10）：667-710.

［2］GK PERERA，MP DI，FO NESTLE. Psoriasis.［J］. Nature reviews. Disease primers，2016，2（1）：16083.

［3］中华医学会皮肤病性病学分会，中国医师协会皮肤科医师分会，中国中西医结合学会，等．中国银屑病生物制剂治疗指南（2021）［J］．中华皮肤科杂志，2021，54（12）：1033-1047.

［4］NAST A，GISONDI P，ORMEROD AD，et al. European S3-Guidelines on the systemic treatment of psoriasis vulgaris--Update 2015--Short version--EDF in cooperation with EADV and IPC［J］. J Eur Acad Dermatol Venereol，2015，29（12）：2277-2294.

［5］RESZKE R，SZEPITOWSKIN JC. Secukinumab in the treatment of psoriasis：an update［J］. Immunotherapy，2017，9（3）：229-238.

［6］中华医学会皮肤性病学分会，中国医师协会皮肤科医师分会，中国中西医结合学会皮肤性病专业委员会．中国银屑病生物治疗专家共识（2019）［J］．中华皮肤科杂志，2019，52（12）：863-871.

［7］郭妙兰，郭锦兰，卓秀娟，等．银屑病患者自我管理的研究现状［J］．皮肤性病诊疗学杂志，2018，25（05）：318-320.

［8］FERNANDEZ JM，GOMEZ X，BUTI M，et al. Psoriasis, metabolic syn-drome and cardiovascular risk factors［J］. J Eur Acad Dermatol Venereol，2019，33（1）：128-135.

［9］晋红中，吴超．银屑病的共病：研究现状与前景［J］．实用皮肤病学杂志 2020，13（4）：193-197.

［10］王云，王明悦，夏杨，等．银屑病的生物制剂治疗进展［J］．中国医学前沿杂志（电子版），2021，13（12）：13-18.

第八章

毛发移植机器人与浅放

背景概述

随着经济的快速发展和人们日益加速的生活节奏,受到脱发困扰的人越来越多。脱发不仅影响美观,而且长期脱发会影响人们的心理健康。正因为如此,毛发移植技术飞速发展,推陈出新。20世纪90年代FUT被提出,随着微创手术的逐渐发展,2002年FUE诞生,因其具有创伤小、无需缝合、瘢痕较隐蔽的优势,已经逐步取代FUT成为最常用的技术。然而,无论是FUT还是FUE,对医师和助手来说都是一项耗时、耗力的手术,需要一支训练有素的外科团队有效地执行。2011年上市的毛发移植机器人ARTAS可以承担整个团队的大部分工作,这对医师来说是个革命性的新工具,标志着毛发移植术领域进入智能和高效时代。然而,如今毛发机器人尚不能完全替代经验丰富的毛发移植医师,随着未来人工智能的不断发展,期待有一天毛发移植机器人可以广泛应用于临床中,为广大脱发患者带来福音。

热点聚焦

- 毛发移植技术的进展及优缺点
- 瘢痕放射治疗的应用与瘢痕增生的防治
- 毛发疾病和瘢痕疙瘩的诊疗现状
- 机器人毛发移植术的注意事项

论坛精粹

一、机器人毛发移植术的现状进展

专家简介

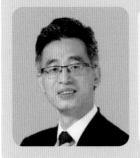

吴文育 教授

- 复旦大学附属华山医院皮肤科毛发移植术中心主任
- 中华医学会医学美学与美容学分会全国委员
- 中国整形美容协会毛发医学分会候任会长

[专家观点]

现如今,随着时代的发展,人们的工作压力和生活烦恼不断增加,"秃如其来"是一个逐渐增加的现象。脱发已然成为大众的关注焦点,越来越多的人受到脱发的困扰,对颜值更有追求的女性在防脱发话题上的关注尤为突出。中国成年脱发群体预计突破 2.5 亿人,其中男性脱发群体人数居多,超过 1.6 亿。脱发对年轻人的生活影响非常大,随之毛发移植术的关注热度及了解人数逐年增加。近几年,"毛发移植术"这一关键词的互联网传播热度始终保持在高位。同时毛发移植技术也随之飞速发展。

毛发移植术是一种修复毛发缺陷的方法。毛发移植术的流程一共分为四个步骤,可以将毛发移植过程与农民种植水稻相比较。第一步,搜集秧苗——取发;第二步,整理秧苗——毛囊单位的制备;第三步,定位——头皮打孔;第四步,插秧——种植毛囊。每一步都需精准操作,不可损伤毛囊。

目前毛发移植技术分为人工操作和智能手术机器人操作。人工操作需要高强度重复工作,易疲劳,一致性较低,需要借助放大辅助设备和大量经验积累,容易受到情绪、状态的影响。相比之下,智能手术机器人操作的三个特点就更为突出,即选得准、取得好和定制化。其中,选得准是指高清视觉识别技术能够自动判断毛囊质量,智能选取目标毛囊,识别快、识别准,从而避免因患者抖动带来的误差;取得好是指利用人工智能技术引导,自由度灵活,具有高稳定性,能够减少毛囊损伤,从而降低手术难度,提升手术效果,缓解医师疲劳。定制化是指根据患者的不同需求,提供定制化设计服务,毛发移植术效果可视化,为患者提供实景模拟效果展示,从而能够提高医患沟通效果。

目前,毛发移植面临着许多问题,例如储备区毛囊的数量有限。毛发移植不是简单的移植,移植物供体不是越多越好,减少毛囊横切、获取更多完整毛囊非常重要。随着机器人毛发移植技术的发展,其优势越来越显著,许多问题也得到了解决。例如,目前常用的 ARTAS 机器人能够对患者进行个体化评估,准确地重复操作动作,减少提取过程中对毛囊的损害,减少毛囊横切,并减少供体部位的采集时间。机器人毛发移植技术越来越受到毛发移植术行业的欢迎。手动 FUE 技术需要大量的时间来学习和训练,在提取过程中医师需要时刻关注毛发的方向、角度、毛囊密度及选择需要提取的毛囊,这一过程十分消耗精力。而机器人FUE 技术对于重复性的工作不会疲劳,有足够的准确性及可接受的横断率,且学习曲线短,为毛发移植术团队节省了很多人力成本。

然而,毛发移植机器人技术也存在许多不足。首先,毛发移植机器人在试用期间硬件或者软件容易发生故障。其次,对于供区侧面区域,特别是耳上区域,横断率稍高。发流方向变化的区域对于机器人来说可能也是一个问题。再次,白发或金发患者需要染发后进行,而对于卷发毛发移植机器人较难提取。另外,长时间提取的过程会让患者会产生疲劳,部分患者会有幽闭恐惧症,且多次 FUE 术后继续手术可能会导致横断率升高。

ARTAS 机器人一直在研发,持续更新,不断进步,医师使用起来越来越轻松,人工毛发移植技术逐渐被取代。机器人毛发移植术对于大量毛发移植的效果也较好。相较于人工毛发移植术,机器人一次提取可获得更多毛发,覆盖更大的秃发区域,并可有效减少医师疲劳。在利用机器人进行大量毛发移植术的过程中,每次手术移植 2 000~2 500 单位是合适的,大概需要 6~8 小时,可以确保良好的覆盖率,既能保证足够的毛发密度,疲劳及压力均最小。150 台手术之后,横断率一般在 3%~7% 不等,很少达到 12%。(前 20 台手术横断率比较高,有时高达 20%），这与针对不同类型的头皮及头发类型选用合适的参数有关。手术前，将患者的头发修剪到合适的长度，染色，建议使用长效麻醉。手术过程中，保持患者平静，减少患者移动，可以使提取及种植的时间更短。选用合适的参数设置，将机器人头部快速定位在网格内，张紧器保持头皮良好的张力，机器钻取过程中可以同时拔取毛囊单位。整个手术过程中患者应着装舒适，调整椅子保持患者的舒适度，支撑患者手臂及背部，防止颈部肌肉紧张。可以准备愉快的背景音乐，以及留出休息时间，以便患者伸展背部、颈部。

毛发移植术越来越受到年轻人的欢迎，随着毛发移植术技术越来越完备，未来将会有越来越多毛发移植机器人应用于脱发治疗。

二、瘢痕的放射治疗与应用 SRT-100 浅层 X 射线治疗系统防治瘢痕增生

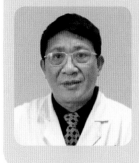

专家简介

蔡景龙 教授

- 蔡景龙医疗美容门诊部院长
- 原中国医学科学院整形外科医院科主任
- 中国中西医结合学会医学美容专业委员会瘢痕美容整形专家分会主任委员

[专家观点]

1. 对瘢痕放射治疗的认识

（1）用于治疗瘢痕的射线：目前常用的放射治疗的方法都是通过放射源释放的 X 射线、γ 射线和 β 射线产生的电离辐射生物效应来发挥作用的。包括：①X 射线。1895 年由德国物理学家伦琴发现，由于管电压不同，产生的 X 射线类型不同，其中 20~120kV 电压产生的是软 X 射线，主要用于皮肤真皮病变放射治疗，是目前瘢痕治疗重要的手段之一；②γ 射线。1900 年由法国科学家 P.V. 维拉德发现，波长比 X 射线要短，频率高，穿透能力强，因难以控制其照射深度，临床上主要应用于深部病灶的诊断和治疗；③β 射线。是从核素放射性衰变中释放出的高速运行的电子流，带负电荷，又称电子线，具有电离能力强、穿透能力弱、组织内射程短等特点，因而不会对深部组织和邻近组织造成辐射损伤，适宜于体表的直接照射治疗。由此可见，适用于治疗瘢痕的射线主要是软 X 射线和 β 射线。

（2）放射治疗抑制瘢痕生长的作用机制：放射治疗主要作用于成纤维细胞、胶原纤维及小血管以抑制瘢痕生长。其可促进成纤维细胞凋亡，抑制其增殖，造成成纤维细胞机构和功能受损；使胶原纤维含量下降，促进胶原纤维重塑（Ⅰ型胶原↓，Ⅲ型胶原↑）；降低瘢痕内血液供应，引起微小血管内膜炎，损伤血管内皮细胞外基质，引起内皮细胞凋亡，降低瘢痕内

血管密度。

（3）放射治疗瘢痕的适应证与禁忌证

1）适应证：①瘢痕疙瘩手术后复发的预防；②瘢痕易发部位创面瘢痕增生的预防；③较薄的（<5mm 厚度）增生性瘢痕或瘢痕疙瘩的治疗。

2）禁忌证

照射局部禁忌证：①合并有日光性皮炎、泛发性神经性皮炎等疾病；②需照射瘢痕或切口表面皮肤溃破；③胸腺、睾丸及卵巢等区域；④面、颈等暴露部位（副作用影响美观，属于相对禁忌）；⑤曾作过放疗，其皮肤或其他组织所受损伤已不容许再作放疗者。

全身情况禁忌证：①血常规异常，WBC<3×10^9/L，Hb<60g/L，PLT<80×10^9/L；②有严重心脏疾病、肾脏疾病、糖尿病、肺结核或其他疾病者。

（4）放射治疗方案及疗程：用放射线治疗瘢痕时，所使用的剂量及疗程因个体差异、部位不同、病程长短不同而有差异，目前多数学者认为放射治疗时达到"红斑剂量"效果最佳。但"红斑剂量"往往与出现皮损（水疱，溃疡）的剂量间差别甚小，较难准确控制。

瘢痕放射治疗具体方案：①对于不愿手术或不宜手术的单纯放射治疗者，一般每日 3~5Gy，每日 1 次，3~5 日为一个疗程，每个疗程间隔 1 个月，每个疗程的总剂量为 9~25Gy，2~3 个疗程治疗结束；②瘢痕切除后预防切口瘢痕增生者，一般每日 2~3Gy，每日 1 次，3~5 日为一个疗程，每个疗程间隔 1 个月，每个疗程的总剂量为 6~15Gy，1~2 个疗程治疗结束。

注意：无论采取哪种照射方式及照射剂量，都应根据瘢痕种类、部位、生长时间、患者年龄、个体对射线的敏感性、瘢痕局部对射线的反应情况而定，要预先判定疗效大于风险，总体原则是早期、小剂量、长疗程和总量控制。

（5）放疗后的皮肤反应：通常为 1~2 级（轻度反应），皮肤正常或出现色素沉着。

（6）放射治疗可能出现的不良反应

1）皮肤急性反应：大部分在放疗后 3~10 天会出现红斑，以后逐渐消退；小部分出现局部小水疱，一般在 2~4 周后自行愈合；少数严重者有皮肤破溃、放射性皮炎发生。

2）皮肤晚期反应：主要包括色素沉着、色素减退、色素脱失［多见于核素放射治疗、毛细血管扩张、表皮过度角化及萎缩（图 8-1）］。对远期致癌的问题存在争议，但无确切依据。

3）全身性不良反应：无相关报道。

2. SRT-100 浅层 X 射线治疗系统在瘢痕防治中的作用　SRT-100 浅层 X 射线治疗系统是经美国 FDA 认证，中国 SFDA 认证的皮肤浅层放射治疗设备，主要包括三种治疗模式：①100kV，8mA，2.0mm Al. HVL；②70kV，10mA，1.0mm Al. HVL；③50kV，10mA，0.45mm Al. HVL。

适应证：（婴幼儿）皮肤血管瘤、瘢痕疙瘩、皮肤癌、皮肤良性肿瘤、寻常疣、神经性皮炎、局部性瘙痒症、慢性湿疹、腋臭、局部多汗症及枕部硬化性毛囊炎等。

治疗方案：可根据患者的具体情况选择。①8Gy/ 次，1 次 / 月，总剂量 16~24Gy（照射 2~3 次）；②4Gy/ 次，2~3 次 / 周，总剂量 16~20Gy（用时 2~3 周）；③3Gy/ 次，5 次 / 周，总剂量 15Gy（1 周内完成）。

主要作用为：①作为瘢痕疙瘩手术后预防复发的主要措施（图 8-2）；②作为瘢痕易发部位瘢痕增生的预防和治疗措施，适合于瘢痕增生早期，多配合瘢痕内药物注射（图 8-3）；③作为较薄的瘢痕疙瘩治疗或瘢痕疙瘩治疗后复发的治疗手段（图 8-4）；④可有选择地应用于儿童患者，注意照射部位的选择，应减少照射剂量和深度（图 8-5）。

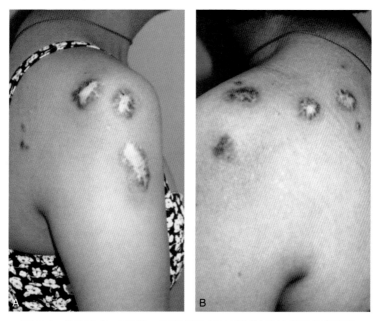

图 8-1　患者女性，22 岁。双肩部瘢痕疙瘩经核素放疗后色素脱失
A. 右肩；B. 左肩。

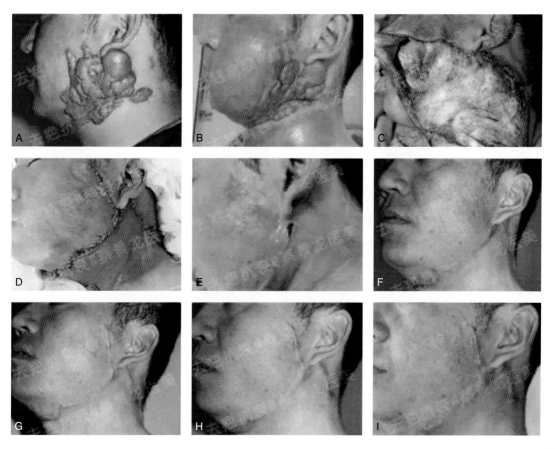

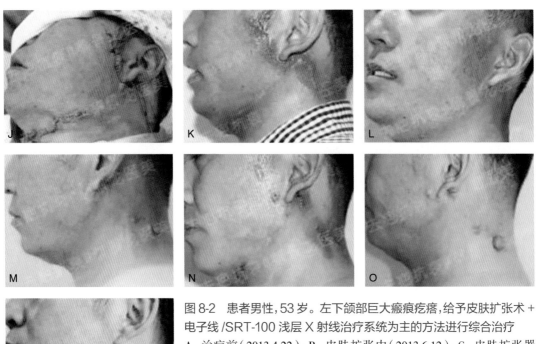

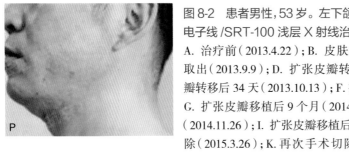

图 8-2 患者男性，53 岁。左下颌部巨大瘢痕疙瘩，给予皮肤扩张术 + 电子线 /SRT-100 浅层 X 射线治疗系统为主的方法进行综合治疗

A. 治疗前（2013.4.22）；B. 皮肤扩张中（2013.6.12）；C. 皮肤扩张器取出（2013.9.9）；D. 扩张皮瓣转移后第 1 天（2013.9.10）；E. 扩张皮瓣转移后 34 天（2013.10.13）；F. 扩张皮瓣移植后 6 个月（2014.3.19）；G. 扩张皮瓣移植后 9 个月（2014.6.27）；H. 扩张皮瓣移植后 14 个月（2014.11.26）；I. 扩张皮瓣移植后 18 个月（2015.3.23）；J. 再次手术切除（2015.3.26）；K. 再次手术切除后 18 天（2015.4.13）；L. 再次手术切除后 4 个月（2015.7.30）；M. 再次手术切除 14 个月后（2016.6.1）；N. 再次手术切除 20 个月（2016.12.28）；O. 第三次手术切除 + 放疗治疗（2017.1.4）；P. 第一次治疗后 4 年（2017.1.4）。

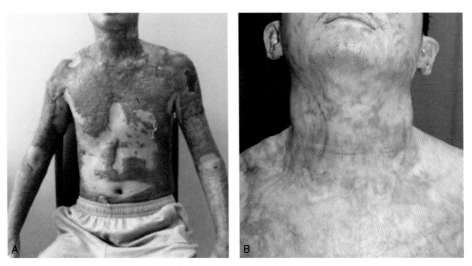

图 8-3 患者男性，22 岁。全身烧伤后瘢痕增生 4 个月，给予瘢痕内药物注射 +SRT-100 浅层 X 射线治疗系统为主的方法进行综合治疗

A. 治疗前；B. 治疗后 3 个月。

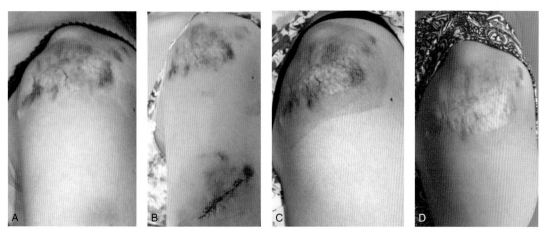

图 8-4　患者女性,32 岁。左肩部瘢痕疙瘩,瘢痕内药物注射 8 年难以彻底控制瘢痕疙瘩复发,后配合 SRT-100 浅层 X 射线治疗系统治疗,彻底控制瘢痕疙瘩复发
A. 5 年前药物注射治疗;B. 放疗治疗前;C. 放疗 1 个疗程后 1 个月外观;D. 放疗 1 个疗程后 18 个月外观。

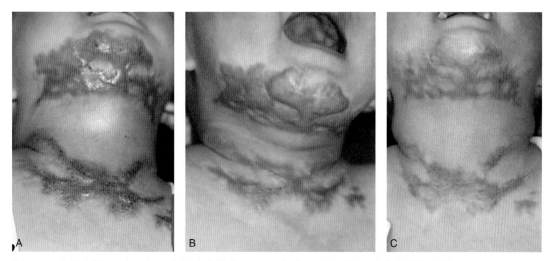

图 8-5　患儿女性,5 岁。颌颈胸部瘢痕增生,采用二氧化碳点阵激光、瘢痕内药物注射及 SRT-100 浅层 X 射线治疗系统综合治疗

A. 治疗前;B. 治疗中;C. 治疗后 5 个月。

3. 瘢痕放射治疗临床应用体会

（1）疗效与放疗总剂量成正比,照射总剂量为 15~20Gy。

（2）皮肤的损害与单次照射剂量关系密切,一般认为多次小剂量照射、延长照射间隔能够减轻晚期皮肤反应。

（3）小野照射剂量准确,效果更好。

（4）低剂量放疗（<25Gy）并发症较少。

（5）手术结合放射治疗的疗效明显优于瘢痕的单纯放射治疗。

（6）由于瘢痕复发大多数在治疗后 1 年内,因此评价疗效至少应观察 2 年。

（7）放射治疗注意事项:①注意保护瘢痕周围的正常皮肤;②第一次照射时,宜采用一个较小的安全剂量进行尝试;③每次照射应根据瘢痕的生长时期、部位、年龄、局部反应等情况进行调整;④放射治疗是瘢痕防治的重要手段,但不是特效方法和唯一手段,瘢痕防治需要动态综合治疗策略;⑤有色素脱失、较长时间的色素沉着和放射性皮炎等并发症发生的风险,应严格执行操作规范。

（8）放射疗法防治瘢痕疗效肯定,治疗过程没有痛苦,瘢痕放射治疗从射线种类、照射剂量和照射深度等方面与肿瘤的放射治疗有很大的差别,一般均比较安全,疗效远远高于风险,因此要转变观念,接受放射疗法防治瘢痕增生。

专家讨论

一、损容性疾病的诊疗之我见

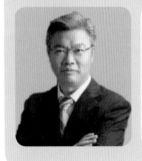

专家简介

杨顶权 教授

- 中日友好医院皮肤科副主任
- 中国整形美容协会常务理事兼中医美容分会会长
- 中国医师协会皮肤科医师分会委员

[专家观点]

根据国家卫生健康委员会的统计数据,我国目前脱发患者人数为2.5亿,其中AGA患者1.4亿,并有低龄化趋势。AGA、休止期脱发、斑秃是毛发门诊的主体。因为毛发的减少给患者的形象、自信心、生活质量和社会竞争力造成了重要影响,是目前医疗美容和生活美容关注的焦点和热点。毛发疾病是皮肤附属器疾病,近年来在中华医学会皮肤性病学分会毛发学组和中日友好医院毛发专病医联体的共同倡导下,目前公立医疗机构已经有近600家机构开设毛发专病门诊,其中中日友好医院毛发专病医联体成员单位380家。相对于巨大的市场需求,目前公立医疗机构皮肤科毛发专病的服务能力、水平和质量还有待进一步提升,以适应日益旺盛的患者需求。

毛发疾病的防控需要遵循早期、长期、规范、联合和个体化的原则,在国内逐渐形成中西医结合、养植护结合,互联网管理的模式,打造居家养护、专业机构养护和医院诊疗的三重模式。在医疗机构中,公立机构是主力军,主要有皮肤科、整形科、美容科和中医科参与毛发专病诊疗,肩负毛发疾病科普、健康教育、临床诊治,虽然他们专业强、水平高,但服务意识不够。民营机构主要集中在毛发移植和养护方面,他们懂营销、懂服务,但专业水平有待提升。毛发移植术是很多脱发疾病终极解决的主要方法之一,不管是采用FUT技术,还是FUE技术,毛发移植手术都是劳动密集型手术,需要高强度、高水平、高质量的医护人员参与,需要医护人员掌握头皮毛发的生理病理、手术技巧、美学、艺术和美容心理等知识,因此培养一个优秀的毛发移植医师一般需要 6~8 年的时间。中日友好医院皮肤科最新引进的 ARTAS 机器人辅助下的毛囊自动提取技术,可以大大提高毛囊提取的效率、质量和精确度,减少医师的重复劳动,减少人为因素对提取毛囊质量的影响。

鉴于目前参与毛发疾病防治的机构水平良莠不齐,为了更好地推动毛发疾病的规范诊疗,国家卫生健康委医政医管局已经正式批复,委托中日友好医院承担"皮肤病相关质控体系研究项目"。项目内容包括调查我国皮肤病学领域关键医疗技术临床应用情况,研究我国皮肤病学领域医疗质量安全薄弱环节和改进方案,重点研究皮肤影像技术、皮肤病学远程诊疗技术和毛发疾病防控质控体系建设实施建议。

相对于毛发疾病,瘢痕疙瘩也是重要的损容性疾病,瘢痕疙瘩尽管是良性皮肤肿瘤,但具有肿瘤样生长方式,产生瘙痒、疼痛、损容和功能障碍,瘢痕组织过度增生会破坏正常的皮肤结构,造成表皮样囊肿增生、反复破溃,容易发生癌变。瘢痕疙瘩易诊难治,与所有的疑难疾病及毛发疾病一样,也需要遵循早期、长期、规范、联合和个体化的原则,需要科普、健康教育、药物、光电、物理、手术共同参与防控,以期控制病情、延缓复发、减轻症状。中日友好医院皮肤科自开院以来十分重视瘢痕疙瘩的防治,曾派专人去日本学习皮肤外科和瘢痕疙瘩治疗技术,并购置德国的浅层 X 射线治疗设备,当时在国内处于领先水平,开辟了国内瘢痕疙瘩综合防治的先河,瘢痕疙瘩也成为中日友好医院皮肤科具有全国影响力的专病。

随着原有的浅层 X 射线机器的老化,瘢痕疙瘩专病项目曾出现萎缩,近年来中日友好医院皮肤科高度重视皮肤外科和瘢痕疙瘩专病的发展,要求年轻医师必须掌握皮肤外科技术,设立瘢痕疙瘩专病门诊,瘢痕疙瘩患者人数逐年增加,特别是新的浅层 X 射线治疗仪的投入使用,不仅能够形成瘢痕疙瘩的闭环式防控,为其他增生性疾病和皮肤肿瘤提供新的治疗手段,还可以为本院和兄弟医院术后患者预防瘢痕疙瘩提供治疗平台。

二、毛发移植技术的思考

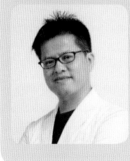

专家简介

徐志坚 医师

- 中国整形美容协会毛发医学分会委员
- 中国医师协会美容与整形医师分会毛发整形美容专业委员会委员
- 中国非公立医疗机构协会整形与美容专业委员会常务委员

［专家观点］

随着近几年科学技术的飞速发展,机器人的应用领域越来越广泛,在医疗领域中,从前期诊断到外科手术再到康复都能看到机器人的参与。在毛发移植领域,ARTAS 机器人也受到越来越多医师的喜爱。

如果将人工毛发移植技术形象地比作为农业时代的手工劳动,那么机器人毛发移植技术可以看作工业时代的机器自动化,现在的毛发移植技术发展正是逐渐从农业时代进入到工业时代,由劳动密集型向智能自动化逐渐发展。从最初的人工取毛囊到现在利用头皮张紧器定位机器人自动提取毛囊,机器人通过张紧皮肤、提供定位和张力精准提取,不仅减少了膨胀剂的使用,还可缩小创口、减少创伤,使患者术后恢复更快。利用张紧器将头皮分为数个亚单位,这种办法有利于提取毛囊和种植毛囊,除了解放医师的双手,还减轻了毛囊分离师的工作量,提高了工作效率。以后随着毛发移植技术的不断发展,提取、分离和种植毛囊的技术也会越来越先进,而且对于头皮和皮下组织的处理问题也会逐渐得到解决。

如今,利用毛发移植机器人进行毛发移植术,膨胀剂较之前的使用量明显减少,而提取出来的毛囊的完好度和存活率也显著增加。以前,在手工毛发移植术过程中,常会受到一些因素的影响。其一是患者的姿势,一方面如果手术床不匹配,医护团队坐姿容易变形,另一方面患者如果长期保持同一姿势容易疲劳,会影响手术过程。利用毛发移植机器人就能很好地解决患者的姿势问题。不过因为应用毛发移植机器人进行毛发移植术是让患者呈坐姿,在麻醉过程中,个别患者容易出现低血压,这可能和患者的个人体质、长时间保持一种姿势和肾上腺素使用量有关。其二就是在毛发移植术过程中膨胀剂的使用量,最初的毛发移植术会大剂量使用膨胀剂,虽然不影响毛囊的存活率,但是手术结束后患者的受区容易肿胀。

目前,机器人毛发移植技术尚未全部代替人工毛发移植术,在机器人毛发移植术的过程中,人工也可以同时操作,不仅手术后移植部位愈合不会出现明显的区别,也不影响准确性,更能发挥人机的完美结合,使整个毛发团队的操作速度和效率都得到很大提升。

三、关于机器人毛发移植技术的思考

专家简介

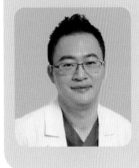

朱冠州　医师

- DCDC 生发诊所院长
- 中国整形美容协会海峡两岸分会委员
- 中华医学会整形外科学分会毛发移植学组委员

[专家观点]

机器人毛发移植技术目前逐步应用于毛发移植手术当中,虽然其在毛发移植术过程中具有很多优势(例如能够智能识别并选取优质毛囊、可以减轻人力、具有高精准性和高稳定性等),但是也存在许多不足(例如会产生点状瘢痕,过度提取时会造成虫蚀样外观)。如果提取过程中患者发生移动,将会导致定位发生变化,很难提取,耗时延长。此外,发流方向变化的区域对于机器人来说可能也是一个问题。在手术准备前,如果膨胀剂使用过量,也会产生术后手术部位肿胀的问题。在操作过程中,有可能会出现软件故障,导致手术被迫停止。患者长时间保持同一坐姿还会产生疲劳和低血压等情况。

对于上述问题一般都可以得到解决。例如,耳朵侧面的毛囊不好提取,机器人手臂设置了特定的角度,这时可以利用人工方式调整患者座椅和机器人之间的角度,帮助准确定位,也可以嘱咐患者侧坐或调整二者之间的角度,这两种方式均可以轻松取到耳朵侧面的毛囊。个别患者在麻醉后出现低血压、头晕、冒冷汗等情况,发生迷走神经反应,这有可能与术前患者心理焦虑和头部与身体的高度差有关,通过嘱咐患者平躺、抬高下肢、按压掌心、刺激交感神经,头晕症状可以得到缓解。

张紧器和膨胀剂的使用在毛发移植过程中也至关重要。张紧器不仅能够起到膨胀剂的作用,同时能够达到皮肤绷紧的效果,便于机器人在皮下进行钝针操作。减少使用膨胀剂的剂量,可以减少术后皮肤肿胀。机器人毛发移植术利用张紧器将皮肤撑开,分别在张紧器的四角打膨胀剂,皮下毛囊仍然具有弹性。进入皮下后,无需在皮下打大剂量膨胀剂,否则皮肤和皮下组织绷紧严重,下面的毛囊会缺少弹性,机器人在皮下利用钝针提取毛囊时,如果皮下组织过于紧绷,转速非常快容易出现减力,会使毛囊产生截断,所以肿胀液不用打太多,让表皮绷紧即可,这样更有利于提取毛囊。

四、瘢痕疙瘩之我见

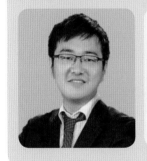

专家简介

王维佳　医师

- 南方医科大学皮肤病医院
- 亚洲医学美容协会激光美容分会青年委员
- 中国整形美容协会瘢痕医学分会青年委员

[专家观点]

随着瘢痕疙瘩的患者越来越多,在现有瘢痕疙瘩的治疗中,最重要的是解决如何预防瘢痕疙瘩的复发问题。浅层 X 射线治疗的出现,有效地控制了瘢痕疙瘩的复发(复发率可降至 12% 左右)。目前,尚有一些问题亟待解决。

1. 浅层放射治疗对于儿童的影响　对于儿童瘢痕疙瘩使用放射治疗在学术界也存在较大的争议。目前使用的浅层 X 射线穿透深度非常表浅,最深也只能穿透真皮层,并且可调节深度。中国医学科学院皮肤病医院使用浅层 X 射线治疗血管瘤已有 30 年的经验,未观察到后期副作用。因此,笔者认为将其应用于儿童患者应是可行的,但是对于儿童放射治疗仍需注意放射剂量的选择,应以宁少勿多、宁浅勿深的原则为基础。

2. **如何选择治疗方案**　现阶段治疗方案为两种:第一,多次少剂量,间隔时间为每天或隔天照射;第二,少次大剂量,间隔 1 周或 1 个月照射。南方医科大学皮肤病医院从 2013 年至今已治疗瘢痕疙瘩患者 5 000 多例,使用的方案是 1 周 1 次,4 次为一个疗程,每次给予的剂量应按患者皮肤反应来进行调节,以出现红斑为节点。控制总剂量尤为重要,一般不超过 25Gy。所以,两种治疗方案其实都是可行的,主要是控制短期和长期的副作用。

3. **治疗后期复发问题**　在治疗过程当中,不可能所有患者都不复发,如何处理复发的患者是我们面临的难题。若在患者按原方案治疗结束后出现复发的问题,我们首先应选择其他治疗方案进行治疗,若仍无法改善,再考虑浅层 X 射线放射治疗。对于复发患者,应尽量减少放射剂量并延长间隔周期,延长后期随访时间,观察是否引起不良反应。

(汇编整理:李朦朦)

参 考 文 献

[1] 李政,林尽染,吴文育.毛发移植的历史沿革和临床实践[J].中国医疗美容,2021,11(11):1-2.

[2] 中国整形美容协会,中华医学会整形外科学分会毛发移植学组.毛发移植技术临床应用专家共识[J].中华整形外科杂志,2017,33(01):1-3.

[3] COLLINS K, AVRAM MR. Hair Transplantation and Follicular Unit Extraction[J]. Dermatol Clin, 2021, 39(3):463-478.

[4] JIMENEZ F, ALAM M, VOGEL JE, et al. Hair Transplantation: Basic Overview[J] J Am Acad Dermatol, 2021, 85(4):803-814.

[5] RICARDO M.Redefining the "E" in FUE: Excision=Incision+Extraction[J].Hair Transplant Forum International January, 2018, 28(1):1-6.

[6] 中国整形美容协会.毛发移植规范(T/CAPA 3-2021).

[7] AVRAM MR, WATKINS S.Robotic Hair Transplantation[J]. Facial Plast Surg Clin North Am, 2020, 28(2):189-196.

[8] 张菊芳,沈海燕.脱发治疗的研究进展及评述[J].中国美容整形外科杂志,2022,33(01):1-4.

[9] TRUE R H.A 2019 guide to currently accepted FUE and implanter terminology[J]. Hair Transpl Forum Int, 2019, 29(3):98-106.

[10] TRIVELLINI R, GUPTA A K. The edge out punch: An advancement that reduces transections in follicular unit excision hair transplantation[J]. J Cosmet Dermatol, 2020, 19(9):2194-2200.

第九章

新型激光与临床服务

背景概述

随着光电技术的飞速发展,新设备和新技术层出不穷,包括红宝石激光和强脉冲光等,其在皮肤美容领域的应用越来越广泛。色素性疾病作为一类可以直接影响面部美观的疾病,成为大家关注的焦点、热点。随着经济发展,大众对于美的追求提高,对于色素性疾病的关注及治疗需求也更加迫切,而光电技术的飞速发展也将助力色素性疾病的治疗。

热点聚焦

- Q-694nm 红宝石激光治疗色素性疾病
- 强脉冲光在皮肤疾病和美容领域的应用

论坛精粹

一、点阵激光在皮肤科的应用——红宝石点阵激光技术治疗色素性病变解析

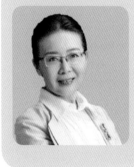

专家简介

杨蓉娅 教授

- 中国人民解放军总医院第七医学中心全军皮肤损伤修复研究所所长
- 中国整形美容协会副会长
- 中华预防医学会皮肤病与性病预防与控制专业委员会主任委员

[专家观点]

皮肤领域色素性疾病可分为两大类,即色素减退性疾病(浅色斑、白斑等)及色素增加性疾病(黑、褐、黄、蓝、青)。色素增加性疾病又有内、外源性之分:内源性色素增加主要包含太田痣、雀斑、咖啡斑、色素痣等;外源性色素增加主要包含文身、纹眼线、不良文眉、外伤

性色素沉着等。色素增加性疾病又可根据累及真、表皮的不同分为：表皮色素增加性疾病，主要包括雀斑、咖啡斑、老年斑（脂溢性角化病）及雀斑样痣等；真皮色素增加性疾病，包含太田痣、伊藤痣、颧部褐青色痣、文身及文眉等；真皮及表皮皆可累及的疾病如黄褐斑等。对于色素增加性疾病而言，病变和正常组织可以相间存在，异常色素沉积的部位从表皮到真皮甚至是跨表皮和真皮皆可，且异常色素的颜色十分多样（尤其是文身颜料更是多色混杂）

1960 年，美国物理学家梅曼发明了红宝石激光器。1961 年，红宝石激光器首先用于眼科治疗中。1963 年，激光医学奠基人 Goldman 将红宝石激光应用于皮肤领域。随着 1983 年选择性光热作用理论的提出，即激光能量可以有选择性地被某些特定组织吸收，并且通过热效应所产生的热量将这一特定的组织成分破坏，而这一理论的提出也促进了脉冲激光的发展。

皮肤科领域常用的针对色素增加性皮肤病的褪"黑"激光设备包含调 Q- 激光（Q-532nm、Q-755nm、Q-1064nm、Q-694nm、Q-585nm），皮秒激光、像素激光、点阵激光、超脉冲 CO_2 激光、铒激光、IPL（或 OPT：560nm、540nm、590nm、570nm、640nm）等。激光治疗色素性皮肤病的原理主要是激光照射皮肤，黑色素、文身色素等骤然受热，色素颗粒发生瞬间爆破，大部分的色素颗粒碎屑被巨噬细胞吞噬，经淋巴系统代谢排出体外；部分色素可以随炎症反应向表皮移行至体表被清除。激光治疗色素性疾病实现选择性光热解作用的必要条件是：波长（尽量与目标靶色基的吸收峰匹配、其他色基的竞争性吸收尽可能少，且有足够的穿透深度）、脉宽（符合靶组织的热弛豫时间，表 9-1）和能量。

表 9-1　不同组织的热弛豫时间

色素基团	直径	热弛豫时间	常见激光脉冲宽度
文身墨水颗粒	0.1μm	10 纳秒	10 纳秒
黑素小体	0.5μm	250 纳秒	10~100 纳秒
鲜红斑痣血管	30~100μm	1~10 毫秒	0.4~20 毫秒
终毛毛囊	300μm	100 毫秒	3~100 毫秒
颧部静脉	1mm	1 秒	0.1 秒

临床上对于治疗色素性病变而言，Q 开关激光治疗是几乎无创和高效的治疗方法之一，优点在于：几乎不出血、没有瘢痕、快速无痛、通常无需麻醉、无需停工时间、满意度高等。Q 开关激光治疗的临床终点为即刻反应——霜白反应（色素颗粒短时间吸收大量光能而产生爆破作用形成微小气泡）。

举例而言：调 Q Nd：YAG 激光，1064nm 波长的激光脉冲能量大，不易被水和血红蛋白吸收，故穿透组织较深，适用于深蓝及黑色文身和真皮色素病变。皮肤组织对 532nm 波长的激光的散射较强，照射在皮肤上的 532nm 波长的激光能量被局限在皮肤表皮层，适用于红色文身和浅表色素病变。对于黑色素而言，黑色素的吸收率随着波长的增加而降低，波长越长，黑色素吸收越少（表 9-2）。换句话说，对于黑色素的吸收值越高，激光作用就越明显（实践证明，在考虑血红蛋白对于不同波长激光竞争性吸收的影响下，694nm 波长的红宝石激光使用较低的能量就能达到显著的治疗效果，在此波长下，黑色素吸收最高，竞争性吸收最少，可以充分作用于目标靶色素组织，穿透到真皮层，理论上是最为理想的色素治疗波长）。

表 9-2　对于不同波长激光黑色素的吸收系数

	532nm	694nm	755nm	1 064nm
黑色素吸收系数	35	16	10	2.2

Q 开关激光的光斑模式包含高斯光斑和平帽光斑,其光斑模式决定了治疗效果、副作用风险及术后恢复时间。一般而言,传统的 Q 开关激光和其他红宝石激光的普通光斑都存在中心热点、能量不均及副作用风险高等不良影响。随着技术的发展,目前也出现了诸如微透镜阵列平帽式光斑等光斑技术,可以在一定程度上降低疼痛感及副作用,并且几乎无出血,恢复期也较短,可以达到相对均匀的治疗效果。

除了较为常见的老年斑、太田痣、褐青色痣及外源性色素性疾病外,对于一些疑难的色素性疾病诸如黄褐斑、咖啡斑等,红宝石激光也有较好的治疗效果。以黄褐斑为例:黄褐斑是较为常见的后天性色素良性疾病,主要表现为面部对称性色素沉着,常发生在生育年龄和肤色较深的女性,对患者的生活质量有较为显著的负面影响。对组织病理学而言,黄褐斑的色素沉着主要发生在基底层和基底层上部,真皮中上部可见噬黑素细胞,浅层可见毛细血管扩张。其发生主要与黑素细胞活性增加、色素生成增多、血管扩张、血液淤积、皮肤屏障功能受损等相关。在光电治疗黄褐斑时,首先激光能量不能太低,过低会导致治疗无效,其次不能过大,过大会导致色素颗粒破坏、黑素细胞受到刺激或破坏从而导致色斑加重、色素减退或者色素脱失。而长期高频治疗也会导致皮肤屏障功能的破坏,从而导致敏感肌肤综合征的发生。所以,治疗黄褐斑,激光能量需要恰到好处,从而达到破坏色素颗粒而同时黑素细胞又不会受到太大的刺激的效果。目前 Q 开关红宝石点阵激光治疗黄褐斑的可能机制包含 2 个关键词,即局灶性光热解及点阵激光(扫描器式、掩模式、微透镜阵列式),由于黄褐斑的色素细胞功能活跃,为了最大程度减少激光对于基底层黑素细胞的刺激,避免黄褐斑加重,在能量选择上只针对色素细胞内的色素颗粒进行选择性光爆破,而尽量避免或者减少对于色素细胞的激活。对色素颗粒的多次光爆破可以使色素颗粒更加微小化,更加有利于被吞噬排出。同时,通过小剂量多次光调作用使色素细胞轴突变短,黑素传输受阻(Toning 效应)。临床治疗上,点阵模式 694nm 波长的红宝石激光可用于黄褐斑的治疗,其作用区均匀分散,激光能量被黑素小体充分吸收,温和高效地破坏黑素颗粒,最大程度地避免对黑素细胞产生激惹反应,并且术后炎症反应轻、恢复期短、缓解期长。

除黄褐斑外,炎症后色素沉着(post-inflammatory hyperpigmentation,PIH)也可以采取光电治疗的手段。PIH 的色素沉着发生率与损伤程度相关,还取决于炎症程度及持续时间。如今,光电治疗后的色素沉着问题也越来越常见。而一些精准的 694nm 波长的激光可相对温地治疗 PIH,当然也可以通过在皮损区导入一些具有脱色作用的药物,待其自然消退。使用红宝石点阵激光治疗外伤或炎症后色素沉着时,首先要判断色素沉着是否稳定,皮肤屏障是否完整,有没有炎症反应等。用红宝石点阵激光治疗头,需要选择保守能量($2.5J/cm^2$),刷照 1 次,光斑避免重叠,激光术后可以结合左旋 VC、口服氨甲环酸等药物配合治疗。

总结而言,色素增加性皮肤问题可以首选 694nm 波长的红宝石点阵激光技术,此波长黑色素吸收峰高,血红蛋白竞争性吸收少,穿透可达真皮层,再联合合适的光斑模式可取得理想的治疗效果。当然,也要牢记以下会对激光美容疗效产生影响的一些因素:患者的个体差异、治疗操作的技巧、特定波长的激光器选择、激光器的治疗模式、术前对求美者基本情况和诉讼要求的掌握及与激光治疗配套的皮肤修护方案等。

皮肤变美,不争"朝夕",贵在"持久"。

二、最新无痛强脉冲光技术解析与应用

专家简介

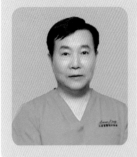

赵小忠　教授

- 北京小忠丽格医疗美容门诊部院长
- 中国整形美容协会理事
- 微创与皮肤整形美容分会副会长

[专家观点]

强脉冲光技术自 2000 年引进国内后,成为应用最广泛的光治疗技术之一。在全球范围内,强脉冲光技术也是患者例数最多、患者接受程度最高的医疗美容项目。本文就强脉冲光技术近年来的进展作简单综述。

强脉冲光(intense pulsed light, IPL),又称光子,其光源是惰性气体(通常为氙气)闪光灯,经过聚焦和滤过后形成的一种以脉冲形式发射出来的高强度宽谱光(broad band light, BB 光),发射的强光经过聚光和初步过滤,最后形成的 IPL 波长一般在 400~1 200nm。属于非激光光源,有多色性、非相干性和非平行性。1995 年,强脉冲光发明之初是为了解决皮肤血管病,结果却意外地发现了光子的皮肤年轻化(嫩肤)作用,因此从 1997 年起强脉冲光的美容设备应运而生。

强脉冲光的作用原理是通过生物刺激效应和光热解原理作用于皮肤,使组织发生改变,进而改善皮肤质量。国内有人将强脉冲技术对皮肤的作用称为"光子嫩肤",并且将其分为 Ⅰ 类嫩肤和 Ⅱ 类嫩肤。Ⅰ 类嫩肤是指:基于选择性光热解原理,即病变组织内的色素团含量远远多于正常皮肤组织,其在吸收光之后产生升温,从而使色素团的温度高于正常皮肤组织,利用它们的温差使目标靶组织破裂分解,而不损伤正常组织,进而达到去黑(治疗色素)、去红(血管治疗)的"嫩肤"作用。另外,强脉冲光对组织的光调作用所产生的光热作用,可带来一系列的生物刺激作用,如增强血管功能、使循环改善、改善组织的免疫调控机制,甚至抗衰基因的表达,从而达到皮肤年轻化的效果。Ⅱ 类嫩肤是指:皮肤组织和其中的水分吸收强脉冲光的能量而产热,使真皮层的胶原纤维和弹力纤维发生可逆的变性,从而调动组织的创伤修复机制,产生新的胶原纤维和弹力纤维,达到皮肤紧致、减少皱纹、缩小毛孔的"嫩肤"效果。

强脉冲光的脉冲技术经历了从子脉冲能量和脉宽的不均匀到优化脉冲技术(optimal pulse technology, OPT)的转变,其技术特点是保留"平波"优势,即每个脉冲的能量是相同的,安全有效,每个子脉冲的能量均等分布。每个子脉冲独立可调的升级版 OPT(advanced

OPT），能更好地针对不同肤色的患者，在皮损颜色、厚度、深度有差异的情况下，给予个性化治疗。AOPT 技术保留了 OPT 技术的全部优势并进行了升级，通过定制化脉冲调节使得每一个子脉冲的波宽、脉冲延迟、能量密度都可以不均等分布，一共可实现 $29 \times 26 \times 3 = 2\,262$ 种治疗方案。同时这也对临床医师提出了更高的要求，只有对每一种脉冲的特点有清晰的认识，才能根据患者的特点设置出更好的参数。APT 自动脉冲技术方面，序列脉冲中含有子脉冲个数越多，升温越稳定，治疗越安全。

特制的 DPL 导光晶体解决了强脉冲光波长太宽的问题，仅允许 550~650nm 的波段通过，同时使该波段获得最高的能量输出，所需要的能量从传统 IPL 光子的 30J 降到 15J，从而使黑色素的吸收强度提高，有效能量聚焦，总治疗能量更低，风险更低。

强脉冲光源方面，通常的卤素灯或氙灯较弱（波长达 1 200nm），而钨灯作为光源可以获得更长的波长（可达 1 800nm），可用于 II 类嫩肤。

除此之外，滤光片方面也取得了一定进展：①目前，多数设备将单一波长范围的手具改进为可更换滤光片的手具。②滤光片的波长范围也有很多优化，比如，将波长范围远端限制在 950nm 以内，以减少水吸收、减轻疼痛。

超膜双波截取技术被应用于痤疮治疗中，痤疮滤光片的波长范围选择在 400~600nm 和 800~1 200nm，这是因为痤疮丙酸杆菌在新陈代谢的过程中会产生内源性卟啉。双波滤光片更适合治疗炎性痤疮，400~600nm 的波段内卟啉易产生可以杀灭痤疮丙酸杆菌的单线态氧，减少浅层炎症，800~1 200nm 的波段光穿透更深，可达皮脂腺，皮脂腺收缩可缩小细菌繁殖所需的厌氧环境。

此外，超膜双波截取技术在血管治疗中的应用是利用了血红蛋白的吸收原理，血红蛋白吸收特定波长的能量，含氧血红蛋白（HbO_2）和去氧血红蛋白（Hb）在光热作用下最终的转化形式是高铁血红蛋白（MetHb）。治疗时的主要靶色基是 HbO_2，第二靶色基是 Hb，在光热作用下转化为 MetHb 才能达到血管闭塞的效果。血管滤光片的波长为 530~650nm 和 900~1 200nm，专为毛细血管扩张设计。短波长瞄准表浅的血管病变，靶组织为氧和血红蛋白，长波长的靶组织同样为氧和血红蛋白，瞄准较深的血管病变。过滤掉 650~900nm 波段使得靶色基对光的吸收更集中、更有效。

超光子嫩肤采用"高频累计"模式代替"瞬时尖峰"模式，减轻患者的疼痛。输出有效能量最低至 $1J/cm^2$，单发刺激小。发射频率从 1/3~2/3Hz 提升到 3Hz，是传统的 4.5~9.0 倍，全脸脉冲数 700 发，累计总能量 ≈6.3kJV，累计加热技术给患者带来无痛、舒适、有效的治疗体验。NIR 红外光波改变了光源，其光谱始于可见光的末端 780nm，止于近红外端 1 800nm，波长范围较长，波峰集中在 1 300nm，在皮肤中的穿透深度较深，可穿透真皮浅层到中层，光斑面积为 $6.4cm^2$，适合面部紧肤操作，治疗快速，高输出功率适用于皮肤收紧及提亮肤色。

BB 光的全新子脉冲光技术实现了总能量可调、总脉宽可调（最长可至 500~1 000ms），由一系列经过精细计算的子脉冲串组合而成。每一个子脉冲能量和脉冲间隔可能不同，我们只需输入波长范围和能量，系统就可根据治疗应用、滤波片、总脉宽、总能量等自行计算并自动分配子脉冲的个数、子脉宽、子脉宽延时参数，省去医师的摸索时间，可直接进行临床治疗。BB 光治疗的长期跟踪研究结论显示，保持每年 1~2 次定期的 BB 光治疗，可明显延缓皮肤衰老，且效果非常自然。

CC 光智能子脉冲技术实现了无痛嫩肤，操作更加安全，解决的问题也更多，它可以消除或减淡皮肤色素问题、增强皮肤弹性、消除细小皱纹、改善面部毛细血管扩张、改善面部毛孔粗大和皮肤粗糙问题、治疗痤疮、脱毛。在相同的能量密度下，CC 光独有的智能子脉冲技术所产生的峰值功率，是目前其他强脉冲光能量密度的 4~6 倍。使用相同的峰值功率，CC 光所用的能量密度要低得多，具有低起效能量的特征。

SWT 双滤光谱技术（selective wavelength technology）的优点为：①主动滤除皮肤中强烈的加热波段，精准加热"红黑"目标，无多余热量产生、避免热损伤，故无需被动式贴皮冷却；②无被动式贴皮冷却，就没有巨大温差带来的能量损耗，光能更精准集中在病灶；③在血管治疗中，由于不会因为接触式冷却造成毛细血管收缩、靶目标减少，因此治疗更加高效。

总之，强脉冲这些年在技术方面虽然没有突破性进展，但不断有小的改进。需要强调的是，它始终不能和我们的激光相比，其针对性和精准性不如激光那么强。作为医疗美容设备，它已经在各大医疗美容机构普及成为了必备设备之一。笔者个人认为它还是很有前途的，值得大家关注。

专家讨论

一、应用新型激光技术注意事项

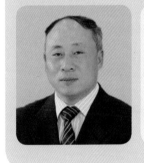

专家简介

卢　忠　教授

- 复旦大学附属华山医院皮肤科激光治疗中心主任
- 中国医师协会美容与整形医师分会激光亚专业委员会主任委员
- 中华医学会医学美学与美容学分会激光美容学组副组长

[专家观点]

（一）红宝石激光

1. **红宝石激光的优点**　红宝石激光在黑色素的吸收量较多，且中国人群多为Ⅲ型和Ⅳ型皮肤光型，能很好地耐受该激光，其对于表皮和真皮的色素增生性疾病都有很好的效果。在临床上，一些难治性的或顽固的表皮色素增生性疾病（如雀斑），用红宝石激光能够很好地去除。对于一些疑难的表皮色素增生性疾病（如 Becker 痣、雀斑样痣），也有相对好的效果。

2. **如何降低红宝石激光的不良反应**　许多医师在使用红宝石激光进行治疗的过程中会担心色素沉着或色素减退的发生，这种情况在各种波长的激光治疗时均可能出现。减少不良反应至关重要的就是对于参数的把握，有以下两个要点。第一个要点是光斑尽量与皮损匹配，激光的光束要尽可能照射到皮损上；第二个要点是选择合适的能量密度，即能使皮损在治疗后出现典型灰白斑反应，同时周围皮肤基本没有反应的能量密度。做到上述两点，红宝石激光的不良反应就会大大减低。术后及时予以冷却,嘱患者注意防晒、保湿,不良反应会进一步降低。

3. 激光光电治疗黄褐斑的要点　黄褐斑的治疗应该是综合性的。如果选择使用红宝石激光治疗,则需要使用点阵、大光斑模式。激光光电治疗黄褐斑有以下三个要点:①治疗必须要温和,这样治疗后可以基本不结痂,只有红斑,而且能很快消退;②两次治疗之间必须间隔1个月甚至更长时间;③治疗次数有限。把握好这三点,黄褐斑大部分会减轻,基本不会出现色素减退等不良反应。需要注意的是,激光光电到目前为止还不能作为黄褐斑的维持治疗手段。因此,对于黄褐斑的激光光电治疗应联合药物等其他治疗手段,待皮损颜色减淡后,再利用其他手段维持。维持手段应尽量简便、温和。

（二）强脉冲光

1. 强脉冲光的优点　强脉冲光是祛黑治疗的中流砥柱,其安全性和临床效果得到了越来越多的接受和认可,这些接受和认可不仅来自临床医师,也来自患者和求美者。强脉冲光的优点主要是广谱而温和,能满足现代快节奏、工作繁忙、没有假期状态下的治疗需求。只要把握好治疗间隔,不要过于频繁,强脉冲光可以作为长期维持治疗的手段来维持美容效果,也不会引起明显的不良反应。

2. 强脉冲光的不良反应及预防措施　任何一种治疗手段,都会有发生不良反应的可能。在强脉冲光的治疗过程中也会出现水疱,色素沉着、色素减退;破坏皮肤屏障功能,出现所谓皮肤敏感症状这些不良反应。这些不良反应,很多是可以避免的,具体预防措施如下:①治疗前需掌握适应证和禁忌证,当皮肤状态不佳或屏障功能受损时,应暂缓治疗;②治疗期间应不断询问患者感受,因为疼痛反应在强脉冲光治疗过程中是非常重要的指标,及时根据患者的感受进行调整,很多水疱是完全可以避免的。

3. 强脉冲光治疗误区　现在一些网站上强调,强脉冲光要来回扫两个回合甚至三个回合进行全面部治疗,这一点实际上是非常不可取的。无论能量多低,全面部多回合治疗都大大增加了皮肤损伤和不良反应的发生风险。因此,强脉冲光的治疗应尽量立足于一个回合,在能量合理的基础上,尽可能一个回合达到目的,对于重点区域、重点皮损,在患者能够接受的前提下,进行有重点的第二回合治疗,这样才能保证治疗效果最大化和不良反应最小化。

二、新型激光在色素性疾病中的应用

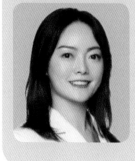

专家简介

陈　瑾　教授

- 重庆医科大学附属第一医院皮肤科
- 中华预防医学会皮肤病与性病预防与控制专业委员会副主任委员
- 中华医学医学美学与美容学分会青年委员

[专家观点]

色素性疾病是重庆医科大学激光美容中心最常见的疾病种类,超过一半的患者的治疗需求是解决色素性疾病。色素性疾病除了患者数量多这一特点外,疾病本身也非常复杂。色素性疾病的治疗难度非常大,可能是表皮型、真皮型,也可能是混合型,可能是单一的疾病(如雀斑、脂溢性角化),也可能是多种疾病并存,甚至是色素性疾病与其他非色素性疾病(如皮肤敏感、红血丝)的混合存在,大大增加了治疗时机选择和方案制订的难度。

治疗色素性疾病的波长包括 1 064nm、532nm、694nm、755nm,模式包括点阵、剥脱、非剥脱,射频等。此外,中胚层疗法、化学剥脱对色素性疾病都有治疗作用。其中 694nm 波长激光的优点主要是色素的吸收率高,仅次于 532nm 波长的激光;血红蛋白的吸收率最小,非常安全;治疗层次较深,能到达真皮层。694nm 波长的点阵激光不仅有 694nm 波长激光的优点,还兼具点阵模式的优点,如减少成片式激光对整个皮肤的损伤。在黄褐斑的治疗中,694nm 波长点阵激光得到了很多专家的认可。除了激光本身的治疗作用外,点阵模式打开了皮肤的通道,因此可以联合一些涂抹式药物,在点阵激光治疗之后共同治疗,开拓黄褐斑治疗思路。在应用 694nm 波长的点阵激光后利用无针水光导入维生素 C、氨甲环酸及玻尿酸等功效性产品,也可治疗黄褐斑。此外,694nm 波长的点阵激光也可以结合其他的光电项目进行联合治疗。

对于黄褐斑而言,由于其影响因素复杂,治疗起来非常困难,应纳入慢病管理的范畴。黄褐斑的治疗还应对日常生活护理进行干预。目前尚没有一种治疗方案得到了整个皮肤学界的全面肯定,仅有氨甲环酸的系统口服有一定的认可度,光电在黄褐斑的治疗中并不是业界首选的治疗方案,只能根据适当的时机选择适当的方案进行治疗。黄褐斑既有表皮屏障的损伤,也有基底膜带的损伤,在选择光电的时候需要考虑到激光治疗是否会加重屏障损害和炎症反应,从而导致黄褐斑的加重。因此,针对黄褐斑的治疗,应该将修复放在首位,结合激光、化学剥脱、中胚层美塑疗法、微针等多种方法,对黄褐斑进行综合治疗,防止反弹、避免加重。对于维持治疗,则应选择更温和的方式。就激光治疗而言,1 064nm 波长、大光斑、低能量是很多专家的共识;而针对皮肤屏障受损的病例,694nm 波长、大光斑、点阵模式配合导入功效性药物也是很好的思路。

强脉冲光的适应证非常广泛,在目前轻医美流行的整体态势下,强脉冲光是进行皮肤管理的优势工具,可以治疗色素性疾病(如雀斑、老年斑);可以提亮肤色、淡化炎症后色素沉着;还可以祛红,治疗面部炎症、血管扩张及血管性疾病。其他作用还包括面部年轻化、抗光老化、控油、脱毛。强脉冲光的安全性非常高,可以配合其他治疗。以痤疮为例,强脉冲光可作用于痤疮发病的多个环节,包含蓝光杀菌、红光抗炎,还能抑制皮脂腺分泌,从而实现控油作用。对于痤疮最难处理的红斑和炎症后色素沉着,强脉冲光也能进行后续的治疗。对于痤疮的维持治疗,强脉冲光也是很好的治疗手段。

三、新型光电技术在皮肤科的应用

专家简介

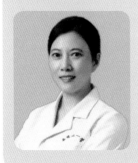

刘盛秀　教授

- 安徽医科大学第一附属医院皮肤科激光美容中心主任
- 中华医学会皮肤性病学分会美容激光学组委员
- 中华医学会医学美学与美容学分会激光美容学组委员

[**专家观点**]

1. 光电治疗皮肤疾病及其在医学美容领域的应用　仪器设备的参数是固定的,但对于操作者而言,对于参数、能量甚至适应证的选择因人而异,因此在治疗方面,临床操作经验显得尤为重要。以调 Q 激光为主的,如 Q-694nm、Q-755nm、Q-1064nm 等均是以光爆破为原理的激光,而这里所讨论的 Q-694nm 激光,对色素性疾病的治疗,与其他激光相比,在以下几个方面尤其突出了其优势:①对色素吸收能力更好,Q-694nm 激光对色素的吸收比 Q-1064nm 激光高 6~8 倍,比 Q-755nm 激光也要高 1.5 倍;②Q-694nm 激光对于色素吸收多,同时对血红蛋白吸收少,因此对周围组织的损伤小,出血、渗血的可能性则更小;③将平帽模式替代了高斯模式,使能量更均匀,减少不良反应的发生;④Q-694nm 红宝石激光采用的微透镜阵列技术,有助于色素性疾病治疗后的皮肤修复,即有利于皮肤屏障修复,使得其对于黄褐斑及炎症后色素沉着等疾病的治疗效果也不错。

2. 光子在皮肤美容领域的应用　光子在公立医院和私立美容机构中的应用可能侧重点不同。在公立医院皮肤科等以治疗疾病为主的医疗机构中,接诊的患者可能是患有某种皮肤疾病(如皮肤色素性、血管性、炎症后色素沉着等),早期更可能会选择单独使用去红、去黑激光,若效果不好时,会选择光子联合治疗;而在私立美容诊疗机构,接诊的患者可能并非以某种皮肤病为具体表现,更多的求美者可能有更高的要求(如实现面部年轻化),所以针对这类需求的人群,美容医师可能就会首选光子嫩肤。

从 1995 年到 2021 年,光子发展从第一代到如今的第五代,从过去的单脉冲到现在的多个可调能量的子脉冲,光子技术发展迅速,且应用也越来越广。在皮肤科,对于包括色素性、血管性、痤疮、玫瑰痤疮、脂溢性皮炎及黄褐斑等通过外用和/或内服药治疗效果都不佳的疾病,后期修复会选择光子治疗。光子具备选择性波段,从 400~1 200nm 有多个滤波片,不同的滤波片意味着光子作用模式和适应证不同。对于笔者所在科常用的 CC 光的临床应用,个人有以下几点体会:①选择性强,针对痤疮治疗而言,400~600nm 波长可以杀灭痤疮杆菌,而 800~1 200nm 波长有助于减少厌氧环境,CC 光包含的 420nm、560nm 和 590nm 波长可以治疗痤疮,尤其是对于炎症后毛细血管扩张或者是红色痘印都有很好的反馈;②针对面部肤质不均匀或者色素性疾病时也会选择光子，另外，其温度从10℃到25℃可调，因此可以结合治疗靶目标和患者的耐受力进行温控处理，可以在一定程度上减轻患者的疼痛感且又不影响治疗疗效；③治疗手具光斑大，与传统的光子比较，可大大缩短操作时间，一般15分钟即可完成整张脸的治疗操作，对于操作者和求美者来说，选择CC光治疗的依从性会更好；④此外，CC光匹配了个性化小面积治疗头，可针对特殊部位进行个性化治疗，吻合度也更高，比如针对眼周黑眼圈或细小皱纹，鼻唇沟等局部的嫩肤，选择较小的操作头进行个性化治疗，有助于减少对皮肤的损伤。

四、如何获得更好的光电治疗效果

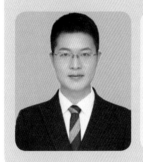

专家简介

盛宇俊　副教授

- 博鳌超级医院副院长
- 香港大学和伦敦国王学院访问学者
- 中华医学会皮肤性病学分会第十五届青年委员会委员

［专家观点］

1. **光电治疗的效果与个体差异有关**　肤色的深浅决定光电治疗所用能量大小，肤色深，则所需光电治疗的能量小，这样可以帮助减少光电治疗后的不良反应，因此光电治疗前的评估很重要。

2. **操作技巧的重要性**　每个操作者对于设备的熟悉程度不一样，对于波长和能量参数的选择就会不一样。在光电应用方面，临床实践尤为关键，需要积累大量的经验。

3. **提高对光电设备的掌控**　不同的光电设备都有各自的优势，需要加强对不同设备的理解，恰到好处地应用不同的设备，从而发挥各自的优势，更有利于提高疾病的治疗效果。例如，有学者针对调Q激光和皮秒激光对色素性皮肤病治疗效果进行对比性研究，研究得出的结论是：两种类型的激光虽然脉宽差异很大，但最终疗效几乎没有显著差别。因此，并不是设备越好我们就可以获得更好的疗效，操作者的个人经验、对设备的把握和对临床问题的理解也尤为关键。

4. **对疾病的正确理解是基础**　作为一名皮肤科医师，在做光电治疗的时候不应该把自己当作一名操作技师，我们需要准确地把握疾病的病理特征，同时结合光电设备各自的特性，选择合适的设备和参数，从而可以达到事半功倍的效果。例如，在皮肤科色素性疾病中，黄褐斑的治疗往往非常棘手，有时候可能光电治疗后反黑更严重，因此我们需要将黄褐斑视为慢性病进行管理，为了达到理想的效果，应该采用综合性治疗而不能简单地使用光电治疗。我们在给予治疗方案前需要明确评估黄褐斑的临床类型是表皮型、真皮型、混合型还是不确定型。综合评估后再选择合适的设备及参数,并结合日常护理、防晒及药物治疗,从而达到相对理想的治疗效果。

5. 激光器的质量也是决定光电治疗效果的因素之一 巧妇难为无米之炊,再好的医师如果没有好的设备作为工具,也很难取得理想的治疗效果。对于激光设备,其设备的稳定性极为关键。如果是能量输出不稳定的设备仪器,不但会影响治疗的效果,同时还会增加临床不良反应的发生率。

6. 光电治疗中,医患沟通尤为重要 医师与患者及其家属之间的良好沟通,不仅能消除患者及其家属心中的焦虑和痛苦,而且可以体现"仁术"的本质要求。光电治疗一直以来都是很多求美者的首选,但临床上经常出现求美者对效果存在不切实际的预期,因此治疗前的医患沟通显得尤为重要,不仅有利于医师了解和诊断病情,同时可以减少医患之间的矛盾,使患者更加配合医师的操作并听从医嘱,这些都将直接和间接地影响治疗的效果。因此,做治疗之前需要充分交流,一方面,我们通过一些临床案例让患者了解可能的预期效果,另一方面,我们需要收集治疗前、后的数据资料(例如初诊和复诊 VISIA 的对比图)也可大大提高患者的依从性。

总之,千人千面,针对不同的患者,我们需要进行个体化评估,选择不同的治疗方案和治疗设备,光电治疗只是综合性治疗的一部分,很多疾病并不能简单地通过单一的激光设备来解决所有的问题。术后护理、医患沟通、提高临床技能、加深对疾病的理解和熟悉每种设备的特性等都将有助于提高疗效。

五、经验分享:新型激光的临床应用

专家简介

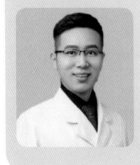

于瑞星 博士

- 中日友好医院皮肤科
- 中国医学装备协会皮肤病与皮肤美容分会委员及工作秘书
- 中国整形美容协会医疗美容继续教育分会委员

[专家观点]

1. 如何利用激光这个"武器"治疗色素性疾病 首先,最关键的是要诊断正确。在面对临床患者时要有一个清晰合理的认知,如了解色素性疾病其色素所在的皮肤层次、选择最佳类型的激光及对激光治疗的预后转归有一个正确预判等,这样可以减少医患纠纷。其次,要正确选择仪器。根据每家单位的机器,合理选择其适合治疗疾病的范围,对于一些色素性疾病不推荐的机器一定要避免,为患者选择联合治疗方案,让患者受益最大。最后,重视术后护理。其对于降低激光不良反应将发挥重要作用,比如严格防晒、术后冰敷、术后修复产品的使用等。此外,对于已经产生的色素沉着,给予患者合理的外用药如氨甲环素、氢醌等药物治疗,可快速减轻不良反应。

2. **强脉冲光在临床上的应用——基于中日友好医院的情况进行说明**　强脉冲光已经普遍用于临床,可以解决光老化、色素、血管等相关疾病问题。在中日友好医院,主要应用3台设备,分别是飞顿的辉煌360平台、Profile超级平台、M22超级平台。对于白癜风的患者,主要应用辉煌360平台中的UV波片进行治疗,其他光波片则很少应用,后来逐渐被BBL光和AOPT光代替。其中,BBL光的优势为无痛、全面部无死角治疗,更适合于对疼痛不耐受及长期维持治疗的患者;AOPT光的优势在于精准、可调的参数多,因此,临床医师在治疗血管及色素性疾病的时候,有很多治疗方案可供选择。此外,无论BBL光还是AOPT光,都有专门针对痤疮的波片,对于不愿通过药物治疗的痤疮患者可提供更多的可能性。

（汇编整理：李可可）

参 考 文 献

[1] 石婧.强脉冲光(IPL)在皮肤科临床的应用[J].中国保健营养,2013,23(08):1681.

[2] 王大光,朱文元.强脉冲光在皮肤美容中的应用[J].临床皮肤科杂志,2006(04):257-259.

[3] 顾伟康,任秋实,李万荣.强脉冲光光子美容技术的回顾与进展[J].激光生物学报,2004(06):455-460.

[4] 丁晓敏.点阵激光在皮肤美容中的应用[J].中国医疗美容,2014,4(06):73-74.

[5] 郑小帆.激光美容在皮肤科应用的研究进展[J].中国医疗美容,2016,6(06):87-91.

[6] 张璃,林孝华,唐东阳.红宝石点阵激光联合氨甲环酸治疗黄褐斑临床观察[J].中国皮肤性病学杂志,2012,26(12):1139-1141.

第十章

光动力治疗体系的创研和临床应用

背景概述

光动力疗法（photodynamic therapy，PDT）是一种基于光动力学效应的治疗方法，其原理是光敏剂通过外敷或静脉等途径富集于病变组织处并被病灶组织选择性吸收，在特定波长的光照射下发生光动力学反应，产生可杀灭病变组织的自由基（单线态氧及氧自由基），而正常组织细胞不受损伤。PDT已成为皮肤科临床重要的治疗方法之一，可应用于多种肿瘤及非肿瘤性皮肤病的治疗，尤其对于尖锐湿疣、扁平疣、中重度痤疮等非肿瘤性皮肤病的疗效肯定。

热点聚焦

- 光动力疗法的适应证与临床效果
- 光动力治疗策略的优化
- 光动力治疗的创新性研究与发展方向

论坛精粹

一、我国光动力药物临床研究之路

专家简介

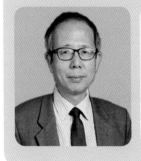

涂 平 教授

- 北京大学第一医院皮肤科副主任
- 中华医学会皮肤性病学分会皮肤组织病理学组副组长
- 中央保健局会诊专家

［专家观点］

PDT是一种联合光、光敏剂和组织中氧分子，通过光动力学反应选择性破坏病变组织以达到治疗目的的无创或微创的全新治疗技术。其中,光敏药物是 PDT 的核心物质。

近年来,5- 氨基酮戊酸光动力治疗(5-aminolevulinic acid photodynamic therapy, ALA-PDT)在皮肤科应用广泛且发展迅速。1990 年, ALA-PDT 被用于治疗光线性角化病(actinic keratosis, AK)和基底细胞癌(basal cell carcinoma, BCC);1997 年, ALA-PDT 被用于治疗尿道和外生殖器尖锐湿疣(condyloma acuminatum, CA);2000 年, FDA 批准 ALA-PDT 治疗 AK,随后欧洲批准其治疗鲍恩病、浅表型和结节型 BCC 等;2007 年,中国国家药品监督管理局(National Medical Products Administration, NMPA)批准 ALA-PDT 治疗 CA;2016 年,海姆泊芬作为中国 1.1 类新药,是全球首个被用于治疗鲜红斑痣的光动力药物。在 PubMed 数据库,通过检索检索词 "photodynamic[Title]",可检索到 15 736 条结果,其中仅 2020 年就有 1 555 条之多。2004—2019 年期间,在 *Photodiagnosis and Photodynamic Therapy*(*PDPDT*)上发表并被引用的前 50 名文章中,中国位居第三,有 6 篇文章入选。

1. **光动力疗法** PDT 已被应用于 CA、AK、BCC 等多种皮肤病的治疗中。我国和欧洲的光动力适应证指南如下。

(1)《中华医学会皮肤性病学分会光动力治疗研究中心指南》中的光动力治疗适应证见表 10-1。

表 10-1 《中华医学会皮肤性病学分会光动力治疗研究中心指南》光动力治疗适应证

适应证	证据级别 / 级
尖锐湿疣	I
光线性角化病	I
基底细胞癌	I
鲍恩病	I
中重度及重度痤疮	I
光老化	I
潜在临床应用:鲍恩样丘疹病、寻常疣、扁平疣、跖疣、部分细菌或真菌感染性皮肤病、角化棘皮瘤、凯拉增生性红斑(Queyrat's erythroplasia)、早期浅表鳞状细胞癌、佩吉特病、玫瑰痤疮、头部脓肿性穿掘性毛囊周围炎、化脓性汗腺炎、皮脂溢出、扁平苔藓、硬化性苔藓、光线性唇炎、真菌性皮肤病、结节性硬化症、疣状痣等	

(2)《欧洲皮肤病学论坛:局部光动力治疗指南》中的光动力治疗适应证见表 10-2。

表 10-2 《欧洲皮肤病学论坛:局部光动力治疗指南》中的光动力治疗适应证

适应证	推荐等级 / 级	证据级别 / 级
光线性角化病	A	I
鲍恩病	A	I
iSCC(原位鳞癌)	D	II
sBCC, nBCC	A	I
器官移植受者 NMSC	B	I
区域癌化	B	I

续表

适应证	推荐等级 / 级	证据级别 / 级
皮肤 T 细胞淋巴瘤	C	Ⅱ
痤疮	B	Ⅰ
难治性手足 / 生殖器疣	B	Ⅰ
皮肤利什曼病	B	Ⅰ
需要行光子嫩肤的情况	A	Ⅰ

2. 光动力药物　光动力药物作为 PDT 中的关键,正逐步发展、成熟。其中,北京大学第一医院(后简称北大医院)牵头完成盐酸氨酮戊酸、海姆泊芬两个光动力药物的上市临床研究。

(1)盐酸氨酮戊酸外用散(商品名:艾拉,上市时间:2007 年):在性活跃人群中,至少80% 感染过 1 种或多种 HPV,15% 为亚临床感染和潜伏感染,1% 具有 CA 的典型临床表现。尖锐湿疣的 3 种疾病形态为潜伏感染、亚临床感染、显性疣体,这 3 种形态必须同步治疗。《2014 年尖锐湿疣诊疗指南》中指出尖锐湿疣治疗原则:尽早去除疣体,尽可能消除疣体周围亚临床感染和潜伏感染减少复发。

北大医院牵头完成艾拉 Ⅱ 期、Ⅲ 期临床研究,Ⅲ 期临床研究是观察 ALA-PDT 治疗 CA 的安全性与疗效,采用随机、开放、对照的多中心临床研究方法,分为 ALA-PDT 治疗试验组和 CO_2 激光对照组,5 个中心共入组尖锐湿疣患者 453 例,442 例完成全部随访(试验组 331 例,对照组 111 例)。结果显示,ALA-PDT 治疗试验组与 CO_2 激光对照组疣体清除率无显著性差异,且 ALA-PDT 治疗试验组疣体复发率为 10.77%,显著低于 CO_2 激光组。

目前,应用艾拉光动力治疗尖锐湿疣已被写入多种指南共识与专业教材:《尖锐湿疣治疗专家共识(2017)》《尖锐湿疣诊疗指南(2014)》《欧洲皮肤病学论坛发布 2019《局部光动力疗法指南》《性传播疾病新进展》《皮肤性病学》第 8 版、第 9 版。此外,艾拉光动力治疗 CA 在指南中的地位很高:在中国《氨基酮戊酸光动力疗法皮肤科临床应用指南(2021 版)》中指出,CA 是目前我国 ALA-PDT 治疗的适应证,推荐等级 A 级,循证医学证据 Ⅰ 级。ALA-PDT 可作为腔道内 CA 的一线治疗方法清除腔道内病灶。2014 年的《尖锐湿疣诊疗指南》中将 PDT 作为推荐方案被纳入医院治疗。

光动力治疗 CA 的三大优势:第一,具有高清除率、低复发率的显著优势。在一项Ⅲ期、Ⅳ 期临床研究中,PDT 和激光的清除率分别为 98.42% 和 95.27%,复发率分别为 10.77% 和33.33%($P<0.000\ 1$);在一项 meta 分析中,PDT 和激光的复发率分别为 10.29% 和 42.67%。第二,PDT 创伤小,可作为腔道内 CA 的一线疗法。ALA-PDT 治疗腔道 CA 时对病灶周围组织的损伤小,避免了其他传统物理疗法可能导致的腔道穿孔、瘢痕和狭窄等副作用。此外,ALA-PDT 能治疗传统方法不易达到的腔道深部病灶,并对亚临床病灶和 HPV 潜伏感染有效,故复发率低。第三,光动力疗法具有"面清除"效果,特殊部位(如男性阴茎冠状沟、女性大小阴唇等)、地毯状或多发 CA 可直接采用光动力治疗,并且可靶向富集于临床病灶、亚临床病灶和潜伏感染的细胞。

光动力治疗 CA 的机制被陆续研究报道,如 ALA-PDT 可抑制 CA 病变部位的角质形成细胞增殖,并促进其凋亡。另有报道发现 ALA-PDT 可激活皮损局部细胞的免疫功能。

有关光动力治疗策略的优化是当前研究的热点。Shi H 等人的研究表明,可根据疣体大小采用不同的光动力治疗策略:<0.5cm 的疣体,可单纯应用 ALA-PDT 治疗;0.5~2.0cm 的疣体,可采用冷冻后即刻 ALA-PDT 治疗;2.0~4.0cm 的疣体,可采用其他物理治疗后再行 ALA-PDT 治疗。在疼痛控制、改善治疗体验方面,Shao 等人研究发现两步照光法控制疼痛的效果较冷敷法效果明显;Mchepange 等人发现,在治疗照光期间,两步照光法控制疼痛的效果较曲马多缓释片效果明显,但在照光即将结束和结束后 3 小时,曲马多缓释片的镇痛效果更明显。

除了治疗尖锐湿疣,艾拉光动力在皮肤科的应用领域可拓展到光子嫩肤、痤疮、光线性角化病、皮肤肿瘤及其他皮肤疾病(扁平疣、口腔黏膜疾病、头皮蜂窝织炎、化脓性汗腺炎等)。

(2)注射用海姆泊芬(商品名:复美达,上市时间:2018 年):鲜红斑痣(又称葡萄酒色斑,portwine stain,PWS)在新生儿中的发病率为 3‰~5‰,其中 80% 以上生长在面颈部,严重影响患者的容貌及身心健康。然而目前全球没有一个针对 PWS 的治疗药物。对于这项世界性治疗难题,激光是目前主流治疗方法,但其治愈率不足 10%,仍不理想。

海姆泊芬是由上海复旦张江生物医药股份有限公司研发的用于光动力治疗 PWS 的新药,该药的临床研究由北大医院牵头完成。Ⅰ期临床研究(2006 年)研究海姆泊芬在中国人体的耐受性及药代动力学特点;Ⅱ期临床研究(2006—2008 年)观察不同给药剂量、光照剂量的海姆泊芬光动力治疗鲜红斑痣的有效性与安全性;Ⅲ期临床研究(2008—2010 年)评价海姆泊芬光动力治疗鲜红斑痣的有效性与安全性。

海姆泊芬Ⅲ期临床研究为一项随机、双盲、安慰剂对照试验,旨在验证应用优化方案(5mg/kg 海姆泊芬和能量密度为 96~120J/cm^2 的 532nm 连续激光照射)进行海姆泊芬光动力(hemoporfin-PDT)治疗 PWS 患者的临床疗效和安全性。该试验共纳入 440 例患者,按 3∶1 的比例随机分入 hemoporfin-PDT 组和安慰剂 -PDT 组。结果显示,hemoporfin-PDT 组疗效明显优于安慰剂 -PDT 组,且 2 次海姆泊芬治疗的疗效优于 1 次治疗的疗效,总有效率达 97.4%。在一项 82 例中国儿童鲜红斑痣的研究试验中,使用静脉注射 5mg/kg 海姆泊芬后进行 PDT 治疗,每 2 个月治疗一次,两次治疗后,结果显示:治愈 + 显效共计 70.73%。

复美达作为国家 1.1 类新药,是全球首个批准用于治疗鲜红斑痣的药物,全国共 50 家权威临床机构开展海姆泊芬光动力项目,上市后 3 年,全国有超过近万例鲜红斑痣患者接受了海姆泊芬光动力治疗,单次治疗有效率达到 90% 以上。其靶向治疗鲜红斑痣具有明显的优势:①起效快速,皮损均匀消退;②为血管内皮靶向治疗,减少治疗抵抗;③高度选择血管,避免瘢痕形成;④疗程结束后皮损持续改善,提高了痊愈机会。

我国对于光动力药物的研究及其对于多种疾病的临床应用已走在世界的前列。艾拉与复美达两款光动力药物的上市,为尖锐湿疣、鲜红斑痣患者的疾病治疗带来了更多的治疗选择与更有效的治疗方案。光动力疗法已经成为皮肤科的常规诊疗技术,已经在全国上千家临床单位开展,只要对于不同患者制订精准治疗方案,便可在临床上得到更加广泛的应用。药物研究将推动各疾病治疗指南共识的更新,期待有更多的光动力药物面世,为医师提供诊疗指导意见、为患者带来更好的治疗体验。

二、光动力治疗创研与临床应用

专家简介

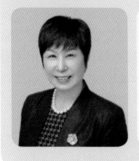

王秀丽　教授

- 同济大学医学院光医学研究所所长
- 复旦大学和慕尼黑大学双博士
- 中华医学会皮肤性病学分会光动力治疗研究中心首席专家

[专家观点]

ALA-PDT 是一种药械结合的新型治疗方法,1990 年国际首次采用 ALA-PDT 治疗皮肤癌,1996 年笔者团队在国内率先开展 ALA-PDT,并创新性将其应用于治疗尿道尖锐湿疣等良性增生性皮肤病。2007 年中国国家食品药品监督管理总局正式批准 ALA-PDT 治疗尖锐湿疣。

光敏剂、光源及氧是 PDT 的三大要素。在特定波长的激发光源照射下光敏剂被激活,吸收光能转化给周边氧分子,生成单态氧、氧自由基等活性氧物质,活性氧可直接杀伤病变细胞,激活免疫、抑制皮脂过度分泌,调节免疫与炎症反应,从而发挥治疗作用。作为中国皮肤科光动力的开拓团队,笔者团队早在 20 世纪 90 年代便开始牵头一系列系统性临床基础研究,探索国人 ALA-PDT 的最佳参数,规范、制定了我国 ALA-PDT 的临床标准,包括出版《氨基酮戊酸光动力疗法皮肤科临床应用指南》《光动力皮肤科实战口袋书》,先后举办国际光动力高峰论坛及国内学术会议、学习班,相关研究成果现已在全国 3 000 余家医院推广应用,造福 100 余万例次患者,极大地推动了我国 ALA-PDT 的发展。

ALA-PDT 治疗皮肤疾病,尤其是对于尖锐湿疣、皮肤肿瘤、中重度痤疮的疗效显著、安全性高、创伤小、可恢复组织原有结构和功能、可重复治疗、美容效果好,适合多发性或大面积皮损,在皮肤科领域得到了广泛应用。其中尖锐湿疣是我国在国际光动力领域独树一帜的代表性治疗疾病。1996 年,笔者团队在国际上率先采用 ALA-PDT 治疗尿道尖锐湿疣,取得满意的疗效,证明 ALA-PDT 治疗尖锐湿疣疗效显著、安全性高、复发率低,解决了尿道尖锐湿疣治疗的难题,2004 年在 *British Journal of Dermatology* 首次进行全面、系统报道,得到国际学界的认可与关注,先后被《欧洲光动力治疗指南》及《尖锐湿疣诊疗指南》等权威指南所认可。基于此开拓性研究成果,我国国产光敏剂 ALA 确立尖锐湿疣为适应证,并获批上市,进而我国涌现了大量 ALA-PDT 治疗尖锐湿疣领域的研究成果及报道,引领了国际光动力治疗尖锐湿疣的发展潮流。

除尖锐湿疣外,皮肤肿瘤是我国 ALA-PDT 的第二大适应证。中国步入老龄化社会,皮肤肿瘤的发病率逐年升高。皮肤肿瘤好发于头面部、生殖器等特殊部位,手术治疗不但影响美观,还会损害这些部位的特殊功能,严重影响患者的生活质量。笔者团队在国内率先开展 ALA-PDT 治疗皮肤肿瘤的基础与临床研究,证实其疗效显著、创伤小、美容效果好,尤其是治疗老年人头面部、大面积、多发光线性角化病,具有其他方法无法比拟的独特优势。此外,我们牵头优化、制定了中国人 ALA-PDT 用药浓度、敷药和光照时间的"中国标准",创新性采用梅花针叩刺作为预处理,显著提高了 ALA-PDT 的疗效,促使其成为临床治疗浅表型基底细胞癌、原位鳞癌的有效手段,也可作为姑息治疗以提高晚期鳞癌患者的生活质量。为揭示机制,本课题组率先构建了紫外线诱导成瘤 SKH-1 小鼠皮肤鳞癌模型,研究发现 ALA-PDT 可诱导肿瘤细胞发生"免疫原性细胞死亡",促进肿瘤细胞释放损伤相关分子模式等肿瘤相关抗原诱导树突细胞成熟,促进大量 CD4$^+$T 细胞、CD8$^+$T 细胞在肿瘤组织内聚集,发挥抗肿瘤免疫作用。相关研究成果荣获 2020 年"中国康复医学会科学技术奖"一等奖。

痤疮是 ALA-PDT 的新兴临床应用。本团队 2005 年在国内率先开展应用 ALA-PDT 治疗中重度痤疮,率先证实 ALA-PDT 治疗中重度痤疮起效快,疗效与安全性明显优于传统一线药物异维 A 酸,并验证 ALA 通过皮脂腺导管进入毛囊皮脂腺单元而发挥作用的假说,揭示了光动力治疗中重度痤疮的作用机制。但传统 ALA-PDT 参数治疗痤疮局部不良反应较大,2009 年笔者团队最早在《中华皮肤科杂志》发表论著《5-氨基酮戊酸光动力疗法治疗寻常痤疮临床应用研究》,在国际上革命性地提出 ALA-PDT 治疗中重度痤疮的最佳参数不同于肿瘤及尖锐湿疣,治疗参数应调整为"低 ALA 浓度""短敷药时间"及"低照光能量",并于 2015 年牵头制定《氨基酮戊酸光动力治疗临床应用专家共识》,正式提出"首次短时间、低能量、逐渐递增"的痤疮治疗原则,创立 ALA-PDT 治疗中重度痤疮新体系。相关研究成果在 2016 年被 JAAD 痤疮管理指南所引用。

专家讨论

一、光动力治疗体系的创新研究和临床应用问题之我见

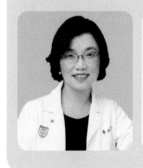

专家简介

项蕾红　教授

● 复旦大学附属华山医院皮肤科主任
● 复旦大学皮肤病学研究所常务副所长
● 中国医师协会皮肤科医师分会副会长

[专家观点]

复旦大学附属华山医院(后简称华山医院)从 2007 年开始了光动力治疗的临床试验,

在此过程中,临床医师亲自参与新药的研发过程,深刻体会到药物使用的便利性在临床中的重要性。

国内外光动力技术所应用的疾病侧重点不尽相同。中国更多应用于痤疮方面而国外的光动力首先应用于光线性角化病(actinic keratosis)。国内患者痤疮的发病率较欧美更高,而光线性角化病恰好相反。目前,治疗痤疮的药物包括有米诺环素、异维 A 酸,但是这些药物需经过肝脏代谢,而痤疮又是青少年的好发疾病,家长担心使用这些药物会影响孩子的肝脏功能,还有一些患者比较拒绝使用药物治疗。在此种情况下,PDT 对重度痤疮患者提供了非常好的治疗方法。

华山医院应用光动力治疗的第一例患者是一位囊肿结节的重度痤疮患者。他在外地多家医院就诊但并没有得到很好地治疗,外科建议切除,但是由于囊肿在鼻中部,切完后瘢痕会很明显,于是华山医院皮肤科准备使用光动力治疗。经过两个疗程,皮损结节完全消退且没有留下明显瘢痕,这让大家对 PDT 更加感兴趣,随后开展单中心和多中心临床研究:使用红蓝光照射和红蓝光加上光敏剂做半脸对照研究,随后改变浓度,比较不同浓度的效果:15%、10%、5%、3%。经过一系列研究,在 2011 年的指南中,我们推荐大家使用 5% 的艾拉光敏剂,可以达到治疗且耐受的目的。由于痤疮容易复发,所以在随访的过程中复发率是衡量治疗效果的重要指标。光动力治疗后患者的复发率很低,疗效可以和异维 A 酸相媲美。除此之外,通过研究光动力的治疗机制,发现皮脂腺的代谢周期要比皮肤代谢周期来得快。皮脂腺是外分泌腺,从最初到成熟是 14 天,皮肤表皮代谢周期是 28 天,所以皮脂腺可以吸收更多的光敏剂即吸收更多的能量,达到缩小皮脂腺、使皮脂分泌减少的目的。同时,痤疮丙酸杆菌可以产生内源性光敏剂,也可以吸收红蓝光能量。这两方面因素使得光动力对痤疮炎症的控制起到非常好的作用。同时,又能使皮质分泌旺盛过多的情况得到很好的改善,让皮脂腺功能恢复到平衡状态。

对于光动力治疗痤疮,未来还有很多地方值得探索,希望通过本书的出版,给全国的皮肤科医师提供一些思路和想法。

二、光动力技术在临床治疗多种疾病的心得

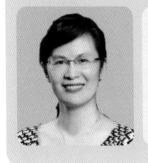

专家简介

陈　崑　教授

- 中国医学科学院皮肤病研究所理疗科主任
- 中国医师协会皮肤科医师分会皮肤激光亚专业委员会委员
- 中国抗癌协会肿瘤光动力治疗专业委员会委员

［专家观点］

PDT 是利用光动力学反应进行疾病诊治的新型物理治疗方法,目前已被广泛地应用于治疗尖锐湿疣、光线性角化病、皮肤肿瘤、痤疮等疾病。下面笔者将就笔者所在科室开展光动力技术在临床治疗多种皮肤疾病的经历谈一谈自己的心得体会。

1. **尖锐湿疣**　早在 2004 年,在顾恒教授的带领下,笔者团队参加了艾拉上市前的临床研究,本中心的临床研究结果显示,与激光组相比,光动力治疗组可有效清除外阴及尿道口疣体,6.3% 的复发率也远低于激光组 13.9% 的复发率;且欣喜地发现光动力治疗组的不良反应发生率很低,仅表现为照光部位轻度烧灼感或疼痛感,未出现尿道口狭窄、瘢痕等既往物理疗法常见的不良反应,提示 ALA-PDT 治疗尖锐湿疣疗效好、复发率低、安全性高。随后,于 2008 年,笔者团队开展了 "5- 氨基酮戊酸光动力疗法联合 CO_2 激光降低尖锐湿疣复发" 的全国多中心的 RCT 研究。相关的研究成果显示:6 个月随访结束时,ALA-PDT 联合 CO_2 激光治疗组的复发率 9.78%,远低于单独 CO_2 激光组的复发率(36.25%)。联合疗法既可充分利用 CO_2 激光快速清除疣体的特点,又可发挥 ALA-PDT 清除亚临床病灶和潜伏感染的优势,极大地降低了尖锐湿疣的临床复发率,是临床控制尖锐湿疣复发的一种有效方法。2013 年,笔者团队又开展了 "20% 氨基酮戊酸光动力治疗外阴尖锐湿疣量效关系" 的全国多中心 RCT 研究,结果发现:固定敷药面积时,外用 0.50ml 20% ALA-PDT 疗法治疗外阴尖锐湿疣的疗效优于 0.25ml 20% ALA-PDT 疗法,随访 6 个月的复发率可由半量组的 35.71% 降低至全量组的 9.09%,提示光动力治疗中量效关系的重要性。总之,ALA-PDT 治疗尖锐湿疣的建议如下:对于泛发且体积较小的疣体及腔道内尖锐湿疣首选 ALA-PDT;对于非特殊部位、非多发、直径 >0.5cm 或角化增厚的疣体先予以物理治疗快速去除肉眼可见的疣体,随后行 ALA-PDT 降低复发率。

2. **光线性角化病及皮肤肿瘤**　光线性角化病及皮肤肿瘤是欧美国家光动力治疗的主要适应证,近年来逐渐在我国推广。为了取得较好的疗效,笔者的体会是光动力治疗前的预处理非常重要,常见的预处理方案包括:通过药物封包、利用刮匙等去除皮损表面的痂皮及过度再生的表层皮损;通过梅花针、点阵激光等增加 ALA 的透皮吸收等。

3. **痤疮**　ALA-PDT 适用于中重度及重度痤疮,可与泰尔丝等传统药物联合使用。对于不能耐受或不愿接受传统系统性药物治疗的患者,临床单独使用 ALA-PDT,通常也可取得令人满意的疗效。基于痤疮患者大部分为青年人,其对美容的要求更高,为了降低 ALA-PDT 治疗后面部色素沉着等不良反应的发生率,我们一方面要在保证疗效的情况下,推广个体化治疗,根据个体治疗后的反应适时调整敷药浓度、时间及照射能量;另一方面要加强患者健康教育,强调治疗后防晒、保湿等措施的重要性。

4. **其他**　除了上述疾病外,我们团队还尝试治疗了面部泛发性扁平疣、鲍恩样丘疹病、玫瑰痤疮、头部脓肿性穿掘性毛囊周围炎、凯拉增生性红斑(Queyrat's erythroplasia)、硬化性苔藓等,均取得了不同程度的临床疗效。

相信随着对光动力技术的不断深入研究,其在皮肤科领域的应用范围会越来越广泛,将有望成为皮肤科医师治疗部分难治性皮肤疾病的重要方案之一。

三、如何开展临床光动力治疗

专家简介

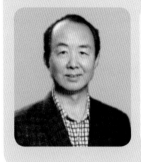

邹先彪　教授

- 深圳大学附属华南医院皮肤科
- 中西医结合学会皮肤性病专业委员会常委兼皮肤影像学组组长
- 中华医学会皮肤性病学分会性病学组委员

[专家观点]

　　光动力治疗是一种药械结合的治疗手段,在皮肤科具有广泛的临床应用。在此,我就如何开展好光动力治疗谈一下自己的体会。

　　1. **光动力治疗团队的建设**　要在临床上开展好光动力治疗项目,仅安排 1 个医师或 1 个护士进行治疗操作是远远不够的,一定要有一个团结协作的完整团队,在这个团队中,要进行合理的分工,做到诊前评估、诊中治疗和诊后随访,形成一个有序的流程化的操作步骤。由于一种疗法的产生都是经历了基础研究、动物实验及Ⅰ～Ⅲ期临床试验的过程,其疗效通常得到了很好的验证,因此,我们在开展一种新疗法之前,应更多地关注新疗法的不良反应或副作用,拟定相应的预防和应对措施,做到心中有数、应对自如。同时,在评估光动力治疗的疗效时,可引入皮肤影像技术:如光动力治疗前、后用相机拍摄治疗部位照片,为疗效评估提供直观可靠的依据;如皮肤镜诊断可以分辨肉眼无法识别的微小尖锐湿疣,为光动力"面"治疗尖锐湿疣提供很强的实践依据。此外,皮肤镜也可以评估鲜红斑痣血管位置的深浅,为预测海姆泊芬光动力治疗的疗效提供可靠的分析数据。

　　2. **遵循循证医学原则**　光动力治疗皮肤病,通过较长时间的临床实践,积累了较强等级的循证医学证据。欧美国家皮肤科 ALA 光动力治疗疾病以 AK 为主,我们国家的皮肤科 ALA 光动力治疗疾病以尖锐湿疣为主。我们在临床实践中一定要遵循循证医学的原则,合理、科学地选择治疗尖锐湿疣的方法。光动力治疗在我国已被列入腔道尖锐湿疣的一线疗法,因为多数黏膜部位的尖锐湿疣散在、量多、个体小,很适合光动力治疗,治疗后不易形成瘢痕和狭窄;而对于非黏膜部位较大的、角化明显的病例,则需结合物理疗法先去除较大疣体后再行光动力治疗。海姆泊芬光动力治疗和 585nm/595nm 染料激光是目前鲜红斑痣最常用的两种治疗方法,现有的数据显示,前者近期和远期疗效均优于后者,在临床实践中,我们应科学地评估患者的病情以决定选择何种疗法抑或联合使用,以期达到最佳疗效。需要注意的是,在治疗中应强调个体化治疗,因为同一疗法在不同部位的疗效是不一样的,需要通过皮肤影像学手段预测或评估其疗效。

　　3. **加强医患沟通和交流**　常言道"念念如有临敌日,心心常似过桥时",这个"敌"就是医患的共同"敌人"——疾病,这个"桥"就是为医者要抱着一种审慎之心、仁爱之心去对待每一位患者,架起医患和谐交流的心桥。医务人员要通过耐心细致地讲解和沟通,去解决医患信息不对称所造成的不足,解除患者就医求治过程中的焦虑和紧张情绪,以便顺利完成光动力的诊疗过程。患者对治疗方法的高依从性对于提高疗效是大有裨益的。

通过强化团队建设、遵循循证医学原则和加强医患交流这三大步骤,建立一个完善的诊疗流程,科室的光动力治疗项目可科学有序地开展起来,以便医务人员为更多的患者解除病患之苦。

四、ALA 光动力治疗尖锐湿疣患者的综合管理

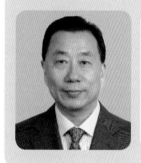

专家简介

郑占才　教授

- 中日友好医院皮肤科教研室主任
- 中华医学会皮肤性病学分会性病学组委员
- 中国医师协会皮肤科医师分会皮肤病理专业委员会委员

［专家观点］

ALA 光动力是临床治疗尖锐湿疣非常有效的手段之一,特别是对腔道内的尖锐湿疣,是首选的治疗方法。尖锐湿疣的治疗需要高度个性化,应该对患者进行综合性全程管理。

在进行光动力治疗之前,应全面了解患者的病情,包括病史、病程、治疗史、合并其他性传播疾病的情况、性伴侣感染情况、是否有全身疾病等,对肛周、外生殖器等好发部位进行全面检查,以免漏掉疣体。也不能只要看到疣体,不仔细询问病史和查体就进行治疗。首先,治疗前应做 HPV 筛查,明确患者感染的 HPV 类型。感染的 HPV 类型和治疗所需时间总体呈正相关。因此,HPV 筛查有助于判断治疗的难易程度,让患者对治疗需要的时间长短和过程有一个合理的、比较现实的预期。其次,对于女性患者,即使疣体只是位于外阴或肛周,也应同时做宫颈 HPV 筛查,如果有宫颈高危 HPV 感染,必须及时推荐患者到妇科进行宫颈细胞学筛查,这有助于及早发现宫颈高级别病变,甚至是宫颈癌。此外,需注意患者外阴局部环境因素和局部卫生状况对尖锐湿疣感染和复发的影响,包括男性包皮过长、慢性包皮龟头炎及包茎,女性外阴阴道慢性炎症。如果存在这些因素,要及时进行治疗、纠正。患者的全身状况也会影响疾病的发展,应关注是否合并结缔组织病及糖尿病,有没有长期使用糖皮质激素和免疫抑制剂,是否合并 HIV 感染等因素。最后,还应注重患者教育,让患者对 HPV 感染有一个正确的了解,知道怎么配合医师进行治疗。合理安排复诊时间,提高患者的依从性。注意调节安抚某些患者的焦虑情绪,以相对平和的心态接受治疗。既不要过分焦虑,也不能满不在乎。告知患者某些不良生活方式对 HPV 感染的影响,特别是过度劳累或过度焦

虑、经常熬夜、睡眠过少、过度饮酒、不注重性生活的保护、不坚持使用避孕套,甚至个别患者得知患病后长期不通知性伴侣,隐瞒病情。

　　总之,对尖锐湿疣的治疗是一个个性化程度很高的综合性过程,医师关注的不应只是疣体本身,而是患者个体及疾病过程的方方面面。我们有非常有效的治疗手段,比如 ALA 光动力。同时,医师认真细致的态度、医患之间的全程密切配合,对于治疗也是非常重要的。

（汇编整理：蒋凌帆）

参 考 文 献

［1］张玲琳,王秀丽 . 5-氨基酮戊酸光动力疗法治疗中重度痤疮的进展［J］. 皮肤科学通报,2022,39（01）: 45-49.

［2］YANT Y, TAO S, ZENG R, et al. et al. Modulation of skin microbiome in acne patients by aminolevulinic acid-photodynamic therapy［J］. Photodiagnosis and photodynamic therapy, 2021, 36: 102556.

［3］BORGIA F, MACCA L, GIUFFRIDA R, et al.Recurrence after conventional versus daylight photodynamic therapy in children effected by multiple facial flat warts［J］. Photodiagnosis and Photodynamic Therapy, 2021, 36: 102579.

［4］GRACIA-DARDER I, PALOS M, RAMOS D, et al. Acquired verruciform epidermodysplasia on a tattoo was successfully treated with photodynamic therapy［J］. Photodiagnosis and Photodynamic Therapy, 2021, 34: 102217.

［5］YAND D, LEI S, PAN K, et al. Application of photodynamic therapy in immune-related diseases［J］. Photodiagnosis and Photodynamic Therapy, 2021, 34（12）: 102318.

［6］KWIATKOWSHI S, KNAP B, PRZYSTUPSKI D, et al. Photodynamic therapy-mechanisms, photosensitizers and combinations［J］. Biomed Pharmacother, 2018, 106: 1098-1107.

［7］RKEIN AM, OZOG DM. Photodynamic therapy［J］. Dermatol Clin, 2014, 32（3）: 415-425.

［8］CEBURKOV O, GOLLNICK H. Photodynamic therapy in dermatology［J］. Eur J Dermatol, 2000, 10（7）: 568-575.

［9］SILVA JN, FILIPE P, MORLIERE P, et al. Photodynamic therapy: Dermatology and ophthalmology as main fields of current applications in clinic［J］. Biomed Mater Eng, 2008, 18（4-5）: 319-327.

［10］TAYLOR EL, BROWN SB. The advantages of aminolevulinic acid photodynamic therapy in dermatology［J］. J Dermatolog Treat, 2002, 13（Suppl 1）: S3-S11.

第三篇

基础转化

第十一章

特应性皮炎：从免疫学发病机制到新型治疗手段的演进

背景概述

特应性皮炎是一种以干燥、瘙痒和湿疹性病变为特征的Ⅱ型炎症疾病，体格检查可发现典型皮损，患者自觉严重瘙痒和疼痛，睡眠不佳，导致其生活质量严重受损，心理健康渐进性失调（焦虑、抑郁症状）。IL-4和IL-13是AD中Ⅱ型炎症发生的关键驱动靶点，其持续过度表达会导致炎症通路信号放大，进而诱发难治性皮肤炎症，引起病变发展和瘙痒等多种症状。

度普利尤（dupilumab）单抗是首个靶向调节AD关键免疫发病机制的生物制剂。其可选择性阻断IL-4和IL-13信号转导，调节免疫平衡，抑制Ⅱ型炎症反应，改善异常表皮结构和功能，为AD的治疗带来了曙光。度普利尤疗效如何？在新型冠状病毒感染（COVID-19）疫情期间，应用度普利尤治疗AD是否安全？是否会增加COVID-19的感染风险或加重病情？这些问题值得关注。

热点聚焦

- Ⅱ型炎症特点与AD的发病机制
- AD患者的异质性
- 度普利尤疗效与安全性
- 度普利尤单抗治疗AD是否会增加COVID-19的感染风险

论坛精粹

一、特应性皮炎的Ⅱ型炎症特性与针对性干预

专家简介

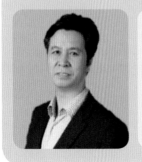

高兴华　教授

- 中国医科大学附属第一医院皮肤科主任
- 中华医学会皮肤性病学分会候任主任委员
- 中国医师协会皮肤科医师分会副会长

[专家观点]

Ⅱ型炎症疾病是一组具有特殊临床表现的疾病，可发生于单器官，也可多器官同时存在，给患者带来了沉重的疾病负担。其主要的致病因子为 IL-4 和 IL-13。其中，IL-4 促使 Th 细胞分化和克隆，扩增为 Th2 细胞，并进一步产生 IL-4、IL-5 和 IL-13，诱导组织特异性趋化。IL-5 可驱动骨髓中嗜酸性粒细胞分化，而 IL-4 和 IL-13 则可进一步使 B 细胞发生同种型转换，产生免疫球蛋白 E（immunoglobulin E，IgE）。此外，IL-13 可作用于相关组织，产生黏液分泌、平滑肌收缩和增生等效应。Ⅱ型炎症疾病易出现上皮屏障破坏，导致经皮水分丢失，并使外源性抗原易透过皮肤，从而引起过敏反应。形态学上出现细胞内和细胞间水肿等异常，这些改变可见于皮肤和黏膜。

临床上常见的Ⅱ型炎症疾病包括 AD、哮喘、嗜酸性粒细胞食管炎、慢性阻塞性肺疾病（chronic obstructive pulmonary disease，COPD）、慢性鼻炎与鼻息肉。中重度 AD 主要表现为皮肤干燥症、频繁且剧烈的瘙痒。急性期可出现弥漫或局限性红斑及多形性皮损，慢性皮损则可见苔藓样变。嗜酸性粒细胞食管炎常表现为吞咽困难，其病理可见嗜酸性粒细胞食管浸润、食管纤维化和狭窄。哮喘和 COPD 主要症状为喘息、气促、胸部紧迫感、咳嗽（COPD 患者伴咳痰）、呼吸道阻塞持续或反复性发作。慢性鼻炎与鼻息肉的病理基础为嗜酸性粒细胞及肥大细胞黏膜浸润，其临床表现包括双侧鼻息肉、鼻塞及充血、嗅觉及味觉减少或丧失及鼻腔水性或脓性分泌物。这些Ⅱ型炎症疾病往往存在相同的通路，并有相同的伴发疾病，因此作为皮肤科医师，诊断 AD 时也要考虑到与患者相关的其他学科的症状和病症。

1. **特应性皮炎的本质是一种Ⅱ型炎症疾病** AD 是一种以干燥、瘙痒和湿疹性病变为特征的Ⅱ型炎症疾病，体格检查可发现典型皮损，患者自觉严重瘙痒和疼痛，睡眠不佳，导致其生活质量严重受损，心理健康渐进性失调（焦虑、抑郁症状）。此外，AD 并不仅仅是皮肤疾病，AD 患者还易出现其他共病。研究表明，AD 患者中半数以上伴发其他Ⅱ型炎症疾病或皮肤感染。成人 AD 的皮肤症状越重，相应伴发其他Ⅱ型炎症疾病的概率也越高。不仅是特应性疾病，焦虑症等精神疾病、自身免疫病、肥胖症在病情越重的患者中也越常见。

就发病机制而言，Ⅱ型炎症贯穿 AD 皮损发生、发展的全过程。AD 的发生主要有两方面因素，一方面是遗传因素，为发病基础，另一因素则是皮肤屏障缺陷。皮肤屏障缺陷与Ⅱ型免疫密不可分，二者之间存在交互作用。AD 患者的非皮损区、早期及晚期皮损均可见不同程度的Ⅱ型炎症。AD 患者的非皮损区域外观虽然正常，但局部已形成微炎症环境，已出现 T 细胞及 Th2 细胞增多。其早期或急性期皮损中初始 Th 细胞大量分化为 Th2 细胞，并在外周皮肤淋巴细胞相关抗原的刺激下活化。晚期皮损或难治性皮损中 Th2 细胞虽然数量下降，但依然持续性存在。IL 在 AD 的Ⅱ型炎症发展中发挥着关键作用。从分子层面来说，Ⅱ型细胞因子可抑制角质形成细胞的丝聚蛋白和紧密连接蛋白的表达，以抑制其终末分化及神经酰胺等脂质的合成，并诱导角质形成细胞分泌胸腺基质淋巴细胞生成素（thymic stromal lymphopoietin，TSLP）、IL-25 和 IL-33，进一步作用于肥大细胞和抗原呈递细胞（树突细胞或朗格汉斯细胞）；从症状层面来说，Ⅱ型细胞因子造成了皮肤屏障减弱、免疫缺陷、病变进展和特征性瘙痒。

不论急性期或难治期、儿童期或成人期，Th2 细胞均主要分泌 IL-4、IL-13 和 IL-31 等细胞因子。其中，IL-4 和 IL-13 是 Ⅱ 型炎症发生的关键驱动靶点，其不仅直接作用于皮肤细胞，引起皮肤屏障功能障碍，也可作用于 B 淋巴细胞，刺激 IgE 分泌，并与外界过敏原共同破坏皮肤屏障。AD 病因多样，包括异常免疫应答（Th2 细胞和其他炎性免疫细胞引起的炎症）、遗传易感性（表皮屏障中结构蛋白缺陷）和环境因素（过敏原、微生物、饮食、压力等）。在上述因素的影响下，IL-4 和 IL-13 持续过表达，放大炎症通路信号、诱发难治性皮肤炎症，并直接激活感觉神经元或与感觉神经元上的 IL-4Rα 结合，诱导难治性瘙痒，因此 IL-4 和 IL-13 也被称为致痒原。但也有研究认为 IL-4 不是致痒原，其作用是使感觉神经元对多种致痒原（IL-31、TSLP 和组胺等）的敏感性增加。

2. **AD 起病越早，Ⅱ 型炎症表现越强**　众所周知，AD 有很多种分类方法，其中一种分类方法根据临床表现及实验室检查分为内源性、外源性和混合性。外源性 AD 是 AD 的主要类型，占所有 AD 的 70%~80%。其皮肤中的朗格汉斯细胞可产生 CCL17/TARC、CCL22/MDC 和 CCL5/RANTES，从而促进 Th2 细胞和嗜酸性粒细胞的浸润。其皮肤中的 IL-4、IL-5、IL-13 和 FcεRI（IgE 高亲和力受体）水平较高。因此，外源性 AD 以血清和皮肤中过敏原特异性 IgE 总浓度升高为特征，而内源性 AD 的总 IgE 水平正常，血清过敏原阴性。然而，向这两种类型皮肤施加抗原均可刺激角质形成细胞产生 IL-1α、TNF-α 及粒细胞 - 巨噬细胞集落刺激因子（granulocyte-macrophage colony stimulating factor，GM-CSF）等细胞因子，从而诱导朗格汉斯细胞成熟。

AD 可在任何年龄发病，根据发病起始点可分为婴儿、儿童、青少年、成人及老年人五个类型，不同年龄发病的 AD 所处的疾病进程不同。其中最常见的病程类型是在 2 岁之前发病，并在成年后维持慢性状态，约占所有研究分类患者的 31.1%。然而在早期发作和 AD 慢性持续病程（即疾病持续至成年的轻症患者）类型的患者之间，血清总 IgE 水平和皮损发生率仍存在巨大差异。患者起病年龄越小，其合并过敏性（外源性）疾病的比例越高，即 Ⅱ 型炎症疾病发生的比例越高。与较迟发病的患者相比，较早发病的患者更可能发生屈侧湿疹。此外，其过敏性鼻炎及结膜炎、羊毛不耐受等 Ⅱ 型炎症的症状发生率也更高。

3. **度普利尤单抗精准靶向炎症因子，减少 Ⅱ 型炎症表现**　度普利尤（dupilumab）单抗是首个靶向调节 AD 关键免疫发病机制的生物制剂。其可选择性阻断 IL-4 和 IL-13 信号转导，调节免疫平衡，抑制 Ⅱ 型炎症反应，改善异常表皮结构和功能，目前已在我国上市。

度普利尤单抗 Ⅲ 期临床研究 SOLO1&2 是两项为期 16 周，独立、随机、双盲、安慰剂对照、相同设计的平行组试验，以评价度普利尤单抗单药治疗对局部治疗反应不足或不适用的中重度 AD 患者的疗效。该研究共纳入 671 例 AD 患者，分别给予度普利尤单抗每次 300mg，每 2 周一次；度普利尤单抗每次 300mg，每周一次及安慰剂治疗，治疗 16 周 EASI 评分较基线改善幅度显著大于安慰剂，且治疗 1 周即出现曲线分离。Ⅲ 期临床研究 CHRONOS，是一项为期 52 周，随机、双盲、安慰剂对照、Ⅲ 期平行组研究，以评价度普利尤单抗联合中等强度局部糖皮质激素对外用药控制不佳的中重度 AD 患者的长期疗效和安全性。该研究共纳入 740 例 AD 患者，分别给予度普利尤单抗每次 300mg，每 2 周一次 + 外用糖皮质激素（topical corticosteroids，TCS）；度普利尤单抗 300mg，每周一次 +TCS 及安慰剂 +TCS 治疗，度普利尤单抗联合 TCS 治疗 16 周显著改善患者 EASI75 应答率并持续至 52 周。

度普利尤单抗在快速、持续改善瘙痒症状、焦虑、抑郁及生活质量方面也有很大优势。SOLO 1&2 研究表明度普利尤单抗治疗 16 周瘙痒症状显著缓解，从第一周就开始出现曲线分离，第二周就有显著统计学差异，患者焦虑和抑郁症状也得到显著改善；CHRONOS 研究显示度普利尤单抗联合 TCS 治疗 16 周，显著改善了患者瘙痒症状和生活质量，并持续至52 周。

一项意大利的多中心历史性队列研究评估了 109 例度普利尤单抗治疗的中重度 AD 的疗效和安全性。在基线、治疗 4 周和治疗 16 周分别使用 EASI 评分、瘙痒和睡眠 NRS 评分及 DLQI 评分对患者的皮损、瘙痒、睡眠和生活质量进行评估。第 4 周时即出现 EASI 评分、瘙痒 NRS、睡眠 NRS 和 DLQI 显著下降，到第 16 周上述评分进一步显著下降，表明度普利尤单抗能持续显著改善皮损、瘙痒、睡眠和生活质量。治疗 16 周时，伴发的哮喘和鼻炎症状也获得显著改善。

4. 总结 Ⅱ型炎症疾病是一组具有特征性临床表现的疾病。AD 的本质为一种Ⅱ型炎症疾病，IL-4 和 IL-13 是其关键驱动靶点。AD 起病越早，Ⅱ型炎症的表现就越强，从理论上来说，对治疗的反应也越好。外源性 AD 是 AD 的主要类型，具有Ⅱ型炎症的典型表现。度普利尤单抗能够精准靶向 IL-4 和 IL-13，可减少Ⅱ型炎症表现，持续改善患者皮疹严重程度、瘙痒症状及焦虑状态，提高生活质量，且能同时改善伴发的Ⅱ型炎症疾病。

二、生物制剂与新型冠状病毒：机制与应对

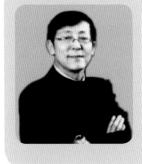

专家简介

孙 英 教授

- 首都医科大学免疫学系学科带头人
- 英国伦敦国王学院兼任教授
- 中国免疫学会／北京免疫学会理事

［专家观点］

当前，新型冠状病毒感染（corona virus disease 2019, COVID-19）正在全球范围内流行，累及全球 235 个国家地区，感染率为 1%~12%。导致 COVID-19 感染预后差、死亡率高的主要因素包括：高龄（≥60 岁）、高血压、COPD、哮喘、糖尿病、恶性肿瘤、肾病、心血管疾病、免疫功能低下、吸烟等。我们都知道，度普利尤是一种完全人源化的单克隆抗体，其通过阻断 IL-4 和 IL-13 共同的受体亚单位，抑制 IL-4/IL-13 的功能，从而抑制Ⅱ型炎症，是已被批准用于成人中重度 AD 治疗的重要生物制剂之一。由此笔者提出一个科学问题：在 COVID-19 疫情期间，应用度普利尤治疗 AD 是否安全？是否会增加 COVID-19 的感染风险或加重已感染 COVID-19 患者的病情？

1. 从病理学机制的角度来说，使用度普利尤治疗 AD 不会增加 COVID-19 的感染风险 当人暴露于新型冠状病毒之后会出现哪些免疫应答呢？首先是固有免疫应答，当 SARS-CoV-2

感染肺泡细胞、巨噬细胞、内皮细胞、淋巴细胞时,细胞可产生 I 型 IFN 保护未感染的细胞,增强自然杀伤细胞的细胞毒活性。其次,病毒可刺激固有免疫细胞表面 Toll 样受体,使感染细胞和效应细胞分泌大量细胞因子和趋化因子,刺激组织常驻淋巴细胞活化,并招募其他炎性细胞。再次,炎症和细胞损伤可诱导警报素(IL-33、IL-25 和 TSLP)的释放,进而激活 Th2 细胞、ILC2 和调节性 T(Treg)细胞分泌 IL-10 和 TGF-β,实现抗炎的效果。在适应性免疫应答过程中,可经树突细胞将病毒抗原呈递给 T 细胞,诱导其活化并分化为 Th1 和 Th17 等亚群细胞,释放促炎性细胞因子和趋化因子,如 IL-1、IL-6、IL-8、IL-21、TNF-β 和 MCP1 等,随后激活 CD8⁺ 细胞毒性 T 淋巴细胞,进而可以通过释放穿孔素或颗粒酶杀伤被感染的细胞。此外,在病毒感染早期,在滤泡辅助 T 细胞的作用下,抗体分泌细胞聚集产生抗核衣壳(nucleocapsid, NP)及抗刺突蛋白与受体结合的 IgA、IgM 和 IgG 抗体,进而清除病毒的感染。

Ⅱ 型炎症细胞因子在病毒感染过程中起到重要作用,但是 Ⅱ 型细胞因子对 COVID-19 感染风险及病程的影响尚不明确,需要进一步研究。度普利尤对 Ⅱ 型炎症阻断是否会提高机体对 SARS-CoV2 病毒的易感性或者加重 COVID-19 的感染症状呢?

传统免疫抑制剂,如环孢素和糖皮质激素,通过靶向下游介质(如转录因子)而起作用。由于其广谱作用机制,该疗法会引发普遍的免疫抑制,可能增加机体对病毒的易感性,影响病毒清除。有临床证据显示,大剂量糖皮质激素可延缓 MERS-CoV、SARS-CoV、RSV 和 RSV 等呼吸道病毒清除,或引发相关并发症。SARS-CoV-2 诱导的效应细胞因子和慢性炎症性疾病治疗靶向的细胞因子(如 IL-23、TNF、IL-17、IL-4、IL-13 及 IL-6 等)主要与炎症相关,但与病毒清除的相关性不强,因为病毒清除主要依赖于 IL-15、I 型 IFN 及 IFN-γ,因此,靶向 IL-23、IL-4/IL-13 等单个细胞因子的药物与病毒的清除关联不大,故单抗药物度普利尤的使用不会增加病毒感染风险,也不会加重病毒感染病程。

AD 患者屏障功能和免疫功能异常,其免疫应答向 Th2 方向偏移,机体的细胞免疫功能降低,发生感染的风险增加。美国一项大型数据库研究也证实,成人住院患者中,AD 患者严重感染的发生率显著高于非 AD 患者。英国一项大型纵向研究,发现在校正性别、年龄、观察时间等因素后,AD 患者皮肤感染风险较正常人群升高 55%~300%,非皮肤感染风险升高 27%~200%。AD 患者常伴随瘙痒等症状,患者在挠抓后可进一步导致皮肤屏障受损,增加皮肤炎症细胞迁移及角质细胞产生胸腺基质淋巴细胞生成素(thymic stromal lymphopoietin, TSLP)。度普利尤可阻断 AD 中 IL-4 和 IL-13 的相关信号,降低记忆 Th2 细胞的产生和增殖,抑制其介导的炎症和屏障功能损伤,因此我们可以认为度普利尤在 AD 的治疗过程中可以减少 COVID-19 感染的风险。

2. 从临床数据及真实世界数据判断度普利尤不增加 COVID-19 感染的风险　度普利尤治疗成人 AD 已历经多项临床研究的验证,据统计当前有 5 项 Ⅱ 期临床研究和 6 项 Ⅲ 期临床研究,其中有超过 2 900 例患者被纳入了 Ⅲ 期研究,约 2 000 例患者参与开放性扩展研究。这些研究证明度普利尤可以有效地治疗成人 AD。2019 年,美国一项针对度普利尤治疗 AD 的随机对照试验结果表明,度普利尤治疗组总体感染率与安慰剂组无明显差异,但是可以降低严重感染的发生率。此外,有研究者利用 MEDLINE、EMBASE、Web of Science 和 Cochrane 数据库搜索比较了度普利尤与安慰剂治疗中重度 AD 患者的感染风险差异。该比较纳入的所有试验患者均为成年人(年龄≥18 岁)、研究者整体评估(IGA)评分≥3 分、受影响体表面积≥10%、AD 诊断≥3 年。该对比分析表明,使用度普利尤并不增加上呼吸道、鼻咽炎、泌尿道感染和疱疹病毒感染的风险。

此外，意大利 L Carugno A 等人在 COVID-19 流行期间，应用度普利尤治疗 AD 时（20 名男性，10 名女性），未发现患者感染 COVID-19 的风险升高，且患者病情未发生恶化。Rossi M 等人发现在 COVID-19 流行期间，长期使用度普利尤治疗的 41 名男性和 30 名女性 AD 患者病程并未恶化，且感染风险亦未增加。且有研究表明，在 COVID-19 流行期间，AD 患者使用度普利尤治疗的疗效要优于其他治疗方案。

综上，病理机制、临床试验和真实世界数据均表明度普利尤并不增加 COVID-19 感染的风险，也不会加重感染病程。那么在 COVID-19 疫情期间，AD 患者继续应用度普利尤是否必要？治疗获益又如何？

度普利尤停用或治疗中断会带来很多负面影响，持续使用获益显著，因此在 COVID-19 疫情期间，建议 AD 患者继续使用度普利尤。从作用机制方面考虑，停药或治疗中断可导致 AD 急性发作，极大影响患者的免疫力和生活质量。由于度普利尤的作用机制，停药还可能会导致感染风险升高。治疗中断会导致常见相关疾病（如鼻窦炎或哮喘等）的恶化或发作，对 COVID-19 感染带来负面影响，也会通过咳嗽增加病毒的扩散。此外，停药使许多患者不得不转用系统性糖皮质激素，可能会严重影响患者对病毒的抵抗力。从药代动力学方面考虑，停药或治疗中断不利于后续治疗。Ⅱ b、SOLO1、SOLO2 和 CHRONOS 四项研究的综合结果表明，与安慰剂组相比，使用度普利尤可使 AD 加重的风险下降 56%。Solo-continue 研究证实：由于度普利尤的临床疗效与剂量相关，下调剂量会导致临床响应变弱，停药将诱导产生中和抗体而影响后续治疗，因此针对具体病例做剂量调整时需注意个体化考虑。

AD 患者中超过半数伴发其他Ⅱ型炎症疾病，包括哮喘、特异性鼻炎、慢病鼻窦炎、过敏性结膜炎、鼻息肉、中性粒细胞食管炎等，其中伴发哮喘的患者比例为 41.1%。哮喘是重症 AD 一项重要的并发症，WHO 认为慢性肺部疾病（如哮喘）患者发生重症 COVID-19 感染的风险更高；病毒性呼吸道感染会诱发哮喘发作；针对 3 项 RCT 研究的汇总分析证实，使用度普利尤能降低重症哮喘的发作风险。最新的研究总结了来自中国武汉、意大利伦巴第及美国纽约 COVID-19 患者中哮喘的患病率，发现哮喘可能不是 COVID-19 易感或加重的诱因。研究者发现有一例病情控制不佳的重症慢性鼻 - 鼻窦炎伴鼻息肉女性 AD 患者在应用度普利尤治疗期间感染 COVID-19，经治疗后的 COVID-19 症状完全缓解，且鼻息肉症状得到完全控制，嗅觉恢复正常。在 COVID-19 疫情期间，指南也推荐使用度普利尤继续治疗 AD，且疗效要优于其他治疗方案。

3. AD 的长期治疗策略 笔者认为 AD 的治疗采用"见好就收"的治疗策略是不合适的。许多疾病，包括 AD 是"可以治疗但不能治愈"（treatable not curable）。目前 AD 的治疗目标是控制症状、提高生活质量。在症状控制后需要调整生活习惯、饮食习惯，结合药物治疗来延长发病间期。出生所带的基因易感性无法改变，但如果我们能找到一些延缓发作的饮食习惯，改变其表观组学、代谢组学，可能有助于延长发病间期。然而，AD 具有较高的异质性，具体到每一个患者的维持策略需要通过医师的观察和探索。

专家讨论

一、新型冠状病毒感染疫情期间度普利尤单抗应用的安全性

专家简介

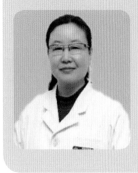

朱　威　教授

- 首都医科大学宣武医院皮肤科主任
- 中华医学会皮肤性病学分会免疫学组第十五届委员会委员
- 中国医师协会皮肤科医师分会全国委员

[专家观点]

Ⅱ型炎症疾病是一组具有特殊临床表现的疾病,是一系列炎症因子序贯或交互作用的结果,这些疾病往往存在相同的通路,并有相同的伴发疾病。Ⅱ型炎症疾病易出现上皮细胞功能紊乱及屏障破坏。

AD 是一种以干燥、瘙痒和湿疹性病变为特征的Ⅱ型炎症疾病,超过半数的 AD 患者伴发其他Ⅱ型炎症疾病,且疾病严重程度越重,伴发概率越高。AD 病因多样,包括:免疫应答、遗传易感性、环境因素等。研究显示,Ⅱ型炎症贯穿 AD 皮损发生、发展的全过程。IL-4 和 IL-13 是 AD 中Ⅱ型炎症发生的关键驱动靶点,通过多途径发挥作用,其持续过度表达会导致炎症通路信号放大,进而诱发难治性皮肤炎症,引起病变发展和瘙痒等多种症状。AD 可在任何年龄起病,不同年龄发病的 AD 所处的疾病进程不同,起病越早,患病持续到成人期的概率越高,Ⅱ型炎症发生的比例越高,且表现越强。

度普利尤单抗是首个靶向调节 AD 关键免疫发病机制的生物制剂,通过双重阻断 IL-4 和 IL-13,抑制Ⅱ型炎症反应。度普利尤单抗可快速、持续改善皮疹的严重程度、瘙痒症状,改善患者焦虑和生活质量,同时改善伴发的哮喘和鼻炎症状。

另外,有研究表明,在 COVID-19 流行期间,使用度普利尤单抗治疗 AD 不会增加 COVID-19 感染的风险。从病理机制的角度看,由于度普利尤单抗并不打破 Th2 与 Th1/Th17 炎症间的制衡,且其治疗靶向细胞因子主要与炎症相关,与病毒清除关联不大,因此不会增加感染风险。

此外,AD 患者免疫应答向 Th2 方向偏移,机体的细胞免疫功能降低,且屏障功能异常,发生感染的风险高于普通人。度普利尤单抗可阻断 AD 中 IL-4 和 IL-13 介导的炎症和减少皮肤屏障缺失,恢复 AD 患者的免疫平衡,保护皮肤屏障,从而降低 AD 患者的感染风险。

目前,度普利尤单抗治疗成人 AD 已经过多项临床研究验证,临床研究及真实世界数据表明,度普利尤单抗不增加包括新型冠状病毒、疱疹病毒、上呼吸道感染等在内的多种感染风险。新型冠状病毒高流行区域应用度普利尤单抗治疗 AD 并未发现患者新型冠状病毒的

感染风险升高及病程恶化。

　　上述病理机制及临床研究结果均表明，在 COVID-19 疫情期间，度普利尤单抗应用的安全性优于传统免疫调节剂，为 AD 患者带来新的治疗希望，但其具体用药指征、剂量和减量指征目前尚未明确，在日后临床工作中仍需进一步探索。

二、特应性皮炎中的 T 细胞分化异常

专家简介

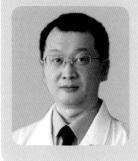

史　飞　教授

- 中国人民解放军空军总医院皮肤科主任
- 北京中西医结合学会常务理事
- 北京医学会皮肤性病学分会常委

[专家观点]

　　AD 是一种存在遗传背景的系统性变态反应性疾病。目前认为，树突细胞、肥大细胞、T 细胞、嗜酸性粒细胞、嗜碱性粒细胞、角质形成细胞等多种细胞及细胞因子、神经递质参与 AD 的发病进程。其中，T 细胞分化异常是目前研究较多的免疫失序节点和特征，Th1/Th2 失衡在 AD 发病过程中发挥重要作用。Th0 细胞在多种因素及刺激信号的影响下，主要变化为 Th1 细胞和 Th2 细胞分化增加：急性期以 Th2 细胞分化增加为主，活化增加的 Th2 细胞通过释放 IL-4、IL-5、IL-10 及 IL-13 等细胞因子诱导 B 细胞产生 IgE，介导体液免疫；在慢性期时，皮损处 Th1 细胞分化增加，Th1 细胞产生 IFN-γ、TNF-β、IL-2 等细胞因子，介导细胞免疫。两种主要活化增加的 Th1、Th2 细胞和参与 AD 炎症过程的其他细胞间存在相互调节的关系。

三、生物制剂应用之我见

专家简介

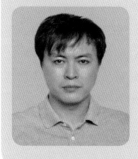

傅　裕　副教授

- 北京医院皮肤科副主任
- 中国医师协会皮肤科医师分会性病亚专业委员会委员
- 北京医学会皮肤性病学分会委员

[专家观点]

AD 是皮肤科的常见病、高发病,也是治疗较为棘手的疾病,传统治疗的患者依从性差、疗效不显著。随着对发病机制的探索越来越深入,许多新的靶向药物被研发出来,为医师增加了许多新武器。

炎症因子风暴是感染末期出现的必然阶段,这是一种机体"杀敌一千自损八百"的机制,将导致多脏器损伤。现在正值 COVID-19 流行时期,炎症因子风暴在 COVID-19 中发挥了重要作用,会有大量 IL-1、IL-6、IL-12 产生、释放。那么 COVID-19 中出现炎症因子风暴的概率有多大?既往文献报道了使用拮抗 IL-6 的药物治疗 COVID-19,生物制剂对其是否有用?哪些生物制剂能起到治疗作用?这些问题都值得研究。

根据孙英教授的分析,我们能够了解,最早国内学者发表了抗炎症因子风暴治疗 COVID-19 有效的文章,该治疗也被写入第 6、7 期的指南中。但于 2021 年 10 月 2 日发表在 NEJM 的双盲 RCT 显示,炎症因子风暴仅在个别病例中出现,认使用单抗拮抗 IL-6 是无效的。单抗治疗主要以靶向治疗为主,如 TNF-α 单抗治疗类风湿关节炎,IL-17 单抗治疗银屑病,其治疗靶向于主要致病因子,而炎症因子风暴是多层次、多网络的,一旦启动几乎不可逆,除非医师能够在炎症因子风暴发生的极早期预判使用才会有效,在其形成后使用则很难起到疗效。

四、特应性皮炎维持治疗之我见

专家简介

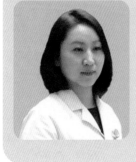

张 丽 副教授

- 中国医科大学附属第一医院化妆品检验机构副主任
- 中华医学会医学美学与美容学分会第八届青年委员会委员
- 中华医学会皮肤性病学分会美容学组委员

[专家观点]

AD 是一种与遗传、环境及免疫等多因素相关的疾病。既往其治疗以止痒、抗炎、对症为主。2020 年,针对 IL-4 及 IL-13 的生物制剂度普利尤单抗上市,为 AD 的治疗带来了曙光。孙英教授结合 2020 年新型冠状病毒肆虐的实际情况,从药物作用机制及真实世界数据出发,明确了 AD 患者在应用度普利尤单抗时不会增加新型冠状病毒感染的风险。另外,孙教授也对 AD 的合并疾病——哮喘进行了细致地讲解。目前的研究结果显示,哮喘患者发生新型冠状病毒感染的风险低于普通人群。总的来看,与传统的免疫抑制药相比,度普利尤单抗是一种比较安全的药物。高兴华教授详细阐述了 AD 的发病机制及度普利尤单抗作用的靶点。度普利尤单抗通过双重阻断 IL-4 和 IL-13，抑制Ⅱ型炎症反应，能够迅速缓解 AD 患者的瘙痒，改善其临床症状，减少疾病复发，提高患者的生活质量。高教授强调 AD 早期Ⅱ型炎症反应重，这一观点充分解释了儿童患者应用度普利尤单抗疗效优于成人的原因。

（汇编整理：刘宝怡）

参 考 文 献

[1] SCHLEIMER RP, BERDNIKOVS S. Etiology of epithelial barrier dysfunction in patients with type 2 inflammatory diseases[J]. J Allergy Clin Immunol, 2017, 139(6): 1752-1761.

[2] PAPI A, BLASI F, CANONICA GW, et al. Treatment strategies for asthma: reshaping the concept of asthma management[J]. Allergy Asthma Clin Immunol, 2020, 16: 75.

[3] NEUMEIER A, KEITH R. Clinical Guideline Highlights for the Hospitalist: The GOLD and NICE Guidelines for the Management of COPD[J]. J Hosp Med, 2020, 15(4): 240-241.

[4] SCHLEIMER RP. Immunopathogenesis of Chronic Rhinosinusitis and Nasal Polyposis[J]. Annu Rev Pathol, 2017, 12: 331-357.

[5] SIMPSON EL, GUTTMAN-YASSK E, MARGOLIS, et al. Association of Inadequately Controlled Disease and Disease Severity With Patient-Reported Disease Burden in Adults With Atopic Dermatitis[J]. JAMA Dermatol, 2018, 154(8): 903-912.

[6] ECKERT L, GUPTA S, AMAND C, et al. Impact of atopic dermatitis on health-related quality of life and productivity in adults in the United States: An analysis using the National Health and Wellness Survey[J]. J Am Acad Dermatol, 2017, 77(2): 274-279.

[7] SHREASHA S, MIAO R, WANG L, et al. Burden of Atopic Dermatitis in the United States: Analysis of Healthcare Claims Data in the Commercial, Medicare, and Medi-Cal Databases[J]. Adv Ther, 2017, 34(8): 1989-2006.

[8] PATEL KR, IMMANENI S, SINGAM V, et al. Association between atopic dermatitis, depression, and suicidal ideation: A systematic review and meta-analysis[J]. J Am Acad Dermatol, 2019, 80(2): 402-410.

[9] SUGIAT K, AKDIS CA. Recent developments and advances in atopic dermatitis and food allergy[J]. Allergol Int, 2020, 69(2): 204-214.

[10] FURUE M, CHIBA T, TSUJI G, et al. Atopic dermatitis: immune deviation, barrier dysfunction, IgE autoreactivity and new therapies[J]. Allergol Int, 2017, 66(3): 398-403.

[11] OETJEN LK, MACK MR, FENG J, et al. Sensory Neurons Co-opt Classical Immune Signaling Pathways to Mediate Chronic Itch[J]. Cell, 2017, 171(1): 217-228.

[12] YOSIPOVITCH G, ROSEN JD, HASHIMOTO T. Itch: From mechanism to (novel) therapeutic approaches[J]. J Allergy Clin Immunol, 2018, 142(5): 1375-1390.

[13] BIEBER T, D'ERME AM, AKDIS CA, et al. Clinical phenotypes and endophenotypes of atopic dermatitis: Where are we, and where should we go?[J]. J Allergy Clin Immunol, 2017, 139(4S): S58-S64.

[14] GUTTMAN-YASSKY E, BISSONNETTE R, UNGAR B, et al. Dupilumab progressively improves systemic and cutaneous abnormalities in patients with atopic dermatitis[J]. J Allergy Clin Immunol, 2019, 143(1): 155-172.

[15] BLAUVELT A, BRUIN-WELLER M, GOODERHAM M, et al. Long-term management of moderate-to-severe atopic dermatitis with dupilumab and concomitant topical corticosteroids (LIBERTY AD CHRONOS): a 1-year, randomised, double-blinded, placebo-controlled, phase 3 trial[J]. Lancet, 2017, 389(10086):

2287-2303.

［16］FABBROCINI G, NAPOLITANO M, MEGNA M, et al. Treatment of Atopic Dermatitis with Biologic Drugs［J］. Dermatol Ther（Heidelb）, 2018, 8（4）: 527-538.

［17］SCHETT G, STICHERLING M, NEURATH MF. COVID-19: risk for cytokine targeting in chronic inflammatory diseases?［J］Nat Rev Immunol, 2020, 20（5）: 271-272.

［18］NARLA S, SILVERBERG JI. Association between atopic dermatitis and serious cutaneous, multiorgan and systemic infections in US adults［J］. Ann Allergy Asthma Immunol, 2018, 120（1）: 66-72.

［19］MALIK K, HE H, HUYNH TN, et al. Ichthyosis molecular fingerprinting shows profound TH17 skewing and a unique barrier genomic signature［J］. J Allergy Clin Immunol, 2019, 143（2）: 604-618.

［20］WOLLENBERG A, BECK LA, BLAUVELT A, et al. Laboratory safety of dupilumab in moderate-to-severe atopic dermatitis: results from three phase Ⅲ trials（LIBERTY AD SOLO 1, LIBERTY AD SOLO 2, LIBERTY AD CHRONOS）［J］. Br J Dermatol, 2020, 182（5）: 1120-1135.

［21］BLAUVELT A, LEONARDI CL, GOODERHAM M, et al. Efficacy and Safety of Continuous Risankizumab Therapy vs Treatment Withdrawal in Patients With Moderate to Severe Plaque Psoriasis: A Phase 3 Randomized Clinical Trial［J］. JAMA Dermatol, 2020, 156（6）: 649-658.

［22］GARRITSEN FM, VAN DEN BROEKB MPH, VAN ZUILEN AD, et al. Pregnancy and fetal outcomes after paternal exposure to azathioprine, methotrexate or mycophenolic acid: a critically appraised topic［J］. Br J Dermatol, 2017, 176（4）: 866-877.

［23］OU Z, CHEN C, CHEN A, et al. Adverse events of Dupilumab in adults with moderate-to-severe atopic dermatitis: A meta-analysis［J］. Int Immunopharmacol, 2018, 54: 303-310.

［24］CARUGNO A, RAPON F, LOCATELLI AG, et al. No evidence of increased risk for Coronavirus Disease 2019（COVID-19）in patients treated with Dupilumab for atopic dermatitis in a high-epidemic area-Bergamo, Lombardy, Italy［J］. J Eur Acad Dermatol Venereol, 2020, 34（9）: e433-e434.

［25］ROSSI M, ROVATI C, ARISI M, et al. Management of adult patients with severe atopic dermatitis treated with dupilumab during COVID-19 pandemic: A single-center real-life experience［J］. Dermatol Ther, 2020, 33（4）: e13765.

［26］HERATIZADEH A, HAUFE E, STOLZLt D, et al. Baseline characteristics, disease severity and treatment history of patients with atopic dermatitis included in the German AD Registry TREATgermany［J］. J Eur Acad Dermatol Venereol, 2020, 34（6）: 1263-1272.

［27］WORM M, SIMPSON EL, THACI D, et al. Efficacy and Safety of Multiple Dupilumab Dose Regimens After Initial Successful Treatment in Patients With Atopic Dermatitis: A Randomized Clinical Trial［J］. JAMA Dermatol, 2020, 156（2）: 131-143.

［28］KOK WL, YEW YW, THNG TG. Comorbidities Associated with Severity of Atopic Dermatitis in Young Adult Males: A National Cohort Study［J］. Acta Derm Venereol, 2019, 99（7）: 652-656.

［29］JARTTI T, BONNELYKKE K, ELENIUS V, et al. Role of viruses in asthma［J］. Semin Immunopathol, 2020, 42（1）: 61-74.

［30］AGACHE I, SONG Y, ROCHA C, et al. Efficacy and safety of treatment with dupilumab for severe asthma: A systematic review of the EAACI guidelines-Recommendations on the use of biologicals in severe asthma［J］. Allergy, 2020, 75（5）: 1058-1068.

［31］RUHRMANN U, SZCZEPEK AJ, BACHERT C, et al. COVID-19 in a patient with severe chronic rhinosinusitis with nasal polyps during therapy with dupilumab［J］. J Allergy Clin Immunol, 2020, 146（1）: 218-220.

［32］LIU S, Zhi Y, YING S. COVID-19 and Asthma: Reflection During the Pandemic［J］. Clin Rev Allergy Immunol, 2020, 59（1）: 78-88.

第十二章

玫瑰痤疮:从临床到基础的系统认识

背景概述

玫瑰痤疮(rosacea)又称酒渣鼻,是一种累及面部皮肤血管和毛囊皮脂腺单位的慢性炎症性皮肤病,主要临床表现为颜面中部阵发性的潮红和持续性的红斑。玫瑰痤疮的病因和发病机制尚不十分清楚,与毛囊虫感染、皮脂溢出、血管异常等有关。目前,玫瑰痤疮的治疗方法包括基础的皮肤护理修复皮肤屏障、药物治疗、光电治疗、手术治疗及中医中药治疗等。尽管治疗方法较多,但是临床疗效并非十分显著,且病情容易反复发作,给广大患者造成了巨大的心理负担。目前国内专家就玫瑰痤疮的诊断和治疗基本达成了一致,但对玫瑰痤疮的认识大多基于各自的经验和推测,人们对其发病机制的认识仍十分欠缺,因此只有重视基础研究、充分认识玫瑰痤疮的发病机制,才能帮助临床制定出更精准的诊疗决策。

热点聚焦

- 从临床实践角度看玫瑰痤疮的最新进展
- 从基础研究出发,制定临床决策
- 关于玫瑰痤疮临床研究的切入点
- 光电与肉毒毒素治疗玫瑰痤疮的注意要点

论坛精粹

一、玫瑰痤疮患者临床获益实践进展

专家简介

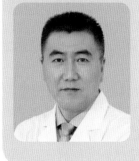

鞠 强 教授

- 上海交通大学医学院附属仁济医院皮肤科主任
- 中国医师协会皮肤科医师分会常务委员兼玫瑰痤疮专业委员会副主任委员
- 中国中西医结合学会皮肤性病学分会委员兼痤疮学组秘书

［专家观点］

1. **玫瑰痤疮流行病学** 近年来,许多国家都发布了基于社区或医院的玫瑰痤疮流行病学的相关报道,一项包括全球 41 个流行病学调查研究、覆盖 2 651 万人群的 meta 分析显示,玫瑰痤疮的发病率在 0.09% 到 22.00% 之间,平均发生率为 5.46%,高发年龄为 45~60 岁,女性(5.41%)发病率略高于男性(3.90%)。德国一项基于门诊的单中心回顾性研究发现,玫瑰痤疮门诊占比为 1.4%,口周皮炎为 0.3%;不同临床分型的玫瑰痤疮的占比分别为:丘疹脓疱型(papulopustular rosacea, PPR)68.4%;毛细血管扩张型(erythematotelangeictaic rosacea, ETR)22.5%;增生肥大型(phymatous rosacea, PhR)8%;其他类型 15.8%。而来自韩国的一项多中心研究却有不同的发现:ETR 69.3%;PPR 21.2%;PhR 8.2%;混合型 16.2%。中国长沙开展的横断面研究显示,中国玫瑰痤疮的发生率为 3.48%,女性(5.69%)高于男性(1.22%),平均发病年龄(37.4±10.1)岁,高发年龄为 25.0~34.9 岁。

流行病学数据显示,玫瑰痤疮在不同国家、不同种族的发生率、发病年龄及临床类型上存在较大差异,这种差异可能来自遗传特质、诱发因素、缺乏统一的诊断分型标准及患者对初始发病年龄和持续时间的追溯差异。此外,基于医院进行的流行病学调查中发现玫瑰痤疮的发生率低于人口截面数据,其原因可能是大多数玫瑰痤疮患者对该病缺乏自我认知,未到医院就诊。

2. **玫瑰痤疮的发病因素** 玫瑰痤疮是在一定遗传背景上,内外因素参与的、围绕皮肤血管的慢性炎症性皮肤病。一项纳入 1 514 例玫瑰痤疮患者的 meta 分析发现:玫瑰痤疮患者相较于正常人更易感染毛囊蠕螨,并且毛囊蠕螨的密度显著高于正常人,但毛囊蠕螨与玫瑰痤疮的因果关系仍有待阐明。此外,皮肤微生物及肠道微生物不同菌株的相对丰度可能也与玫瑰痤疮相关。痤疮丙酸杆菌通常被认为与玫瑰痤疮发生无关,但一项病例对照研究发现,丘疹脓疱型玫瑰痤疮患者面部痤疮丙酸杆菌平均相对丰度与痤疮患者更为接近,但是否就能提示 PPR 与寻常痤疮的发病机制之间存在一定的相似性仍需更多研究证实。

一项随访时间长达 14 年,包含 82 737 名女性的队列研究评估了众多生活习惯与玫瑰痤疮发生风险之间的关系,如:饮用白酒、饮酒量超过 1~4g/d 及肥胖与玫瑰痤疮的高发生风险显著相关,而高咖啡因摄入量则与玫瑰痤疮的发生风险成反比;与未吸烟者相比,既往吸烟者及吸烟支数 - 年数的增加与玫瑰痤疮的发生呈正相关。有趣的是,当前仍在吸烟与疾病的发生呈负相关,但戒烟 3~9 年后玫瑰痤疮的发生率开始增加,其原因尚不清楚,可能与尼古丁的抗炎作用有关。来自中国的一项多中心回顾性病例对照研究观察了护肤习惯与玫瑰痤疮发生之间的关系,发现过度使用洗面奶(一天 2 次或 2 次以上)、过度使用面膜(每周 4 次以上)、频繁化妆(每周 6 次以上)、美容院定期护肤(每周 1 次以上)、使用美容美发产品等与玫瑰痤疮的发生密切相关,提示玫瑰痤疮患者在日常生活管理中应注意修复皮肤屏障并避免过度护肤。

此外,一些大规模研究还发现了玫瑰痤疮与慢性系统性疾病及肿瘤之间的相关性:严重的玫瑰痤疮与高脂血症、高血压、代谢性疾病、心血管疾病和胃食管反流病及乳腺癌、脑胶质瘤高发病率显著相关,但与血液系统肿瘤的低发病率显著相关。总之,玫瑰痤疮是多因素影响的慢性皮肤病,遗传背景下,内外因素共同参与玫瑰痤疮的发生与发展。不同诱发因素可能决定着玫瑰痤疮的临床分型。需进一步分析相关风险因素的性质，以阐明其与玫瑰痤疮的关系，帮助医患者共同制定具有针对性的防治策略。

3. 玫瑰痤疮的治疗　近年来，国际上涌现出许多关于玫瑰痤疮治疗的传统药物、新型研发药物、光电治疗及联合治疗疗效的临床证据及评价。一项囊括了 532 项临床研究的荟萃分析肯定了小剂量多西环素在玫瑰痤疮治疗中的疗效，并指出小剂量多西环素可能通过其抗炎效应在轻度玫瑰痤疮患者的治疗中发挥作用，而中高剂量多西环素则可能在治疗中重度玫瑰痤疮时发挥抗菌作用。此外，一项多中心随机双盲研究还比较了连续口服 8 周羟氯喹（每次 200mg，每天 2 次）、多西环素（每次 100mg，每天 1 次）或安慰剂在玫瑰痤疮疗效方面的差别，发现：羟氯喹和多西环素在改善患者面部红斑、丘疹、生活质量及 IGA 评分方面疗效相似。异维 A 酸作为治疗寻常痤疮的经典药物在玫瑰痤疮的治疗中也有应用，多中心随机双盲对照试验发现口服小剂量异维 A 酸 0.25mg/（kg·d）是治疗难治性丘疹脓疱型玫瑰痤疮的有效方法。

在外用药治疗上，1% 的伊维菌素乳膏联合多西环素使用疗效更好，且患者满意度更高，伊维菌素乳膏可能是通过发挥抗炎和抗寄生虫（毛囊蠕螨）的双重作用，从而改善患者的炎性皮损。一项为期 12 周的多中心双盲前瞻性临床试验研究了外用米诺环素凝胶对于治疗丘疹脓疱型玫瑰痤疮的疗效，发现每日外用一次 1% 或 3% 的米诺环素凝胶均可有效减少患者面部炎性皮损数目，其中 3% 的米诺环素凝胶展示出了更好的疗效。FMX103 1.5% 是一种新型外用米诺环素泡沫制剂，一项针对中重度丘疹脓疱型玫瑰痤疮患者进行的随机多中心双盲对照研究发现，使用 FMX103 1.5% 后，患者炎性皮损数量明显减少，且安全性良好。羟甲唑啉是一种 α 肾上腺素受体激动药，有研究发现，1% 的羟甲唑啉乳膏能通过特异性作用于面部皮肤血管周围平滑肌收缩血管，使得玫瑰痤疮患者面部红斑有效减少。

在玫瑰痤疮的光电治疗方面也有新的进展，IPL 和 PDL 可通过靶向毛细血管内的血红蛋白，有效改善玫瑰痤疮患者面部的红斑和毛细血管扩张，两项半脸对照的临床研究均发现，二者对玫瑰痤疮患者面部红斑改善的临床效果无显著差异。还有研究发现光动力治疗可有效减少玫瑰痤疮患者面部的丘疹、脓疱和红斑，三次治疗后患者玫瑰痤疮医师全球评分（physician's global assessment, PGA）下降 50%~74%，是治疗玫瑰痤疮安全有效的方法。此外，多种治疗手段的联合在玫瑰痤疮的治疗中也有了进一步的尝试和探索。研究发现联合应用 PDL 和皮内注射 A 型肉毒毒素可有效改善玫瑰痤疮患者的红斑和潮红。对于顽固性 PPR 患者，小剂量口服异维 A 酸、PDL、射频微针联合治疗减少了玫瑰痤疮患者面部的丘疹、脓疱和红斑，并且未观察到不良反应。

综上，玫瑰痤疮的临床治疗应按照表型开展具有针对性的治疗方案，抗血管扩张与增生、抗毛囊蠕螨及抗炎是玫瑰痤疮治疗中的主线，物理治疗作为辅助疗法在玫瑰痤疮的治疗中有较大的应用前景，但仍需更多的临床证据支持，关于玫瑰痤疮联合治疗方案的探索未来需要开展更多的研究。

二、玫瑰痤疮的渐进式认识——从发病机制到临床决策

专家简介

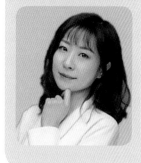

李　吉　教授

- 中南大学湘雅医院皮肤科副主任
- 中国医师协会皮肤科医师分会青年委员会副主任委员
- 中国医师协会皮肤科医师分会皮肤美容亚专业委员会副主任委员

［专家观点］

1. 玫瑰痤疮的认识历程　14 世纪,法国医师第一次描述了一种多发于鼻部和双颊的红色皮损,他称之为 "couperose"(现仍代表玫瑰痤疮)。1812 年,英国医师 Dr.Thomas Bateman 首次在教科书中提出了 "acne rosacea" 的概念,但 5 年后,也就是 1817 年,他在自己所著的 *Cutaneous Diseases II* 中,将 "acne rosacea" 改为 "rosacea",说明人们开始意识到了玫瑰痤疮是有别于痤疮的一类疾病。

直到 1992 年,美国国家玫瑰痤疮专家委员会成立,并于 2002 年和 2004 年发布了玫瑰痤疮分型标准(standard classification of rosacea)及玫瑰痤疮评分系统(standard grading system for rosacea),人们对玫瑰痤疮的认识进入到了一个新的时代。2017 年,美国国家玫瑰痤疮专家委员会主持编写了新版玫瑰痤疮诊断标准,列出了两项诊断性标准,并淡化了亚型的概念,而以由基因和 / 或环境因素导致的可观测到的疾病表现[即 "表型"(phenotype)]来诊断和评估疾病。

在中国,"rosacea" 最初被命名为酒渣鼻,在与世界交流频繁后,按 "acne rosacea" 将该病翻译成了 "玫瑰痤疮" 并沿用至今。直至 21 世纪 10 年代,中南大学湘雅医院皮肤科谢红付教授团队对玫瑰痤疮从基础到临床进行了一系列的研究,并总结了中国人群玫瑰痤疮患者的临床特征,从而提出了中国玫瑰痤疮诊断标准,同时联合全国同行专家先后制定了《中国玫瑰痤疮诊疗专家共识(2016)》和《中国玫瑰痤疮诊疗指南(2021 版)》。

2. 从发病机制看玫瑰痤疮的临床表现与治疗　人们对于玫瑰痤疮的发病机制尚不十分清楚,但目前普遍认为它是一种在遗传背景下、以神经脉管功能和免疫功能异常为主的慢性炎症性疾病,多种微生物可参与其中,皮肤屏障功能受损可诱发和加重该病。

国内一项入户调查显示玫瑰痤疮患者中有家族史者占 37.8%,目前一些与玫瑰痤疮相关的易感基因及基因多态性陆续被发现。笔者团队对玫瑰痤疮大家系和核心家系进行了全基因组测序分析,发现了玫瑰痤疮的致病基因与神经发育相关,提示玫瑰痤疮是一种神经源性炎症。

玫瑰痤疮患者的临床表现为面部炎症性红斑、丘疹、脓疱,组织病理上可见血管周围

和毛囊周围炎症细胞浸润。由于目前的研究表明固有免疫（抗菌肽 LL37、先天性抗菌肽 S100A15、Toll 样受体、表皮中 mTORC1-LL37 正反馈调节环路、内质网应激、肥大细胞、巨噬细胞、中性粒细胞）及适应性免疫（T 细胞、B 细胞、免疫耐受破坏）均参与了玫瑰痤疮的发病，因此多采取具有抗炎作用的药物和物理治疗，如：多西环素、羟氯喹、低剂量异维 A 酸、壬二酸、光电治疗等。最新的研究显示，苏金单抗能有效治疗中重度丘疹脓疱型玫瑰痤疮，笔者团队还尝试外用 mTOR 抑制剂（西罗莫司）及青蒿素、沙利度胺等治疗玫瑰痤疮。

阵发性潮红和持续性红斑是玫瑰痤疮最重要的临床表现，部分患者伴有明显的水肿和灼热感，组织病理可见真皮乳头血管、淋巴管增生扩张，流行病学调查显示玫瑰痤疮患者患焦虑症的风险更大，以上临床现象均提示玫瑰痤疮患者存在神经脉管的调节异常。既往的研究表明，TRPVs、CGR、SP 和组胺等神经递质在玫瑰痤疮皮损中的表达显著升高，但具体的神经免疫机制尚不明确。临床上可选用调节神经血管功能紊乱的手段进行治疗，如调节血管功能类的药物卡维地洛、抗焦虑抑郁类药物米氮平、帕罗西汀等，少数严重患者可局部注射肉毒毒素等。

玫瑰痤疮患者有明显的皮肤屏障损害表现，表皮紧密连接蛋白家族（claudins）表达明显降低。因此，临床上使用修复皮肤屏障的功效性护肤品及射频修复等治疗可有效改善玫瑰痤疮患者的症状。

既往研究显示，部分玫瑰痤疮患者皮损处蠕形螨增加，也有报道发现患者血液中着色菌科和梭杆菌科 DNA 比例升高，肠道氨基酸球菌属、巨球形菌属和乳酸杆菌属升高，说明皮肤局部和肠道的微生态紊乱可能参与了玫瑰痤疮的发病。因此，临床上一些抗微生物制剂（甲硝唑、米诺环素、伊维菌素、苯甲酸苄酯 + 克罗米通）可能可以改善玫瑰痤疮的症状。

3. 从基础研究看玫瑰痤疮各亚型间的关系　玫瑰痤疮常见的三种皮肤亚型分别为 ETR、PPR 和 PhR。临床上，PPR 和 PhR 不难诊断，而对于 ETR 的诊断往往有争议。笔者团队收集的玫瑰痤疮大家系资料显示，同一家族的患者可能有不同亚型的表现，提示不同亚型的玫瑰痤疮可能具有相同的基因背景；另外，不同亚型的玫瑰痤疮可相互转换，如 PPR 经治疗后可转变为 ETR。但各亚型之间的关系还缺乏分子水平上的研究。笔者团队对来自健康个体的面中部皮肤、玫瑰痤疮患者的病变皮肤及相应耳郭周围正常皮肤进行了 RNA 测序，结果表明，正常人面中部皮肤组织在脂质代谢、类固醇生物合成、上皮细胞分化、神经反应等生物学过程相关的基因表达增高，说明面中部皮肤有发生玫瑰痤疮的组织基础。而在玫瑰痤疮的皮损中，高表达的基因与免疫反应相关，低表达的基因与表皮细胞角化相关；ETR、PPR 及 PhR 三种亚型共同享有转录因子 EHF 的高表达，并出现树突细胞、巨噬细胞增多。此外，以 STAT1 为中心的转录因子调控环路在玫瑰痤疮炎症的发生中起重要作用。三种亚型的转录组也有差异，ETR 差异表达基因主要与血管收缩有关，PPR 差异表达基因主要与免疫防御有关，而 PhR 差异表达基因主要与脂质代谢有关。总之，该研究提示，玫瑰痤疮的三种皮肤亚型均为表皮起始、STAT1 触发的疾病，属于同一疾病谱。

4. 中国玫瑰痤疮患者的临床特征　笔者团队对中南大学湘雅医院皮肤科门诊玫瑰痤疮患者风险因素进行了分析，发现饮食、睡眠、护肤品使用习惯及焦虑、抑郁状态均与玫瑰痤疮的发生相关。在长沙市住宅小区入户调查得到的中国玫瑰痤疮患病率为 3.48%，这是中国玫瑰痤疮首个患病率数据，同时发现玫瑰痤疮更容易合并黄褐斑、高血压、甲状腺功能亢进症及乳腺癌。在大学新生队列中调查玫瑰痤疮的患病率为 3.36%，并发现玫瑰痤疮与 AGA、中重度痤疮及皮肤划痕症有显著的正相关，手部湿疹与玫瑰痤疮的发生呈负相关。

5. 展望　人们对玫瑰痤疮了解得还非常浅,尚有大量的未解之谜等待着去揭示,如:玫瑰痤疮早期起始阶段的关键分子;神经免疫在玫瑰痤疮发病中的作用机制;玫瑰痤疮与其他免疫/炎症性疾病的相互关系;临床上如何通过神经免疫机制干预玫瑰痤疮的发病和进展。我们呼吁并且相信越来越多的学者会致力于玫瑰痤疮的临床和基础研究,共同推动玫瑰痤疮认识水平的提高,造福数以亿计的玫瑰痤疮患者。

专家讨论

一、玫瑰痤疮临床研究的切入点

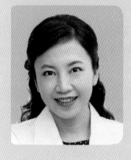

专家简介

吴　艳　教授

- 北京大学第一医院皮肤科
- 中国医师协会皮肤科医师分会注射美容亚专业委员会副主任委员
- 中华医学会皮肤性病学分会皮肤激光医疗美容学组委员

[专家观点]

目前,玫瑰痤疮受到了广大皮肤科医师和患者的重视,针对玫瑰痤疮的基础和临床研究也取得了一系列突破性进展,2021年还推出了新版的玫瑰痤疮诊疗指南,这有助于疾病的早期诊断和规范化治疗。

玫瑰痤疮是一种慢性炎症性疾病,其发病机制主要包括几个方面:皮肤屏障功能受损、天然免疫的异常激活、神经免疫的相互作用、神经血管调节功能异常、皮肤表面微生态失衡等。遗传及获得性因素导致的皮肤屏障功能障碍、毛囊蠕形螨的密度增加及皮肤微生态失衡,都可以活化天然免疫,诱发炎症反应,还可以通过神经免疫的相互作用进一步活化获得性免疫、加重炎症过程。炎症因子及神经递质还可以导致血管调节功能异常出现红斑、水肿等表现。因此,在玫瑰痤疮中皮肤屏障功能、皮肤微生态及神经源性炎症这三者之间相互联系、相互影响。而在临床上,这三点也是重要的治疗靶点,是否能通过修复屏障、调节微生态、抑制神经源性炎症来缓解玫瑰痤疮的临床症状、减少疾病复发,值得后续深入研究。

目前,玫瑰痤疮治疗方法包括基础的皮肤护理修复皮肤屏障、药物治疗、光电治疗、手术治疗、中医中药。其中针对难治型ETR光电治疗和肉毒毒素微滴注射作为新近发展起来的治疗手段,其临床治疗方案仍需大规模RCT研究来进一步优化,不断地提高疗效,减少不良反应,最终可以更广泛地推广和规范使用。

西罗莫司作为一种新型大环内酯类免疫抑制剂,通过不同的细胞因子受体阻断信号转导,阻断T淋巴细胞及其他细胞由G1期至S期的进程,从而发挥免疫抑制效应。外用西罗莫司被发现有抗衰老的作用,同时也被尝试用于玫瑰痤疮的治疗。作为一种"抗生素型免疫抑制剂",西罗莫司在玫瑰痤疮的应用仍需持续开发和探究。其他新的针对玫瑰痤疮的药物也在不断推出,包括外用 1.5% 的米诺环素泡沫,口服窄谱四环素类药物等。这些针对玫瑰痤疮新靶点和新方法的涌现,会助力皮肤科医师更好地战胜玫瑰痤疮。

二、"三度"认识玫瑰痤疮：广度、深度、温度

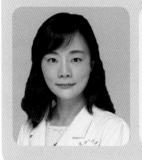

专家简介

许 阳 副教授

- 南京医科大学第一附属医院皮肤科
- 中国医师协会皮肤科医师分会青年委员会委员
- 国家远程医疗与互联网医学中心皮肤影像能力建设委员会委员

[专家观点]

玫瑰痤疮的发病机制非常复杂,这也导致了它的临床表现多样性、治疗选择多元化及基础研究百花齐放。玫瑰痤疮相关的研究结果层出不穷、持续更新,新观点和旧观点不断发生碰撞,激发出新的思维,促进临床医师和科研人员不断学习和提高。

临床上的多样性,从流行病学、新药研发到疗效评估、预后随访都决定了对玫瑰痤疮认知的广度。这意味着,在国内外诸多临床研究中,我们可以非常系统地明确该如何规范地制订治疗方案、合理高效地关注患者的临床表现。

基础科研的连续推进决定了对玫瑰痤疮认知的深度,使我们能够深刻、系统地了解玫瑰痤疮这一疾病。无论是致病基因还是代谢组学方面的研究结果都来源于临床,然后在分子层面进行剖析,最终的目的是实现从微观到宏观的跳跃,更好地服务临床、提高疗效、减少痛苦、造福患者。其中,玫瑰痤疮相关神经方面的研究尤为引人注目。越来越多的研究表明,神经与免疫之间的界限越来越模糊,两者之间存在密不可分的关系。就玫瑰痤疮而言,神经免疫相互作用是发病的重要基础,发病相关刺激因素、皮肤屏障损害及天然免疫效应分子不仅作用于皮肤神经末梢,也激活角质形成细胞、血管内皮细胞等,释放大量神经介质,通过神经末梢表面的 TLR 及蛋白酶激活受体又反过来促进天然免疫的激活,维持并扩大炎症过程。

有了广度、有了深度,接下来就是临床诊疗过程中对患者的温度。制订合理规范的治疗方案、与患者建立良好有效的沟通是提高患者依从性的基础。除了关注皮损情况和病情变化,同时也应注意患者的神经精神症状,积极疏导消极沮丧情绪,帮助患者重拾治疗和生活的信心,践行心身同治的理念,做一个有温度、将心比心的医师。

三、玫瑰痤疮之我见

专家简介

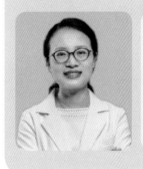

陈小英　博士

- 上海交通大学医学院附属瑞金医院皮肤科
- 中国整形美容协会激光美容分会青年委员
- 中华医学会皮肤性病学分会美容学组委员

[专家观点]

　　玫瑰痤疮的治疗较为棘手,尽管 PPR 通过系统用药可以控制,但当临床表型转换为 ETR 时,常难以完全控制,并在一些诱因下周而复始,甚至加重。急性加重期的玫瑰痤疮患者常出现焦虑,其诉求通常是根治,但实际上却很难满足。

　　1. **难治性红斑患者的抗焦虑治疗**　许多难治性玫瑰痤疮患者对于难以褪去的红斑存在严重焦虑。关于焦虑、抑郁患者难治性红斑的药物选择方面,使用抗焦虑类药主要是从精神方面考虑,目前认为神经炎症是一个重要的发病因素,最开始皮肤科医师使用氟哌噻吨美利曲辛,但与精神科医师交流讨论后,他们推荐了帕罗西汀和米氮平。米氮平效果不错且副作用较小,而帕罗西汀对于部分患者的副作用较大,需要以 1 片作为起始剂量,再加到 2 片。既往文献显示,低剂量帕罗西汀也有缓解作用,尽管高剂量效果更好,但引起的胃肠道反应会非常重。因此在使用帕罗西汀时需注意:第一,从小剂量起始,再逐渐加量。第二,饭后服用。综上,对于焦虑、抑郁患者的难治性红斑,我们会选择帕罗西汀或者米氮平治疗。

　　2. **玫瑰痤疮的治疗时机与治疗终点**　光电治疗非常强调的一点就是治疗时机的选择,因为光电的靶点为血管,治疗后即刻会出现一过性的血管通透性增加,加重水肿及炎症反应,因此患者会觉得红斑有一过性加重的现象。若选择在玫瑰痤疮急性炎症期做光电治疗,势必加重疾病,因此合适的光电治疗时机非常重要。光电治疗有两个作用途径:第一,治疗玫瑰痤疮的后遗症状(持久性红斑、毛细血管扩张);第二,光调作用,低能量起到抗炎、减轻神经炎症的作用。此外,光诱导药物的传输也值得探究。

　　3. **肉毒毒素治疗**　关于肉毒毒素治疗,注射肉毒毒素的剂量和注射层次很关键。此外,部分患者由于疼痛或治疗后面部表情不自然而拒绝该治疗。那么如何让药物以更舒适、精准的方式输送到目的地,这其实也是一个研究点。可参照黄褐斑的治疗,建立一个金字塔或阶梯治疗方案,基础治疗是金字塔的底座,比如修复屏障、恢复微生态、调节炎症反应等治疗。而对于炎症反应比较顽固的病例,在该基础上,可以在适当的时机引入光电、肉毒毒素等治疗,这样可能效果更好,而且安全性更有保障。肉毒毒素注射在治疗中应放在三线治疗选择中。因为其主要改善的是阵发性潮红的程度,而对于持久性红斑效果不好。治疗后,患者的主观感受,如烧灼、胀痛等不适感在注射后也会有改善。因此,帮助患者设立合理的期望值很重要。临床上注射肉毒毒素会比文献报道更为保守,如:注射点与点之间距离拉长、减少穿刺点、避开口周即轮匝肌部位,以尽量减少损伤等。所以,在其他方法都尝试后患者主观仍不满意时,可考虑肉毒毒素注射治疗。

4. 玫瑰痤疮红斑治疗注意事项 首先,由于目前没有方法能够保证在治疗后能达到永不复发的效果,因此患者教育十分重要,需让患者正确认识疾病,调整好心态和预期。其次,治疗上应适可而止,我们不能强求用光电或是其他治疗一定把红斑压下去,这是不现实的。治疗到一定的程度若再追加,可能会适得其反。所以说,与患者沟通时,一定要重视患者教育,告知患者治疗要适当,因为光电治疗本身也有破坏皮肤屏障的可能。

四、玫瑰痤疮诊断与治疗的再认识

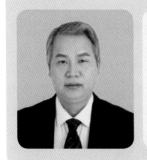

专家简介

李 彦 教授

- 河南省人民医院皮肤科
- 中华医学会医学美学与美容学分会激光美容学组委员
- 中国医师协会皮肤科医师分会感染性皮肤病专业委员会委员

[专家观点]

玫瑰痤疮不是一种新的疾病,皮肤科医师和患者过去习惯称之为"酒渣鼻"。随着生活水平的改善和提高,大家越来越关注美,过度地去除角质及滥用、乱用护肤品给越来越多的人群,尤其是年轻女性带来面部敏感及激素依赖性皮炎等相关问题和疾病。有一段时间,玫瑰痤疮和面部皮炎、面部敏感及激素依赖性皮炎等疾病的诊断和治疗变得模糊、混乱甚至相互混淆,临床医师期待有新的标准能够更简单、方便、更加规范地诊断和治疗玫瑰痤疮。

鞠强和李吉两位教授,以及几位皮肤科专家都在前文中明确指出,近几年玫瑰痤疮的诊断与治疗一般参照 2017 版 NRSEC 玫瑰痤疮诊断标准和 2016 版中国玫瑰痤疮诊疗专家共识,但是在临床实践中,目前的标准仍存在一定的缺陷,该标准不能排除某些有类似临床表现的面部皮肤病(如有红斑表现的嗜酸性脓疱性毛囊炎、面部脂溢性皮炎、AD 及 LE,以及有鼻部增生肥大表现的痤疮瘢痕或鼻部淋巴瘤等),存在有一定的误诊率。2020 年,中南大学湘雅医院玫瑰痤疮专家团队再次更新和调整指南,提出改良版中国玫瑰痤疮诊断标准,并进行全国多中心临床验证,该试验共收集 2 269 例玫瑰痤疮和 2 408 例其他面部皮肤病病例,分别对该诊断标准的敏感性及特异性进行验证,结果敏感性为 99.6%(NRSEC 诊断标准的敏感性为 100%),特异性为 91.9%(NRSEC 诊断标准的特异性为 73.3%),两者比较,改良版中国标准敏感性略微下降,特异性明显提高,因此可避免一定程度的误诊,有助于排除其他鼻部肥大增生性疾病及面部其他红斑性疾病。改良版中国玫瑰痤疮诊断标准提出不同发病部位诊断标准不同，并详细确定了诊断玫瑰痤疮的必要表型及排除相关诱因。临床医师尤其是对目前几种面部皮炎、面部敏感等诊断较为困惑的，该改良版中国玫瑰痤疮标准应该可以为其指明方向、清晰诊断思路。

结合改良版中国玫瑰痤疮诊断标准，在实际临床工作中，玫瑰痤疮最早期且常见的表现是潮红。对于一个健康人，出现面部潮红是否就能诊断玫瑰痤疮是存在争议的。如果潮红随时间的推移发作频率增加，红斑消退需要的时间越来越长，最后成为持久性红斑，应属于玫瑰痤疮的特征。这种潮红有别于脸红，后者更加均匀地分布于面中部、面颊周围及耳后，表现为略带桃色的淡红斑，容易消退，其发生与炎症无关。而玫瑰痤疮的"潮红"主要见于面颊、鼻及口周突出部位，不会弥漫分布。因此，伴有阵发性潮红的持续性红斑，而非单纯的持续性红斑，是面颊部玫瑰痤疮最具特征性的诊断表型。伴有阵发性潮红的面颊部红斑对于区分玫瑰痤疮和其他面部皮肤病具有重要的临床意义。

玫瑰痤疮的临床治疗内容更多，误区重重，目前应根据不同表型、不同阶段选择有针对性的个体化的治疗方案。李吉教授在前文中提到，从发病机制看玫瑰痤疮的临床表现及特征，应该将抗血管扩张与增生、抗毛囊蠕螨及抗炎作为玫瑰痤疮治疗的主要目标，同时可以配合以物理治疗、光电治疗（需谨慎把握治疗时机）、规范选择医学护肤、加强疾病宣教、减少诱发因素等极为重要的辅助手段。仅仅治疗红斑和潮红的措施和方法就有很多，常规方法有系统药物、外用药、物理治疗等。尽管方法较多，但疗效均不佳，易复发。近年来，有大量文献报道肉毒毒素治疗玫瑰痤疮相关红斑和潮红的效果。治疗较为棘手的玫瑰痤疮《2021版中国玫瑰痤疮诊疗指南》明确提出治疗目的是缓解或消除临床症状，减少或减轻复发，提高患者生活质量。但同时强调疾病管理与患者教育同样重要，玫瑰痤疮是一种慢性反复发作的疾病，医师应告诉患者一般经过3个月的治疗可以得到基本控制或明显好转；多数患者在数年或数十年内有反复发作，需反复间断治疗。但是，若只有阵发性潮红反复发作，一般不需要药物治疗，只需科学护肤、改善生活方式、减少刺激因素就可有效控制。玫瑰痤疮常见的刺激因素包括紫外线暴露、情绪压力、高强度运动、饮酒、冷热刺激、辛辣食物、环境湿度过高或过低、某些护肤产品、低质量睡眠、某些药物等。患者教育能让部分患者减少反复发作的频率。此外，皮肤护理在玫瑰痤疮的防治中也非常重要，应告诉患者注意防晒，以打遮阳伞、戴墨镜、戴帽子等物理防晒措施为主，皮损基本控制后可考虑使用配方精简、以无机性遮光剂为主的防晒霜，尽量不用过热或过冷的水洗脸，采用手指而非洗脸巾等清洁面部，尽量减少面部局部按摩及摩擦动作，避免过度清洁。患者应避免使用"三无"护肤品，慎用隔离霜及彩妆。在选择护肤品时也应尽量咨询医师，选择刺激性低、适合自己的护肤品。中重度患者建议护肤简单化，例如面部干燥者，仅外用保湿护肤品。

综上所述，本章从流行病学、发病机制、相关诱因、中国玫瑰痤疮患者临床特征及治疗等综合材料中让我们再一次认识玫瑰痤疮，2020版的改良版中国玫瑰痤疮诊断标准具有良好的敏感性和特异性，有助于减少误诊率、排除其他鼻部肥大增生性疾病及面部其他红斑性疾病。治疗上应根据具体表型、选择合适时机进行个体化治疗。目前，由于玫瑰痤疮在临床上不论是诊断还是治疗均还有诸多需要解决的问题（诊断上没有特异性标准，大部分需排他诊断；治疗上误区重重，个体化差别大，影响因素多），因此以后需要更多的专家专注于该疾病、更多的人员参与讨论和研究。

（汇编整理：刘　沂）

参 考 文 献

［1］ GETHER L, OVERGAARD L K, EGEBERG A, et al. Incidence and prevalence of rosacea：a systematic review and meta-analysis［J］. Br J Dermatol, 2018, 179（2）：282-289.

［2］ HOEPFNER A, MARSELA E, CLANNER-ENGELSHOFEN B M, et al. Rosacea and perioral dermatitis：a single-center retrospective analysis of the clinical presentation of 1 032 patients［J］. J Dtsch Dermatol Ges, 2020, 18（6）：561-570.

［3］ LEE J B, MOON J, MOON K R, et al. Epidemiological and clinical features of rosacea in Korea：A multicenter cross-sectional study［J］. J Dermatol, 2018, 45（5）：546-553.

［4］ LI J, WANG B, DENG Y, et al. Epidemiological features of rosacea in Changsha, China：A population-based, cross-sectional study［J］. J Dermatol, 2020, 47（5）：497-502.

［5］ CHANG Y S, HUANG Y C. Role of Demodex mite infestation in rosacea：A systematic review and meta-analysis［J］. J Am Acad Dermatol, 2017, 77（3）：441-447.

［6］ NAM J H, YUN Y, KIM H S, et al. Rosacea and its association with enteral microbiota in Korean females［J］. Exp Dermatol, 2018, 27（1）：37-42.

［7］ ZAIDI A K, SPAUNHURST K, SPROCKETT D, et al. Characterization of the facial microbiome in twins discordant for rosacea［J］. Exp Dermatol, 2018, 27（3）：295-298.

［8］ THOMPSON K G, RAINER B M, ANTONESCU C, et al. Comparison of the skin microbiota in acne and rosacea［J］. Exp Dermatol, 2020, 30（10）：1375-1380.

［9］ LI S, CHO E, DRUCKER A M, et al. Alcohol intake and risk of rosacea in US women［J］. J Am Acad Dermatol, 2017, 76（6）：1061-1067.

［10］ LI S, CHO E, DRUCKER A M, et al. Obesity and risk for incident rosacea in US women［J］. J Am Acad Dermatol, 2017, 77（6）：1083-1087.

［11］ LI S, CHEN M L, DRUCKER A M, et al. Association of Caffeine Intake and Caffeinated Coffee Consumption With Risk of Incident Rosacea in Women［J］. JAMA Dermatol, 2018, 154（12）：1394-1400.

［12］ LI S, CHO E, DRUCKER A M, et al. Cigarette Smoking and Risk of Incident Rosacea in Women［J］. Am J Epidemiol, 2017, 186（1）：38-45.

第十三章

基于免疫学基础的银屑病治疗策略发展

背景概述

银屑病是一种慢性炎症性免疫性皮肤病,以皮肤红斑附着鳞屑为特征,至今无法被彻底治愈,可合并自身免疫病,严重影响患者的身心健康和生活质量。目前,世界银屑病患病人口约为 1.25 亿,并有逐年增长的趋势。银屑病的发病依赖于在基因遗传易感性的基础上由特定环境因素引发的免疫异常调节,但银屑病的具体病因及其触发机制尚未明确,有研究认为银屑病的发生与发展涉及多种免疫细胞和炎性因子的参与,其中 Th17 细胞和 IL-23/Th-17 轴目前被认为是介导银屑病免疫的最重要途径。随着科学研究的深入,我们对银屑病的发病机制的理解有了很大提升,新靶点的确定,也为临床治疗提供了更加多元的选择,随着生物制剂元年的到来,如何科学地、个体化地选择银屑病的治疗方案是十分重要的难点和热点。

热点聚焦

- 银屑病免疫学发病新机制与外用制剂机制概述
- 生物制剂在银屑病特殊人群的使用注意事项
- 依托于指南共识基础,个性化、综合、规范的生物制剂使用策略
- 在临床工作中生物制剂应用存在的问题探究

论坛精粹

一、银屑病发生发展新机制与外用药研发

专家简介

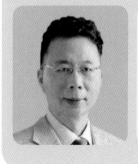

陆前进　教授

- 中国医学科学院皮肤病医院(研究所)执行院所长
- 中南大学皮肤性病研究所所长
- 医学表观基因组学湖南省重点实验室主任

[专家观点]

银屑病是皮肤科一种常见的慢性炎症性皮肤病。据统计,银屑病影响着全球 1.25 亿人,中国约有 653 万人受累。在一项超过 12 000 例患者的全国性调研报告中,我国轻、中、重度银屑病患者分别占总患者的 42.7%、40.6% 及 16.7%,表明我国银屑病患者大多为轻、中度。

1. **银屑病免疫学发病机制**　多种免疫细胞和炎性因子参与了银屑病的发生与发展,主要涉及各种效应 T 细胞,如 Th1 细胞、Th17 细胞、Th22 细胞及 $\gamma\delta$ T 细胞,其中最重要的是 Th17 细胞。这些效应 T 细胞可以分泌多种细胞因子,如 IL-17A、IL-17F、IL-22、TNF-α 及 IFN-γ 等作用于角质形成细胞,促进趋化因子产生。在这些炎性因子和趋化因子的作用下,角质形成细胞活化、增殖并分泌多种细胞因子,导致了银屑病的发生与发展。

银屑病的发展过程可以分为三个阶段:皮损形成前期、皮损早期及慢性斑块期。在银屑病皮损形成前期,IL-23 激活 Th17 细胞产生 IL-17;在银屑病皮损早期,IL-23 进一步促进病理性 Th17 细胞的扩增及 IL-17 的产生,其作用于角质形成细胞促进其增殖并分泌炎性因子,导致皮损的形成;在银屑病慢性斑块期,持续高水平的 IL-23 维持着 IL-17 的产生,进一步导致皮损发展为慢性斑块。

2. **银屑病诊疗路径**[《**中国银屑病诊疗指南(2018 版)**》]　对于银屑病患者,应评估其疾病活动指数和并发症后再选择用药,并对其进行患者教育。若为寻常性银屑病,轻度患者给予外用药治疗即可;中重度患者仅使用外用药大多不能被有效控制,应在此基础上采取传统系统治疗、光疗或联合治疗的方法,若均无效则推荐使用生物制剂。若为红皮病性或脓疱性银屑病,则和中重度寻常性银屑病的治疗路径一样。若银屑病患者伴有关节症状,应首先明确诊断,同时记录疾病的严重程度,并评估并发症,如果证实确为关节病性银屑病,则使用非甾体抗炎药(nonsteroidal anti-inflammatory drug, NSAID)或抗风湿病药物(disease-modifying antirheumatic drug, DMARD),无效则推荐使用生物制剂。

3. **银屑病传统的外用治疗药物**　银屑病的传统外用治疗药物包括:维生素 D_3 衍生物、糖皮质激素、维 A 酸类药物、钙调磷酸酶抑制剂、角质促成剂及地蒽酚等。尽管现有的外用药大部分具有一定的疗效,但疗效有限,且有一定的不良反应,又因银屑病易反复发作,因此长期使用患者依从性欠佳。现将传统外用治疗药物及其优缺点列举如下(表 13-1)。

表 13-1　常见传统外用药物治疗的优缺点

药物	优点	缺点
维生素 D_3 衍生物(卡泊三醇)	有效	缓解时间短,局部刺激反应,瘙痒,长期大面积使用可能引起高钙血症
糖皮质激素	有效	缓解时间短,停药后有复发风险,会出现皮肤萎缩、毛细血管扩张、接触性皮炎等皮肤局部不良反应
蒽林(地蒽酚)	有效	局部刺激反应,着色,污染衣物
焦油(煤焦油)	有效	局部刺激反应,难闻的气味,毛囊炎,致癌作用
维 A 酸类药(他扎罗汀)	有效	局部刺激反应,光敏性,致畸
钙调磷酸酶抑制剂(他克莫司)	仅对较薄的斑块有效(面部和皱褶处)	局部刺激反应

银屑病传统外用治疗药物进展：传统药物有卡泊三醇倍他米松软膏和卡泊三醇倍他米松凝胶，现已研发出新型卡泊三醇倍他米松泡沫气雾剂，且临床试验显示其疗效确切，并且优于凝胶的疗效。

4. 银屑病靶向外用药　银屑病靶向外用药主要包括小分子抑制剂和天然小分子化合物两大类。目前，以银屑病致病相关的信号通路及其关键分子为靶点的治疗药物相继被研发出来，并已进入不同阶段的临床试验研究中。这些药物主要包括：JAK/STAT 抑制剂、PDE4 抑制剂、血管内皮生长因子（vascular endothelial growth factor，VEGF）受体抑制剂、丝裂原活化的细胞外信号调节激酶（mitogen-activated extracellular signal-regulated kinase，MEK）抑制剂、神经生长因子（nerve growth factor，NGF）、功能性受体酪氨酸激酶（tyrosine kinase，TrkA）抑制剂、维甲酸受体相关孤儿 γ 受体（retinoic acid receptor-related orphan receptor γ，RORγ）抑制剂、microRNA 抑制剂、胰岛素受体底物 -1（insulin receptor substrate-1，IRS-1）抑制剂。

（1）JAK/STAT 抑制剂：JAK/STAT 通路为一种细胞因子受体信号转导通路，JAKs 包括 JAK1、JAK2、JAK3、酪氨酸激酶 2（tyrosine kinase 2，Tyk2）这 4 种非受体型酪氨酸激酶，能传递由多细胞因子受体Ⅰ、Ⅱ而来的信号以调节各类炎症反应，并可使 STAT 蛋白磷酸化，继而介导多种信号分子传导，激活或者抑制多种基因的转录，在银屑病的发病中起着重要的作用。现将 JAK/STAT 信号通路抑制剂代表药物列举如表 13-2。

表 13-2　JAK/STAT 信号通路抑制剂代表药物

药名	靶点	剂型	作用机制	研究阶段
托法替尼（tofacitinib，CP-690，550）	JAK1/3	软膏	抑制 IL-23R 而阻断 IL-23 的作用，减少初始 CD4⁺T 细胞向 Th17 细胞的分化	Ⅱa 期临床试验（NCT01246583）
ruxolitinib（INCB018424）	JAK1/2	1.0%、1.5% 霜剂	阻断由银屑病相关细胞因子介导的 JAK/STAT 信号通路及促炎蛋白的合成	Ⅱ 期临床试验（NCT00820950、NCT00778700、NCT00617994）
PF-06263276	JAK1/2/3 及 TYK2	4% 溶液	非选择性抑制 JAK/STAT 信号通路	Ⅰ 期临床试验（NCT01981681、NCT02193815）
STA-21	STAT3	软膏	抑制人角质形成细胞内 STAT3 的细胞因子依赖性核转移	非随机临床试验（NCT01047943）

在一项托法替尼软膏的临床试验中，分别对银屑病患者使用前后的皮损浸润、红斑和鳞屑情况进行评分，结果表明托法替尼软膏对斑块状银屑病的治疗具有良好的耐受性和有效性。一项鲁索利替尼（ruxolitinib，INCB018424）的临床试验结果表明，1.0% 和 1.5% 的霜剂均可显著改善斑块状银屑病皮损浸润、红斑及鳞屑。一项 PF-06263276 的动物实验结果显示，4% 的 PF-06263276 溶液可显著缓解 IL-23 皮内注射引起的小鼠耳朵肿胀。而一项 STA-21 的动物实验显示，外用 STA-21 可抑制 KS.Stat3C 小鼠的银屑病样皮炎，并有报告显

示 2 名银屑病患者在使用 STA-21 软膏 12 天后皮损得到明显改善。

（2）PDE4 抑制剂：PDE4 广泛分布于多种细胞，在多种免疫细胞内高表达。PDE4 可促进 cAMP 降解，从而调节基因的表达。PDE4 抑制剂能升高 cAMP 水平、减少 IL-23、IL-12、TNF-α 等银屑病相关促炎性细胞因子的表达从而下调炎症反应。PDE4 抑制剂的代表药物列举见表 13-3。

表 13-3　PDE4 抑制剂的代表药物

药名	剂型	研究阶段
罗氟司特	0.30%、0.50% 及 0.15% 软膏	轻中度斑块状银屑病Ⅱb 期临床试验（NCT03638258）、Ⅰ/Ⅱa 期临床试验（NCT03392168）
TAK-084	5.0%、0.5% 软膏	轻中度斑块状银屑病Ⅰ期临床试验（EUDRACT 2012-002998-62）
克立硼罗	2% 软膏	间擦部位、肛门、外生殖器、面部银屑病，Ⅰ期临床试验
AN2728	5% 软膏	Ⅱ期临床试验中（NCT00759161、NCT01029405、NCT00755196、NCT01258088、NCT01300052）
MK-0873	2% 软膏	Ⅰ期临床试验（NCT01140061、NCT01235728）

在一项 0.5% 罗氟司特及 0.5%、5.0%TAK-084 的随机双盲、溶媒及活性药物对照的Ⅰ期临床试验中，结果显示：各试验组较对照组的平均皮损浸润厚度均有显著改善（$P<0.001$），其中 0.5% 的罗氟司特（–237.1μm）、5% 的 TAK-084（–216.7μm）的疗效优于卡泊三醇软膏（–216.7μm），但不如倍他米松（–286.9μm）。

一项克立硼罗的随机双盲对照试验显示，2% 的克立硼罗软膏外用可显著改善治疗干预评分系统（therapeutic interventions scoring system，TISS）评分及银屑病患者间擦部位、肛门、外生殖器及面部皮损，且无任何不良反应。

（3）MEK 抑制剂：E6201 选择性抑制 MEK 和 MEK 激酶 -1（mitogen extracellular signal-regulated kinase kinase-1，MEKK-1），可作为抑制和治疗皮炎和增生疾病（如银屑病）的外用药。目前关于 E6201 凝胶、乳膏在寻常性银屑病患者局部外用的安全性及有效性的Ⅱ临床试验已经开展。

（4）血管内皮生长因子受体（vascular endothelial growth factor receptor，VEGFR）抑制剂：NVP-BAW2881 是一种 VEGFR 抑制剂，主要抑制 VEGFR-2，作用在老鼠及人类的酪氨酸激酶区域，可抑制 VEGF 介导的血管内皮细胞增殖、迁移和内皮血管的形成。一项动物实验显示，局部外用 NVP-BAW2881 可显著改善 VEGF 转基因小鼠的银屑病样皮炎。同时，经免疫组化分析证实在局部外用 NVP-BAW2881 后，小鼠皮损中的白细胞浸润、表皮角化过度和增生及血管数量均显著减少。

（5）TrKA 抑制剂：CT327 为选择性 TrKA 抑制剂，可抑制 NGF-TrKATRPV1 通路的激活。一项随机对照Ⅱb 期临床试验显示，局部外用 CT327 乳膏 8 周可显著改善患者的瘙痒症状，且未出现外用部位的局部不良反应。

（6）RORγ 抑制剂：维 A 酸受体相关孤儿受体（retinoid related orphan nuclear receptor，ROR）是一种核受体，其中 RORγ2（又称 RORγt）为调节 T 细胞分化的关键，可直接激活 Th17 的标记基因，抑制其他 T 细胞系的标记基因，并参与 IL-17 的产生。GSK2981278 为强效 RORγ 选择性反向拮抗剂，临床前期研究显示，1% 的 GSK2981278 软膏外用可显著改善咪喹莫特（imiquimod，IMQ）诱导小鼠的银屑病样皮炎。一项Ⅰ期单中心随机对照临床试验显示,其可显著降低银屑病患者皮损中促炎性细胞因子的水平,尤其是 IL-17,但是对皮损浸润厚度的改善不明显。

（7）microRNA 抑制剂:许多细胞因子的趋化都受 microRNA 的调节,已有研究发现 Mic-210 在银屑病患者的皮损和 CD4$^+$T 细胞中均有过度表达。有研究显示,将小鼠的 Mic-210 基因敲除后,再用咪喹莫特将不能诱导小鼠的银屑病发生,说明 Mic-210 在银屑病的发生中起重要作用。

将 Antagonir-210 皮内注射银屑病的小鼠模型,发现其皮损的外观和病理均有明显改善。将 An-miR-210 纳米凝胶外用于小鼠模型,结果显示皮损处鳞屑减少,皮肤厚度变薄,炎症减轻。将天然化合物 TargetmiR-210 霜剂外用于小鼠模型,结果显示皮损的鳞屑和炎症均明显减少,无明显刺激作用,其效果优于卡泊三醇。

（8）芳香烃受体:AhR 的活化通路有经典和非经典两种途径。AhR 在银屑病的发病机制中起着重要作用。AhR 调节剂是一种非激素小分子外用药。本维莫德（benvitimod）通过特异性结合 AhR,调节 AhR 活化通路,改善银屑病炎症,起到治疗的作用。一项Ⅲ期临床试验的结果表明,本维莫德乳膏的 PASI75、PASI90 应答率均优于卡泊三醇。本维莫德乳膏作为首个外用靶向免疫感应调节剂,现已上市。

（9）其他:近期,在一项多中心随机对照Ⅲ期临床试验中,0.05% 的他扎罗汀（TAZ）和 0.05% 的二丙酸倍他米松（BM）固定联合外用治疗寻常性银屑病,结果显示联合用药具有起效迅速、提升疗效及安全性高的特点。

二、不同银屑病患者适合不同治疗药物

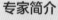

专家简介

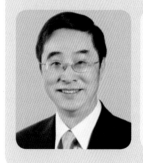

徐金华　教授

- 复旦大学附属华山医院皮肤科主任
- 上海市皮肤病研究所所长
- 中华医学会皮肤性病学分会副主任委员

［专家观点］

银屑病是一种系统性炎症性疾病,对其共病的认识从最初的糖尿病、心血管疾病、肥胖及关节炎,逐渐到自身免疫病,最后发展到现在的认为银屑病还可以伴随心理疾病及相关肝肾疾病风险增加。这些疾病的伴发对银屑病治疗方案的选择产生了很大影响。同样,在过去的 10 年中,随着科学研究的深入开展,我们对银屑病发病机制的理解有了很大转变,新靶点的确定,也为临床治疗提供了多种选择。银屑病是第一个把管理皮肤病变及其相关共病同时作为治疗目标的炎症性疾病,应根据疾病的严重程度、对患者生活质量的影响、患者对先前治疗的反应及其共病来调整治疗方案,具体方案应覆盖银屑病涉及的诸多方面。本部分内容从不同银屑病患者的治疗药物选择差异出发,以期为临床医师针对真实世界中的银屑病患者的具体治疗方案选择提供一定参考。

1. 生物制剂在银屑病共病的使用及安全性问题　选择生物制剂治疗银屑病时,不仅需要考虑到银屑病本身的皮损特点,更需要统筹考量其共病。生物制剂使用时需要考虑对于相关合并疾病是否具有影响、是否具有治疗作用、存在哪些禁忌证等(表 13-4)。

银屑病的共病包括银屑病关节炎、克罗恩病、恶性肿瘤、肥胖和心血管疾病等,一些生物制剂可以同时治疗银屑病共病,而另一些生物制剂则没有证据或者没有足够的证据能够证明它使用的安全性,还有一部分存在争议或需要观察甚至是禁用的。因此,临床医师需要了解生物制剂的适用范围。

TNF-α 抑制剂可有效治疗银屑病关节炎、肥胖、心脏疾病、免疫性疾病(红斑狼疮、克罗恩病),但对于多发性硬化存在禁忌证,而对于一些合并的病毒感染(如丙肝、乙肝等),目前尚缺乏证据,还存在使用争议。乌苏奴单抗对合并乙肝、丙肝等感染性疾病存在使用争议,对于合并银屑病关节炎、肥胖、心脏疾病、免疫性疾病(红斑狼疮、克罗恩病)等可以使用。IL-17 单抗则适用于银屑病关节炎、肥胖及红斑狼疮等免疫性疾病。IL-23 单抗则适用于肥胖、心脏疾病、多发性硬化、红斑狼疮及克罗恩病等免疫性疾病。

表 13-4　选择生物制剂治疗银屑病应考虑的因素

分类	药物	PsA	肥胖	心脏疾病	ANA	红斑狼疮	多发性硬化	克罗恩病	抗 HCVAb+	HBsAg+	抗 -HBc+
TNF-α 抑制剂	依那西普	+	+	+	+	+/-	X	+	++*	-	+/-*
	阿达木单抗	+	+	+	+	+/-	X	+	+*	-	+/-*
	英夫利西单抗	+	+	+	+	+/-	X	+	+*		+/-*
	赛妥珠单抗	+	+	+	+	+/-		X			+/-*
IL-12/23 单抗	乌司奴单抗	+	+	+	+	+	+	+	-	?+/-*	?/+*
IL-17 单抗	司库奇尤单抗	+	+	?	+	+	+	X	?/+*	?+*	?/+*
	依奇珠单抗	+	+	?	+	+	+	X	?/+*	?+*	?/+*
	柏鲁达单抗	+	+	?	+	+	+	X	?/+*	?+*	?/+*
	bimekizumab	+	+	?	+	+	+	X	?/+*	?+*	?/+*
IL-23 单抗	古赛奇尤单抗	+	+	+	+	+	+	+	?	?	?
	替拉珠单抗	?+	+	+	+	+	+	+	?	?	?
	瑞莎珠单抗	?+	+	+	+	+	+	+	?	?	?
	米吉珠单抗	?+	+	?	+	+	+	+	?	?	?

注:++ 代表首选;+ 代表可以使用;+/- 代表可以使用,但有争议;-/+ 代表非首选但能被使用;?/+ 代表尚无足够的数据说明药物能安全使用;? 代表尚无足够证据;- 代表有争议,无足够的数据;X 代表存在禁忌;* 代表需要密切监测;PsA= 银屑病关节炎;ANA= 抗核抗体;HbsAg= 乙肝表面抗原;抗 -HBc= 核心抗体。

值得注意的是,目前的研究发现银屑病与心血管代谢疾病存在共同的炎症通路,中重度银屑病可加重主要的心血管事件,或者增加死亡风险,导致其预期寿命减少5年。在生物制剂治疗银屑病临床试验中的血管相关参数改变可以见表13-5。BSA与银屑病患者糖尿病和死亡风险相关,皮损面积累积<3则影响相对小,>10则影响相对大,是死亡风险因素之一。

表13-5 生物制剂治疗银屑病临床试验中血管相关参数改变

参数	阿达木单抗 NCT01553058	乌苏奴单抗 NCT02187172	司库奇尤单抗 NCT02690701	依奇珠单抗
主动脉血管炎症	无变化	下降	无变化	无变化
炎症标记物	CRP、TNF-α、IL-6、GlycA 下降	VCAM1、IL-2ra 下降	无变化	hsCRP 下降
脂质代谢	无变化	LDL 增加	LDL 增加	无变化
葡萄糖代谢	无变化	无变化	无变化	无变化

注:CRP=C反应蛋白;hsCRP=超敏C反应蛋白;IL=白介素;LDL=低密度脂蛋白。

一项前瞻性电子病历队列研究表明,使用生物制剂治疗后,银屑病患者所合并的充血性心力衰竭、精神疾病、慢性肾病、慢性阻塞性肺疾病、脑血管疾病、糖尿病及高血压的发生率都有降低,但生物制剂治疗后这些疾病的发生率更低,因此推断使用生物制剂治疗对于这些疾病可能是一种保护因素(表13-6)。但2020年英国BAD指南中指出TNF-α抑制剂在充血性心力衰竭患者中应该谨慎使用:①避免在严重心力衰竭(NYHA分级为Ⅲ级或Ⅳ级)患者中使用TNF-α抑制剂;②代偿性心力衰竭(NYHA分级为Ⅰ级或Ⅱ级)患者在使用TNF-α抑制剂前,需要咨询心脏专科医师;③出现新发的心力衰竭事件或原先存在的心力衰竭加重事件时,停用TNF-α抑制剂并咨询专家意见。除此之外,通过对黑色素瘤和生物制剂(银屑病及其他适应证)的随机对照试验(85项randomized controlled trial研究中共计19例发生黑色素瘤)、队列研究(欧洲11个地区48 304例患者接受TNF抑制剂中发生106例黑色素瘤)和病例报道(14项病例报道出现黑色素瘤)分析发现(表13-7),在阿达木单抗和乌司奴单抗的治疗中黑色素瘤的发生率较高。

表13-6 未使用与使用生物制剂治疗后银屑病共病发生率比较

疾病分组	未使用生物制剂治疗后的发生率/% (n=228 830)	使用生物制剂治疗后的发生率/% (n=33 722)	OR(95%可信区间) 全因调整
充血性心力衰竭	7.87%	1.96%	0.75(0.52,0.63)
任何精神疾病	38.90%	25.47%	0.67(0.65,0.68)
慢性肾病	10.32%	3.33%	0.70(0.64,0.75)
慢性阻塞性肺疾病	11.99%	4.35%	0.60(0.56,0.64)
脑血管疾病	9.41%	3.03%	0.58(0.53,0.62)
糖尿病	20.98%	13.94%	1.01(0.97,1.04)
高血压	48.17%	31.44%	0.71(0.69,0.73)

注:这项前瞻性电子病历队列研究纳入26 208例银屑病患者,银屑病队列随访为71 528患者·年,生物制剂包括阿达木单抗、依那西普、乌司奴单抗、依奇珠单抗和司库奇尤单抗。但研究也存在一些局限性,如健康者效应、随访时间短、关键性数据(心血管时间相关死亡)丢失等。

表 13-7 生物制剂 RCT 研究及随访过程汇总出现黑色素瘤病例数

药物	纳入试验数 / 项	患者 / 例	黑色素瘤 / 例
阿达木单抗	29	7 395	13
柏达鲁单抗	3	2 038	0
依那西普	12	3 236	0
古赛奇尤单抗	5	1 549	0
英夫利西单抗	10	1 817	0
依奇珠单抗	6	1 073	0
司库奇尤单抗	9	1 613	0
替拉珠单抗	2	1 238	0
乌司奴单抗	10	6 900	6

综上,在选择使用生物制剂治疗合并其他疾病的银屑病患者时,目前的研究证实 TNF-α 抑制剂、IL-12/23 抑制剂和 IL-17 抑制剂不会对心血管相关参数产生不利影响。对于有充血性心力衰竭高风险因素或既往史的患者,IL-17 抑制剂和 IL-12/23 抑制剂的安全性可能优于 TNF-α 抑制剂。对于在使用生物制剂治疗银屑病过程中发生肿瘤的风险,TNF-α 抑制剂(阿达木单抗)和 IL-12/23 抑制剂(乌司奴单抗)的发生率略高于其他生物制剂。

2. 生物制剂在银屑病特殊人群的使用 目前,有文献对生物试剂在银屑病特殊人群中的使用进行了相关总结(表 13-8):充血性心力衰竭患者不建议使用 TNF-α 抑制剂,同样也不建议或者没有充分的证据表明其可用于潜在结核患病人群,但其可用于艾滋病患者及妊娠妇女和儿童等特殊人群。IL-12/23 单抗则均适用于充血性心力衰竭、艾滋病、妊娠妇女及儿童等特殊人群。IL-17 单抗可适用于充血性心力衰竭患者及潜在结核患病人群。IL-23 单抗适用于充血性心力衰竭患者。

表 13-8 生物制剂在银屑病特殊人群的使用

分类	药物	CHF	潜在 TB	HIV	妊娠妇女	儿童
TNF-α 抑制剂	依那西普	–/+	–	+	+	++
	阿达木单抗	–/+	–	+	+	++
	英夫利西单抗	–/+	–	+	+	+
	赛妥珠单抗	–/+	–	+	++	+
IL-12/23 单抗	乌司奴单抗	+	–	+	+	++
IL-17 单抗	司库奇尤单抗	+	+	?+	?+	?+
	依奇珠单抗	+	+	?+	?+	?+
	布罗利尤单抗	+	+	?+	?+	?+
IL-23 单抗	古赛奇尤单抗	+	?	?+	?	?+
	Tildrakizumab	+	?	?+	?	?+
	Risankizumab	+	?	?+	?	?+
	Mikizumab	+	?	?+	?	?+

注:++ 代表首选;+ 代表可以使用;+/- 代表可以使用,但有争议;–/+ 代表非首选但能被使用;?/+ 代表尚无足够的数据说明药物能安全使用;? 代表尚无足够证据;– 代表有争议,无足够的数据;CHF= 充血性心力衰竭;TB= 结核;HIV= 艾滋病。

有 meta 分析表明,使用 TNF-α 抑制剂的患者,结核的患病风险在统计学上显著增加3 倍(固定效应模型,OR=3.53,95% 可信区间为 1.58,7.85;随机效应模型,OR=3.29,95%可信区间为 1.48,7.33)。还有研究表明(16 项临床研究回顾性分析),依奇珠单抗治疗期间无结核再激活。

除结核的患病风险外,2009 年一项 FDA 发表的 1999—2005 年期间依那西普、英夫利西单抗不良反应数据库(含超过 12 万项不良反应)的综述,其中在使用 TNF 抑制剂治疗的妊娠期患者中,出现 41 例所产新生儿 61 项先天畸形,24/41 例新生儿出现过 1 项或多项 VACTERL(vertebral anomalies,anal atresia,cardiac anomalies,tracheoesophageal fistula,esophageal atresia,renal anomalies,and limb anomalies)相关畸形症状,1 例新生儿诊断为 VACTERL。2012 年的一项研究表明,在 15 万妊娠期妇女及准爸爸的队列研究中证明,妊娠前后使用抗风湿药物甲氨蝶呤、来氟米特、依那西普、阿达木单抗并不会出现胎儿重大畸形。乌司奴单抗在妊娠期的研究数据极少,在个别病例报道中未发现流产或先天畸形发生率升高。动物研究显示,乌司奴单抗不会对母体产生毒性,也不会对胎儿或婴儿产生毒性。目前尚无证据表明使用司库奇尤单抗会增加妊娠期不良反应的发生率。但是在关于司库奇尤单抗在银屑病、关节病性银屑病及强直性脊柱炎的综述中指出,在司库奇尤单抗使用期间自然流产率为 10.3%(30/292),先天性异常率为 1.0%(3/292)。

除此之外,生物制剂也多应用于儿童银屑病患者群体中,现将国内外儿童银屑病相关适应证的获批情况总结如下:①阿达木单抗,欧洲药品评价局(European Medicines Agency,EMA)批准用于治疗 4 岁以上的重度斑块状银屑病,NMPA 批准用于治疗 4 岁及 4 岁以上的重度斑块状银屑病;②依那西普,EMA 批准用于治疗 6 岁以上的重度斑块状银屑病,FDA 批准用于治疗慢性中重度斑块状银屑病儿童及青少年(4~17 岁);③乌司奴单抗,FDA 批准用于治疗 12 岁以上的重度斑块状银屑病;④依奇珠单抗、司库奇尤单抗,FDA 批准用于治疗 6~18 岁患者的重度斑块状银屑病,EMA 批准用于治疗 6~18 岁患者的重度斑块状银屑病。值得注意的是,FDA 曾黑框警告,TNF-α 抑制剂用于治疗儿童青少年患者的幼年类风湿关节炎、炎症性肠病、克罗恩病和其他炎症性疾病过程中存在肿瘤风险,应该谨慎使用。

最后,对于生物制剂在银屑病特殊人群的使用注意事项总结如下:①对于有潜在结核患病风险的患者,IL-17 抑制剂的安全性可能优于 TNF 抑制剂;②对于妊娠期患者使用 TNF抑制剂一般认为是安全的,IL-12/23 抑制剂和 IL-17 抑制剂在妊娠期使用的研究数据较少,现有研究未发现存在有害影响;③在儿童银屑病相关适应证方面,国内外已有 5 款生物制剂获批,包括 TNF 抑制剂、IL-12/23 抑制剂和 IL-17 抑制剂。

专家讨论

一、生物制剂靶点与银屑病治疗选择

专家简介

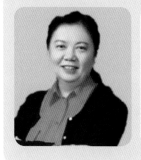

何焱玲　教授

- 首都医科大学附属北京朝阳医院皮肤科主任
- 中国医师协会皮肤科医师分会第五届委员会常委
- 中国医师协会皮肤科医师分会自身免疫病专业委员会副主任委员

[专家观点]

银屑病是一种遗传与环境共同作用诱发的、免疫介导的、慢性复发性炎症性疾病,其病因涉及遗传、免疫、环境等多种因素。通过以 T 淋巴细胞介导为主、多种免疫细胞共同参与的免疫反应,特别是 Th1 细胞、Th17 细胞、Th22 细胞释放的细胞因子,可以引起角质形成细胞过度增殖及全身其他系统免疫性炎症反应。因此,免疫调节异常在银屑病的发病机制中起着十分重要的作用,银屑病的多种治疗药物都是基于免疫学研究的新突破、新进展研发的。

生物制剂的靶点便是基于银屑病免疫学发病机制中相关的细胞因子或靶点,针对银屑病效应 T 细胞分泌的多种细胞因子(如 IL-17A、IL-17F、IL-22、IL-23、TNF-α 等单克隆抗体)的生物制剂对于治疗银屑病已经产生很好的疗效。但是,银屑病的治疗不只局限于单克隆抗体的应用,局部小分子药物对控制局部炎症有也较好的效果。目前,许多小分子药物如 JAK/STAT 抑制剂已进入临床治疗的应用。小分子药物在抑制 T 淋巴细胞活化的信号通路方面有重要作用,如抑制银屑病局部炎症中的 Th1、Th17 亚群,也可以有较好的免疫调节作用。此外,临床观察显示小分子药物对于斑秃局部炎症的减轻也发挥着很大作用。其他小分子药物如 PDE4 抑制剂最近都正在逐步发展和应用。相较于系统用药,局部应用副作用较小,更有发展前景。但若银屑病患者有并发症或共病,存在系统炎症并波及各个器官时,系统用药就十分重要了。

不同患者需要选择不同的治疗方案。虽然都是生物制剂,但并非所有银屑病生物制剂都可随便应用,临床医师要根据患者病情特点及共病选择更合适的生物制剂,如:TNF-α 单克隆抗体对有关节炎及骨损伤的银屑病患者疗效比较明显;IL-17 单克隆抗体对皮损严重或有早期附着点炎症的银屑病患者治疗效果比较好;IL-17 单克隆抗体对克罗恩病患者并不适合。

此外,应用生物制剂应警惕感染,如结核分枝杆菌、肝炎病毒等感染。真菌感染的患者在使用生物制剂时也要慎重,使用生物制剂期间可能会加重真菌感染,如脚癣。最后就是妊娠妇女、儿童、老年人这些特殊人群,在使用生物制剂时要注意药物的选择、剂量的把握及应用的时机等。

二、生物制剂在临床使用中的问题

专家简介

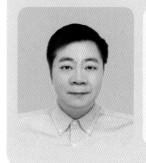

陈爱军　教授

- 重庆医科大学附属第一医院皮肤科主任
- 中华医学会皮肤性病学分会第十五届委员会常务委员兼副秘书长
- 中国医师协会皮肤科医师分会第六届委员会副会长

[专家观点]

2020 年是生物制剂的元年或者说是里程碑式的一年,在迎来生物制剂"2.0"时代的此刻,随着新的生物制剂诸如 IL-12、IL-23、IL-17 等抗体在临床上逐渐被广泛应用后,给医师及患者群体都带来了深刻的影响。从医师的角度来看,生物制剂的使用增加了医师对于患者治疗的信心,在一定程度上弥补了传统治疗的不足。从患者的角度来看,生物制剂的使用带来了较为积极的作用,直观的表现就是治疗目标 PASI50、PASI75 到 PASI90 甚至是PASI100 的提升。但生物制剂虽好,仍旧存在着一定的风险,所以如何在临床上规范使用生物制剂是一个十分重要且不容忽视的问题。

目前生物制剂在临床使用中主要存在以下几点问题。

1. 放宽生物制剂临床适应证　临床实践中,生物制剂的使用适应证、指标存在被"放宽"的情况,甚至一些患者没有经过任何用药前的检测、用药时的监测自主通过其他渠道获取了生物制剂,私自用药,带来了不必要的风险。这些问题都说明在临床上我们不能忽略这些潜在风险,不能盲目地扩大生物制剂的适应证及适应人群,不能够唯生物制剂至上,要严格且充分地考虑这些因素,在用药过程中进行规范地监测并且做到规范用药。

2. 对于生物制剂了解不够、知识储备不足　这个问题在基层医院可能更为普遍,对于生物制剂相关知识的缺乏可能会导致医师在使用时存在"胆怯"的表现,并且可能无法准确判断生物制剂的治疗时机,错过最佳的治疗时机。例如针对关节病性银屑病患者,关节的损害是一个不可逆的过程,延误治疗时机对于患者而言就可能是一个灾难性的打击。所以"过"或者"不足"的使用都是不利于生物制剂在临床上的健康使用和发展的。

3. 如何处理生物制剂和传统药物的使用问题　虽然生物制剂的使用带来了银屑病疗法的革新,国外的一些指南对于生物制剂的推荐等级也很高,甚至作为一线用药,但是我们在临床中仍然需要一个选择的过程,例如指南中明确指出,需要在传统治疗无效或者存在不能耐受、相对禁忌等情况下，我们才考虑使用生物制剂，这是一个大前提。对于银屑病的传统治疗，我们已经形成一些相对系统的指南。这里需要格外强调的是，无论采取何种疗法，有效地联合银屑病的外用药会起到事半功倍的效果，当使用传统药物或者生物制剂时，在不增加系统药物用量的情况下，联合使用外用药甚至可以达到PASI95到PASI98的效果，有效地改善患者的皮损恢复情况。

"结识新朋友，不忘老朋友"，对于"老朋友"我们要适当保留，而对于"新朋友"我们要适当、恰当地使用。

三、如何综合、规范地使用生物制剂

专家简介

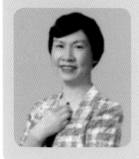

方　红　教授

- 浙江大学医学院附属第一医院皮肤科主任
- 浙江省医学会皮肤性病学分会前主任委员
- 浙江省医师协会皮肤科医师分会会长

[专家观点]

近年来，关于银屑病遗传学、免疫学等发病机制的不断深入研究极大地促进了银屑病治疗新纪元的到来，随着生物制剂"1.0"及"2.0"时代的接踵而至，生物治疗已然成为银屑病的主流治疗方法之一，对于一些难治、特殊、重症的银屑病患者而言，生物制剂的使用发挥了积极有效的作用。

随着国内外批准使用的生物制剂数量逐渐增多，如何基于我国银屑病患者的现实情况去合理、安全、高效地使用生物制剂便成为必须重视、不容忽略的重要问题。在此，笔者想讨论临床医师该如何综合、规范地使用生物制剂。

生物制剂的综合规范使用首先要做到充分掌握和了解生物制剂的相关知识。以阿达木单抗为例，我国的指南共识中建议其适应证为需要传统系统治疗的中重度成人斑块状银屑病，但是国外也批准适用于关节病性银屑病患病人群，这说明国内外在适应证方面存在不同，是否能够在国内使用、又该如何使用必须经过一定的临床研究积累，得到过硬的循证证据才可以使用。其次，对于用法、用量，建议查阅相关指南共识并结合实际情况严谨用药，且需及时观察疗效，实时并慎重地考虑用法、用量的合理性。最后，除了进行用药前相关检测之外，也需要进行用药时监测，关注并报告相关不良反应，如阿达木单抗的不良反应就包括感染、注射部位反应、头痛等，严重的可能会导致致死性感染及心力衰竭等。

生物制剂适用于银屑病患者中的一些"疑难杂症"，具体而言就是适用于传统治疗无效或者无法耐受的中重度斑块状银屑病患者群体中，其次是关节症状明显的关节病性银屑病患者,或者是银屑病本身对患者的生活或者健康带来了重大影响或者风险的病例。但是该如何用,必须结合患者的情况进行综合考虑。临床医师在使用生物制剂治疗前也必须详细告知患者一些相关风险,包括经济损耗等,要得到患者本人或者监护人等的充分知情同意。

上述内容仅是生物制剂使用的一般原则,如何个性化、具体化用药需要依托于现实情况,生物制剂的使用是一门大学问,用对了药物如虎添翼,使用不当则可能会带来不可逆的后果,临床医师一定要结合具有循证支持的相关指南、文献,立足于实际,不断积累经验,以便更好地使用生物制剂,减轻患者的负担。

四、银屑病治疗策略发展之我见

专家简介

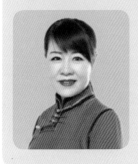

木其日　教授

- 内蒙古国际蒙医医院皮肤科主任
- 内蒙古自治区医学会皮肤性病学分会主任委员
- 中华医学会皮肤性病学分会常务委员兼治疗学组副组长

[专家观点]

银屑病是一种系统性炎症性疾病,典型临床表现为鳞屑性红斑或斑块,局限或广泛分布,无传染性,治疗困难,常罹患终身。目前全球有 1.25 亿患者,中国约有 653 万患者。同时,银屑病是第一个把管理皮肤病变及相关共病同时作为治疗目标的皮肤炎症性疾病,考虑到对患者整体健康的重要性,治疗方案应覆盖银屑病涉及的诸多方面。目前生物制剂在治疗银屑病方面取得一定突破,但在临床实践中仍存在着问题和争议,从而造成很多临床隐患。下面谈一点笔者对于自己在临床使用生物制剂治疗银屑病的看法。

1. **科学规范治疗**　笔者强调临床医师需根据指南选择治疗方法,严格把握生物制剂使用的适应证。根据《中国银屑病诊疗指南(2018)》,生物制剂可用于斑块状银屑病和关节病性银屑病及中重度银屑病[PASI≥10 分或 BSA≥10%(无法进行 PASI 评分时),同时 DLQI≥10];在特殊情况下,严重影响身心健康的特殊部位(如外生殖器及肢端暴露部位)未达到上述标准时也可使用。除符合以上条件外,还需同时符合下列至少 1 条:①采用标准传统系统性治疗后,发生严重不良反应的风险较高;②无法耐受标准传统系统性治疗;③标准传统系统性治疗疗效欠佳;④患有共病(指南原文为合并症)无法使用标准传统系统性治疗;⑤病情危及生命。需要指出,生物制剂对于银屑病患者并非首选药物,需先进行传统系统性治疗,若无效再使用。

2. **安全用药**　各种治疗方法均应以确保患者的安全为首要。有活动性感染、心功能分级为Ⅲ级或Ⅳ级的充血性心力衰竭、恶性肿瘤、既往有脱髓鞘综合征病史或多发性硬化症病史等禁忌证的患者不可使用生物制剂。同时,对于有适应证的患者要在诊疗前筛查血常规、肝功能、C反应蛋白、抗核抗体、妊娠试验及感染相关指标(如各种肝炎病毒标志物、HIV抗体、结核)筛查。治疗开始后也应定期检查,动态监测患者的身体状况,防止生物制剂不良反应的发生。笔者建议:结核筛查应行胸部X线检查,如不确定,可行CT检查,以排除可疑病例。若使用生物制剂后出现结核感染,要注意抗结核药物的用量,定期检查肝肾功能,避免造成损害。

3. **个体化治疗**　在选择治疗方案时,要全面考虑银屑病患者的病情、耐受性、既往治疗史及药物的不良反应等,综合制订合理的治疗方案。同时,笔者赞同其他编委的观点:对于同一位患者,要根据其基础疾病发生、发展的不同阶段,及时调整药物。例如一位患心血管疾病的患者,若从冠心病发展到心力衰竭,则需停止使用生物制剂。

以上是笔者针对生物制剂治疗银屑病的一些临床经验,期待权威部门开展更多的临床研究,制定并更新相关临床指南,使银屑病诊疗更加规范。

（汇编整理：韩　洋）

参 考 文 献

[1] KAUSHIK SB, LEBWOHL MG. Psoriasis: Which therapy for which patient: Psoriasis comorbidities and preferred systemic agents[J]. J Am Acad Dermatol, 2019, 80(1): 27-40.

[2] MROWIETZ U, STEINZ K, GERDES S. Psoriasis: to treat or to manage?[J]. Exp Dermatol, 2014, 23(10): 705-709.

[3] YANG ZS, LIN NN, LI L, et al. The Effect of TNF Inhibitors on Cardiovascular Events in Psoriasis and Psoriatic Arthritis: An Updated Meta-Analysis[J]. Clin Rev Allergy Immunol, 2016, 51(2): 240-247.

[4] WANG MT, LIOU JT, LIN CW, et al. Association of Cardiovascular Risk with Inhaled Long-Acting Bronchodilators in Patients with Chronic Obstructive Pulmonary Disease: A Nested Case-Control Study[J]. JAMA Intern Med, 2018, 178(2): 229-238.

[5] SMITH CH, YIU ZZN, BALE T, et al. British Association of Dermatologists guidelines for biologic therapy for psoriasis 2020: a rapid update[J]. Br J Dermatol, 2020, 183(4): 628-637.

第十四章

自身免疫病:基础研究成果如何应用于临床

背景概述

　　自身免疫病是指机体对自身抗原发生免疫反应而导致自身组织损害所引起的疾病,是风湿免疫科和皮肤科日常工作中的常见疾病。这些疾病累及多系统,具有高患病率、高致残率、高致死率的"三高"特点。自身免疫病的免疫机制贯穿于整个皮肤科的诊疗中。了解疾病背后的基础免疫机制,转化研究成果有助于临床个性化精准治疗,有助于我们临床的治疗决策。本篇关注三种皮肤科常见的自身免疫病:SLE、白癜风和大疱性类天疱疮(bullous pemphigoid, BP)。

热点聚焦

- 自身免疫病宏观 - 微观的复杂机制
- 自身免疫病精准医学与靶向治疗

论坛精粹

一、自身免疫病的转化医学研究

专家简介

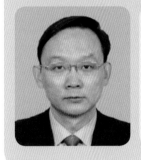

张　烜　教授

- 中国医学科学院北京协和医院科研处处长
- 中国医学科学院学术委员会执行委员兼临床免疫中心主任
- 中华医学会风湿病学分会第十 / 十一届副主任委员

[专家观点]

　　1. **自身免疫病的万花筒**　自身免疫病囊括了一大类发病机制各异的疾病,包括弥漫性结缔组织病(如 SLE、干燥综合征、皮肌炎与多肌炎等),关节炎类疾病 [如类风湿关节炎

（rheumatoid arthritis，RA）、骨性关节炎及强直性脊柱炎等]，血管炎类疾病（如白塞综合征、多发性大动脉炎等），器官特异性自身免疫病（如慢性淋巴细胞性甲状腺炎和多发性硬化等），还有最近比较受人关注的 IgG4 综合征等。这些疾病都具有异常的免疫反应，但其发病机制和表现却多种多样。

2. 一病千面的异质性　自身免疫病机制复杂，临床上表现出同病不同样，不同患者的疾病进展差异大，有的患者受累局限、病情稳定，也有的患者进展迅速，甚至出现从确诊到死亡仅 1 周的极端情况。此外，尽管目前治疗手段多样，但患者的治疗反应和疾病复发率均有较大差异，子代的发病模式也不尽相同。这些现象都反映了自身免疫病的异质性，强调了分子诊断、个性化评估及治疗的必要性。想要达到精准治疗离不开基础研究的支撑。

3. 宏观 - 微观的复杂机制　自身免疫病的发病牵扯到其复杂的机制，宏观上包括个体易感性、环境诱因等，微观上包括免疫细胞的异常激活、致炎因子的增多、信号通路的异常等，这些机制环环相扣导致了疾病的发生。拿 SLE 和 RA 举例，SLE 具有年龄和性别的偏倚，患者可有 C1q、C4TREX1 等凋亡相关，IRF5、IRAK1 及 TNFAIP3 等先天性免疫相关和 MHC、PTPN22 等适应性免疫相关的遗传学上的异常，并受到吸烟、紫外线暴露等环境因素的影响，使其对凋亡物质的清除异常，激活固有免疫及适应性免疫，产生自身抗体。与 SLE 一致，RA 也存在免疫紊乱，其在关节腔中浸润了巨噬细胞、树突细胞、淋巴细胞等异常激活的免疫细胞及 IL-6、IL-17 及 TNF 等大量炎症因子。这些复杂的机制导致了自身免疫病一病千面的异质性，也使临床的诊断治疗更具挑战。

4. 传统治疗的困境和靶向治疗的需求　传统治疗如激素及免疫抑制剂面临着许多困境，如毒副作用大、长期维持治疗依从性差，并存在满足不了患者生育要求及对难治型或复发型患者治疗效果差等问题。

近些年，免疫方面的基础研究取得了突飞猛进的进展，这极大地帮助了我们更好地认识疾病的内在本质，有助于识别个体差异的分子基础，从而寻找精准的治疗靶点，并有助于精准化地诊疗，预测治疗反应及对疾病进行预警和评估等。其中的策略包括：使用相应的抗体清除致病细胞，使用细胞因子抑制物来抑制致病因子，使用通路阻断剂阻断异常的信号通路，监测易感基因对易感人群及患者的发病情况的影响，以及基因治疗。

5. 精准医学与靶向治疗　PI3K 的过度活化会激活 AKT 通路从而促进 B 细胞增殖，导致自身免疫异常。临床上，有针对 PI3Kδ 亚单位的抑制剂来抑制其过度活化以减少自身抗体的表达，在干燥综合征的治疗中取得了一定的效果。B 细胞在红斑狼疮的发病中占据重要地位，三分之二的红斑狼疮患者存在同源性磷酸酶 - 张力蛋白（phosphatase and tensin homolog，PTEN）的异常，其与 B 细胞的活化程度高度相关。PTEN 类似于 B 细胞活化的刹车，PTEN 缺失的小鼠将出现免疫耐受缺失和自身抗体产生。我们解析了 PTEN 异常在红斑狼疮发病中的机制，并发现 MIR-7 也参与了 PTEN 对 B 细胞功能的调控，为药物开发提供了新靶点。

既往研究报道，小剂量 IL-2 可治疗 SLE，但其存在剂量控制不明确和稳定性较差的问题。对 IL-2 进行定点修饰，使其选择性靶向 Treg 细胞，而不去激活效应 T 细胞，发现其能调控血液免疫稳态，对 SLE、RA 及糖尿病动物模型均有较好的疗效。CD40 和 CD40L 的相互作用对于生发中心的形成、抗体的产生和细胞因子的释放都有重要作用，其在红斑狼疮中的表达显著升高。2003 年，有研究发现抗 CD40L 抗体在治疗狼疮肾炎中有很好的效果，但由于其抗体设计上的缺陷而产生了血栓副作用,导致研究提前终止。近期,针对设计开发出的一些新型的 CD40L/CD40 拮抗剂,希望能克服原有缺陷,为 SLE 的治疗开辟新的途径,目前这部分研究已进入 Ⅱ 期临床试验。

在系统生物学方面,根据自身免疫病患者口腔和肠道微生物的宏基因研究发现两者在自身免疫病中均出现异常并在治疗后趋于正常化。在口腔菌群中找到某些细菌表达的多肽和红斑狼疮特异性自身抗原如 Sm 抗原表位非常相似,可诱导出机体产生自身抗体和 T 细胞的增殖。

作为一个临床医师,每天都会面对大量患者,如何根据发病机制对患者进行诊断和分层,从而避免激素或免疫抑制剂这类广谱药物带来的不良反应,达到个性化医疗并使患者利益最大化,是我们必须考虑的问题。

二、从免疫机制谈临床诊治的关联——几个自身免疫性皮肤病的免疫故事

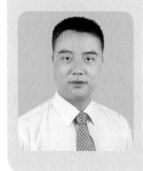

专家简介

鲁　严 教授

- 江苏省人民医院皮肤科主任
- 中华医学会皮肤性病学分会委员
- 中国医师协会皮肤科医师分会色素病专业委员会(学组)副主任委员

[专家观点]

1. **系统性红斑狼疮的免疫机制与临床诊疗**　免疫细胞异常激活导致的自身抗原的积累是 SLE 发病中的重要环节。SLE 的治疗手段包括有糖皮质激素、免疫抑制剂和靶向生物制剂[如抗 CD20 单抗(利妥昔单抗)、抗 BAFF/Blys 单抗、抗 CD22 单抗/抗 INF-α、干细胞移植/T 细胞疫苗]。新的疗法随着免疫学研究的深入有了新的进步。SLE 中有许多异常的免疫细胞。我们都知道,B 细胞可以产生自身抗体,而另一方面,T 细胞对抗体也有非常重要的作用,比如 CD4⁻ 且 CD8⁻ 的双阴性 T 细胞通过分泌 IL-17 促进 B 细胞产生自身抗体;Tfh 对 B 细胞活化成浆细胞产生抗体发挥了重要的作用;Treg 维持自身免疫耐受。而在 SLE 患者的血清中 Th17 水平显著升高,而 Treg 显著下降呈微炎症状态。

IL-2 是一种具有多种生物活性的细胞因子,其主要由活化的 CD4⁺T 细胞合成分泌,不仅可以促进 CD4⁺T 细胞及 CD8⁺T 细胞的活化和增殖,还可诱导免疫记忆,对免疫系统抵抗病原微生物具有重要意义。Treg 高水平表达 CD25,其与 IL-2 具有极高的亲和力。在正常情况下,IL-2 抑制 Tfh 的分化增殖,然而在 SLE 患者中,IL-2 表达减少,使得 Tfh 增多而 Treg 细胞存活减少。研究发现小剂量的 IL-2 能选择性地增加 Treg 的分化、存活,增强其功能,

抑制 Tfh 的增殖分化，从而抑制特异性抗体的产生，可用于治疗自身免疫病。而大剂量 IL-2（60 万 ~72 万 U/kg）具有促进效应 T 细胞、细胞毒性 T 细胞、淋巴因子激活的杀伤细胞及 B 细胞等细胞增殖分化的生物学功能，从而增加细胞因子的释放，对于治疗黑色素瘤、肾癌等肿瘤有效，并可用于治疗 HIV 等病毒感染，但临床缓解率较低，且有明显的不良反应，如毛细血管渗漏综合征。

临床使用小剂量 IL-2（150 万 U/d，皮下注射）可快速诱导难治性活动性 SLE 临床缓解，适用于活动性 SLE 患者，能够明显改善患者的临床表现、降低疾病活动程度评分，尤其是对皮肤、关节症状、狼疮肾效果明显。禁忌证为对 IL-2 药物过敏及合并恶性肿瘤。与其他的生物靶向药物相比，其优点是未见增加感染风险，这可能与 IL-2 增加了 NK 细胞的数量和功能、激活了 CD8$^+$T 细胞功能，从而增强了抗感染免疫能力有关。随着对 IL-2 研究的深入，目前正在开发长效剂型，并已注册了多项小剂量 IL-2 治疗 RA、ANCA 相关小血管炎、白塞综合征、银屑病的临床研究。

2. 白癜风的免疫机制与临床诊疗 目前认为白癜风是一种器官特异性的自身免疫病。研究发现，白癜风皮损周围的黑素细胞线粒体数量减少、结构异常，并出现自噬减少。在电镜下观察到正常皮肤的黑素细胞线粒体分布规则，结构正常，线粒体嵴密集，排列规则，胞质内可见自噬小体。而白癜风白斑边缘的黑素细胞的线粒体数量显著减少，大部分线粒体明显肿胀，线粒体嵴模糊，排列紊乱甚至断裂，呈空泡状改变。与之不一致的是，晕痣诱导发生的白癜风，其白斑周围的黑素细胞线粒体却保持着完整的结构，数目正常，提示这两种白癜风之中可能存在不同的机制。首先，晕痣存在显著的细胞免疫反应，CTL 发挥对黑素细胞（痣细胞及其抗原）的杀伤，而普通白癜风边缘黑素细胞线粒体结构破坏，自噬减少，早期氧化应激可能为主要因素。因此，在治疗策略上，晕痣应早期使用糖皮质激素，对黑素细胞抗原的免疫杀伤进一步扩大进行控制，而非晕痣诱发的白癜风则需注意排除氧化应激因素的影响。

此外，白癜风患者的慢性淋巴细胞性甲状腺炎（hashimoto's thyroiditis, ATID）的发病风险是非白癜风患者的 2.5 倍，且随年龄增长而增加。我们发现，慢性淋巴细胞性甲状腺炎患者的一些与黑素合成相关的早期原料抗原，如酪氨酸酶（tyrosinase, TYR）、酪氨酸酶相关蛋白 2（tyrosinase-related protein 2, TYRP2）及 T 细胞活化标记 CD69 在甲状腺滤泡上皮细胞和生发中心表达。这些结果提示白癜风与 ATID 之间可以存在交叉抗原及 T 细胞活化，可能是白癜风继发慢性淋巴细胞性甲状腺炎的免疫基础。因此，对于合并甲状腺抗体阳性的白癜风，也应早期系统使用糖皮质激素治疗。

3. 大疱性类天疱疮的免疫机制与临床诊疗 BP 是一种免疫介导的疾病，机体产生针对 BP180、BP230 的自身抗体。除了 IgG，研究发现部分患者皮肤和 / 或血清中检测到 IgE 的自身抗体，也参与 BP 发病。IgG 和 IgE 自身抗体与靶抗原结合后引起炎症级联反应，包括补体激活、肥大细胞脱颗粒、中性粒细胞和嗜酸性粒细胞聚集及蛋白水解酶的释放。目前许多研究显示，血清 IgE 水平与疾病的活动性、严重性和治疗效果有关。血清 IgE 自身抗体水平越高，BP 的临床表现越重。基底膜带 IgE 沉积的患者在全身激素治疗后，其糜烂 / 水疱 BPDAI 评分降低 75% 所需时间更长，其对传统治疗的反应性更差。基底膜带线状 IgE 沉积的患者血清中 BP180IgE 的水平高于颗粒状或无 IgE 沉积的患者。血清抗 BP180 的 IgE 抗体水平反映了整个疾病病程的活动性，可能的机制为 IgE 自身抗体通过激活 IL-

4/13 炎症通路调节 Th2 细胞功能,使其向 2 型炎症偏移,但抗 BP180 的 IgE 抗体水平在疾病活动早期没有意义。度普利尤单抗是靶向 IL-4Rα(IL-4Rα 是 IL-4 和 IL-13 受体的共同亚基)的全人源单抗,可以有效阻断 IL-4 和 IL-13 的功能,进而阻断 2 型炎症通路,从而达到治疗 AD、哮喘和鼻息肉等 2 型炎症性疾病的目的。目前,已有较多报告显示度普利尤单抗可有效治疗存在 IgE 型 BP180 或 BP230 抗体的难治性类天疱疮,并已经进入 Ⅲ 期临床试验。

专家讨论

一、自身免疫病治疗进展与展望

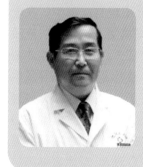

专家简介

李铁男 教授

- 沈阳市皮肤病研究所所长
- 中国中西医结合学会皮肤性病专业委员会顾问兼美容学组组长
- 中华中医药学会皮肤科分会副主任委员

[专家观点]

自身免疫性皮肤病是皮肤科领域的一大类疾病,包括结缔组织病、血管炎类疾病等均有一定的发病率,并且可能致死、致残,治疗也十分棘手。但随着基础研究的进展,使得这类疾病的疗效得到了跨越式的提升,极大地提高了疗效,降低了副作用,特别是转化医学衍生出的生物制剂及靶向治疗,它们使过去属于"奢望"的精准医疗得以实现。目前,皮肤科领域的众多疾病已有生物制剂(如 IL-17 拮抗剂)及各种小分子药物(如 JAK 抑制剂)的不断问世和临床应用,笔者所在科室也已相继应用这些药物对相关的疾病进行了治疗和探索。作为中西结合医疗机构的医师,更要与时俱进,跟上科技的进步,力争全面掌握和应用好生物制剂及靶向治疗手段。

张炘教授在前文中提到了应用雷公藤多苷连用 MTX 治疗类风湿关节炎,鲁严教授也提到了白癜风及晕痣这一自身免疫病的治疗问题。中医中药是中国的特色,并已被验证能在某些疾病的治疗上取得较好的疗效。雷公藤有"中草药激素"的称誉,在皮肤科领域一些疾病的治疗上已经发挥了独特的疗效,特别是在一些结缔组织病及血管炎类疾病的治疗中已彰显了其独特的疗效及优势。目前,笔者团队已经开始尝试应用该药对进展期白癜风进行治疗,或在激素治疗白癜风后,作为接续及辅助治疗应用,结果显示雷公藤具有一定的疗效。因此,我相信,也期待雷公藤制剂在治疗免疫相关性疾病及其他领域的疾病时一定会取得新的进展。

但是，雷公藤制剂作为中药制剂也有其不稳定性，如因其产地及药物取材部位及提取方法的不同，其药性、疗效及毒性均可能存在差异，所以在科研及临床应用时一定要将这些差异考虑在内，否则可能会产生疗效误差及较严重的副作用。

关于白癜风及晕痣的治疗，目前仍十分棘手，究其原因主要是具体及核心的发病机制仍不清楚，但对于进展期白癜风果断应用糖皮质激素，是业内专家的共识及治疗的重要举措。笔者所在科室近十年来主要应用复方倍他米松注射液治疗进展期白癜风，取得了较好的疗效，也积攒了一些经验。同时，我们也在尝试应用巴瑞替尼等小分子药物控制白癜风的进展，目前仍然在探索之中。

二、基础转化应是双向的

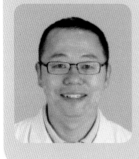

专家简介

张江安　教授

- 郑州大学第一附属医院皮肤科
- 中国医师协会皮肤科医师分会罕见病遗传病专业委员会委员
- 河南省医学会皮肤性病学分会银屑病学组副组长

[专家观点]

自身免疫病包括众多疾病，可累及多个系统或器官，涵盖了多个学科，具有高发病率、高致残率的特点。人们研究疾病的最终目的是防治疾病，为了达到这个目的，转化医学显得格外重要。

正如陈学思院士所说的"从 0 到 1 的原始创新很重要，可以解决基础研究领域的科学问题；从 1 到 100 的集成创新也很重要，可以解决转化应用的技术难题。"转化医学应该是双向的，平时提到转化医学多指从基础到临床，其实转化医学还有另一个方向，即从临床到基础，比如少数皮肌炎患者会出现反向 Gottron 丘疹，这种皮疹常和肺间质的改变相关，而这种相关性背后的机制就需要通过基础研究来搞清楚。从临床到基础也是很多临床医师所进行的研究，但是在这个过程中可能会遇到困难，相当一部分临床医师缺少采用科学、严密的设计去证实临床上一些猜想或假说的能力，这需要有相应的桥梁和纽带，方可更好地转化。

三、生物制剂在自身免疫病应用经验思考

专家简介

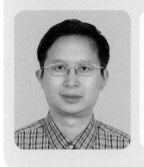

谭　城　主任医师

- 江苏省中医院皮肤科
- 江苏省中医学会皮肤科分会常务副主任委员
- 中华中医药学会皮肤科分会常委

［专家观点］

目前,对于类风湿关节炎等疾病针对其不同的靶点有不同的生物制剂问世。这些生物制剂作用于不同的环节,受中医"君臣佐使"用药理论的影响,对于每个特定患者而言,是否可以利用生物制剂"鸡尾酒"式疗法,发挥他们之间的协同作用?

利用光控分子开关调节 CAR-T 细胞是一个非常巧妙的设计,但由于风湿性疾病累及多脏器、多组织及其受到光穿透深度制约,在深部组织的应用可能会有一定的限制。但是,其应用于皮肤病的相关治疗由于光控更为自由,应该有更加广阔的应用前景。

对雷公藤的研究反映出中国医师对该药的深厚情结。笔者团队在人体外的研究中发现,它虽然可以抑制免疫反应,但是对黑素细胞有明显的杀伤作用。从这一结果来看,其并不适合用于白癜风的治疗,但有可能对黑色素瘤有潜在的作用。

鲁严教授从 IL-2 调控 Treg 细胞,结合白癜风晕痣、BP 等自身免疫病的免疫病理机制,认为可以异病同治,取得良好的效果。抵抗性 BP 多累及青壮年,起病急。就像前文鲁严教授所提到的,我们也发现这类患者早期出现类似多形性红斑样的皮损,而且其 IgE 抗体和嗜酸性粒细胞明显增多。在临床中,我们通常认为糖皮质激素对于这类患者的治疗会有效,但我们最近诊疗的一例年轻患者对大剂量激素和免疫抑制剂治疗均抵抗,最后以利妥昔治疗险胜。这例患者使我们切身感受到生物制剂的出现所带来的好处。

四、多组学研究实现个体精准医疗

专家简介

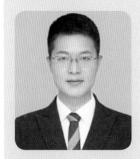

盛宇俊　副主任医师

- 博鳌超级医院副院长
- 中华医学会皮肤性病学分会第十五届青年委员会委员
- 中华预防医学会皮肤病与性病预防与控制专业委员会科普教育学组委员

［专家观点］

随着医学领域研究的进步，使得人类疾病的诊断和治疗出现了新的可能性。过去白癜风和 SLE 被分别作为单一病种来看待，但随着研究的深入，发现这两种疾病可能是一个疾病谱所包含的不同的临床亚型，只是其发生机制可能存在显著性差异，且临床治疗方案和疾病的预后也存在明显不同。因此，基础研究在疾病的发病机制的研究中显得尤为重要，将为临床诊疗提出更多的指导和思路。

大型队列研究和多层次的组学研究，对于发现疾病分子分型、药物疗效和不良反应的生物标志物具有积极的作用，可以说是个体化医疗研究当中的核心内容。组学研究是针对疾病的成因而展开的，而疾病的成因往往是复杂的，单一的组学研究是远远不够的，例如我们前期通过多人群 SLE 基因组学研究发现，常见的基因组变异仅能解释 28% 左右的 SLE 发病的遗传贡献度，这提示需要进行综合性的、跨尺度的、多层的组学研究，从而全面揭示疾病的发病机制。组学研究中最基础的便是基因组学，药物基因组学更是个体化医学研究的重中之重，它是精准医学研究进行临床转化的"钥匙"。药物基因组学能够对患者的遗传特性进行分型，把药物用在特定的有效病患身上，能够进一步改善药物临床应用的有效性和安全性，从而实现精准医学的临床转化。

基因组学还针对癌症等疾病进行了研究，通过大规模的基因组学研究能够加快人类攻克和治疗这些疾病的速度，并产生了很多具有影响力的研究成果，例如 PD-1 和 PD-L1 抗体药物等，这些成果推动了肿瘤生物学的临床转化研究，也推进了癌症病患的个体精准治疗方案的实现，但相关药物可能在不同人群间疗效存在显著差异，因此依然需要在不同人群间开展临床疗效分析研究。此外，组学研究还包括表型组学研究，它是将基础组学和临床表型连接起来的桥梁，是精准医疗临床转化的重要纽带。表型组学研究的重点是收集特定病患的临床分型、药物敏感情况等表型信息，进而对这些信息进行分析，从而得到组学信息和临床表型之间的关联，并在这些关联的基础上依据病患组学信息来实现个体精准医疗。

精准医学的实现需要一个长期的研究过程，但随着基因组学研究数据的不断突破，人类对疾病的认识也会不断加深。由于每个患者所处的生活环境不同，受到不同的教育经历、文化背景等因素的影响,可能无法完全按照基因组学研究数据来制订个体的精准治疗方案。这就要求临床医师对于精准治疗进行不断探索,根据患者个体的特殊性,在多组学的支持下确定患者的临床分子分型和个性化治疗方案,实施精准医疗,进而尽可能减少药物使用的副作用,提高临床疗效,这对于提高我国医疗水平将具有巨大的研究价值。

（汇编整理：李　昂）

参 考 文 献

［1］CHEN C, PANG L, WANG R, et al. Fluorescence copolymer-based dual-signal monitoring tyrosinase activity and its inhibitor screening via blue-green emission transformation［J］. Spectrochim Acta A Mol Biomol Spectrosc, 2021, 246: 119028.

［2］DONG S, HIAM-GALVEZ K J, MOWERY C T, et al. The effect of low-dose IL-2 and Treg adoptive cell therapy in patients with type 1 diabetes［J］. JCI Insight, 2021, 6(18): e147474.

［3］GHEBREHIWET B, HOSSZU K K, VALENTINO A, et al. Monocyte Expressed Macromolecular C1 and C1q Receptors as Molecular Sensors of Danger: Implications in SLE［J］. Front Immunol, 2014, 5: 278.

［4］GRASSHOFF H, COMDUHR S, MONNE L R, et al. Low-Dose IL-2 Therapy in Autoimmune and Rheumatic Diseases［J］. Front Immunol, 2021, 12: 648408.

［5］HIRAI T, RAMOS T L, LIN P Y, et al. Selective expansion of regulatory T cells using an orthogonal IL-2/IL-2 receptor　system facilitates transplantation tolerance［J］. J Clin Invest, 2021, 131(8): e139991.

［6］LAI Y, FENG Q, ZHANG R, et al. The Great Capacity on Promoting Melanogenesis of Three Compatible Components in Vernonia anthelmintica(L.) Willd［J］. Int J Mol Sci, 2021, 22(8): 4073.

［7］LING G S, CRAWFORD G, BUANG N, et al. C1q restrains autoimmunity and viral infection by regulating CD8(+)T cell metabolism［J］. Science, 2018, 360(6388): 558-563.

［8］MIAO M, XIAO X, TIAN J, et al. Therapeutic potential of targeting Tfr/Tfh cell balance by low-dose-IL-2 in active SLE: a post hoc analysis from a double-blind RCT study［J］. Arthritis Res Ther, 2021, 23(1): 167.

［9］NIE J, LI Y Y, ZHENG S G, et al. FOXP3(+)Treg Cells and Gender Bias in Autoimmune Diseases［J］. Front Immunol, 2015, 6: 493.

［10］PENG M, WANG Y, FU Q, et al. Melanosome-Targeting Near-Infrared Fluorescent Probe with Large Stokes Shift for in Situ Quantification of Tyrosinase Activity and Assessing Drug Effects on Differently Invasive Melanoma Cells［J］. Anal Chem, 2018, 90(10): 6206-6213.

第十五章

全面解读 IL-17 家族细胞因子

背景概述

IL-17 家族细胞因子在炎症反应、自身免疫病和宿主防御细胞外病原体方面起关键作用。作为近年来新发现的细胞因子，其来源及其在人体免疫系统中发挥的作用深受人们关注。它是 IL-23、RORγt 等细胞因子作用于 Th17 后产生，在 SLE、AD、银屑病及白癜风等免疫相关性皮肤病中发挥着重要作用，也参与了梅毒螺旋体等病原体的慢性感染过程，与疾病的活动性有一定的关系。IL-17 细胞因子家族包括 6 个成员，分别是 IL-17A~F，它们通过 IL-17 受体（IL-17R）复合物参与炎症反应。IL-17 还与其他细胞因子共同作用放大炎症反应。在固有免疫和宿主防御体系中起着特殊功能。

热点聚焦

- IL-17 家族信号轴在银屑病发病中的机制
- 布罗利尤单抗治疗银屑病的现状
- 银屑病治疗指南和治疗目标

论坛精粹

一、全面解读 IL-17 家族

专家简介

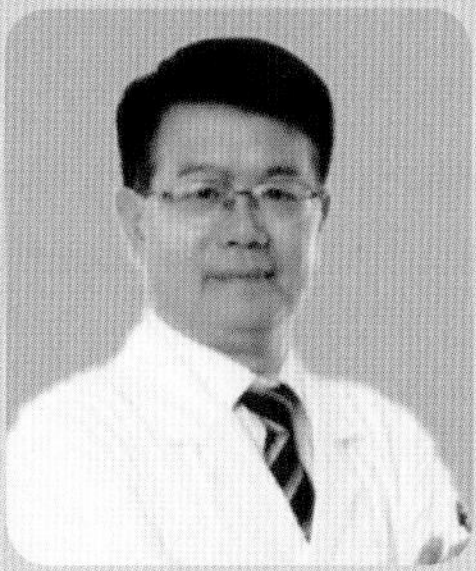

郑　敏　教授

- 浙江大学医学院附属第二医院皮肤科
- 亚洲银屑病学会名誉会长
- 国际银屑病理事会理事

［专家观点］

炎症性皮肤病的主要问题是存在过多的特殊细胞因子或炎症因子,它们是由免疫细胞及非免疫细胞合成和分泌的小分子多肽。银屑病的治疗策略之一就是降低炎症因子水平,这也是目前生物制剂的主要治疗机制。作为细胞间的信号传递分子,细胞因子主要介导和调节免疫应答和炎症反应,刺激造血功能;同时可以调控细胞的生长、增生和分化。目前已知的参与银屑病的多种炎症细胞分泌的细胞因子包括:IL-8、IL-17A/F、IL-21、IL-6、IL-25、IL-19、IL-36、TNF-α 等。IL-17A/F 等在银屑病的发病机制中发挥着关键作用,相应的单抗能快速有效地治疗中重度银屑病,包括司库奇尤单抗、依奇珠单抗、古塞奇尤单抗等。

1. 何为 IL-17 家族细胞因子 IL-17 细胞因子家族由 6 个成员组成:IL-17A、IL-17B、IL-17C、IL-17D、IL-17E 和 IL-17F。约在 11 年前,科学家们发现 IL-17A 等细胞因子只在银屑病皮损处的 mRNA 中表达增加。"银屑病是一种 Th17 细胞依赖性疾病"的观念逐渐被"银屑病是被 IL-17A 所驱动"的概念所取代。

IL-17A 具有许多"同源"的细胞因子,如 IL-17C。IL-17C 在银屑病患者皮损中的表达可达 IL-17A 的 125 倍左右,而且中和 IL-17C 后可缓解银屑病样皮肤炎症,提示其在银屑病中发挥着重要作用。研究显示,IL-17A 可强烈刺激角质形成细胞生成 IL-17C,而 IL-17C 又可以促使 T 细胞合成 IL-17A,从而构成炎症恶性循环。两者相互协同,介导银屑病发生发展。这些"同源"细胞因子,不仅作用于皮肤,还可作用于多种皮肤以外的组织、部位如关节、肠道、中枢神经系统、心血管等,介导其他组织系统的症状。

最新的研究发现,IL-17C/IL-17RE 信号轴在银屑病的发病中也会引起强烈的炎症反应。IL-17C 主要表达于角质形成细胞,IL-17RE 在角质形成细胞及 Th17 细胞均有表达。IL-17C 通过与细胞表面异源二聚体 IL-17RE/IL-17RA 结合,启动 Th17 细胞炎症反应,增强 Th17 细胞中 IL-17A 的释放,间接增强趋化因子的表达,吸引中性粒细胞,最终引起强烈的炎症反应。

另外,IL-17E 在银屑病皮损处的表达比 IL-17A 更多,可以促进角质形成细胞增殖。IL-17E 还可以通过促进 M2 巨噬细胞的炎症反应,使活化的巨噬细胞产生 TNF-α、IL-8 等,从而增强银屑病样皮肤炎症。IL-17F 可以通过诱导 IL-8 的生成,吸引和激活中性粒细胞,显著增加中性粒细胞的浸润,导致局部的炎症反应。

2. 何为 IL-17 家族的受体 IL-17 受体是同源或异源二聚体,由五个分布广泛的受体组成,包括 IL-17RA、IL-17RB、IL-17RC、IL-17RD 及 IL-17RE,它们具有相同的胞内结构域,但有各自的配体特异性,其中对于 IL-17RA 的相关研究最多。目前的研究发现,IL-17RA 是 IL-17A、IL-17F、IL-17C、IL-17E 等成员共同的信号转导亚基,如果把 IL-17RA 设定为靶点,不仅可以抑制 IL-17A,还可以抑制 IL-17C、IL-17E 和 IL-17F,达到抑制多种细胞因子的目的。

IL-17 与受体结合后,启动 Act1,并招募泛素化 TNF- 受体相关因子 6,触发 NF-κB 的激活,NF-κB 随后上调 B 细胞淋巴瘤 3 编码蛋白的表达,从而促进了各种 IL-17-NF-κB 驱动的促炎和抗微生物感染基因的表达。IL-17 复合物与 TRAF6 结合后,还可激活丝裂原活化蛋白激醇(MAPK)、激活子蛋白(AP-1)、重组人 CCAAT 增强子结合蛋白(C/EBP)等,引起一系列炎症反应。

3. 何为布罗利尤单抗 布罗利尤单抗是 IL-17RA 拮抗剂,不仅可以抑制 IL-17A,还可以抑制 IL-17C、IL-17E 和 IL-17F，从而抑制炎症反应。布罗利尤单抗（brodalumab）是 IL-17RA 抑制剂，直接与 IL-17RA 结合，从而阻断 IL-17A、IL-17C、IL-17E 和 IL-17F 的致病作用，不同于靶向 IL-17A 细胞因子本身的司库奇尤单抗（secukinumab）和依奇珠单抗（ixekizumab）。布罗利尤单抗可以使银屑病相关基因转录组快速正常化。研究表明布罗利尤单抗在治疗银屑病的生物制剂中起效最快，PASI 降低 50% 的平均时间是 1.8 周。荟萃分析显示，布罗利尤单抗的 PASI100 应答率优于其他生物制剂。

IL-17 家族中的 IL-17A、IL-17C、IL-17E 和 IL-17F 均在银屑病的发病过程中起着关键作用。IL-17RA 是 IL-17A、IL-17C、IL-17E 和 IL-17F 共同的受体亚单位。布罗利尤单抗 IL-17RA 拮抗剂，不仅可以抑制 IL-17A，还可以抑制 IL-17C、IL-17E 和 IL-17F，全面抑制 IL-17 家族，或可提高疗效。宇宙万物之中阴阳平衡是关键，同样我们在利用 IL-17A 拮抗剂治疗银屑病的同时也要注意平衡的问题，例如深部真菌感染、破坏肠道菌群等副作用。

二、回顾银屑病治疗指南和治疗目标的历史演变

专家简介

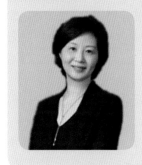

杨 斌 教授

- 南方医科大学皮肤病医院院长
- 国务院政府特殊津贴专家
- 北卡罗来纳大学兼职教授

［专家观点］

对于银屑病的认识及治疗经历了求知探索、研究升华、治疗突破三个阶段。

1. 求知探索阶段（—1980 年） 银屑病的发病机制不明，研究多认为与环境和遗传因素相关，药物研发在不断尝试中摸索前行。

早在隋代，古籍中便有银屑病相关症状的记载。从 20 世纪 50 年代开始，大多数应用于银屑病的药物或因疗效不明显，或因不良反应大而被淘汰，与国际上的情况类似。雷公藤多苷具有较强的抗炎和免疫抑制作用，但对慢性斑块状银屑病效果不佳。

1984 年，首次全国银屑病流行病学调查报告，在 562 969 户家庭的 2 377 842 人中有银屑病患者 4 958 例，分布在 3 993 户家庭，该 3 993 户银屑病家庭中一级亲属患银屑病的比例高达 23.65%，远高于一般人群，说明银屑病的发病与遗传显著相关。另外发现，气候、环境因素为最常见的诱因，秋冬多发。

多年来，不断有抗银屑病的药物问世，然而真正有效、经得起时间考验的为数不多。多年来，银屑病治疗经历了放射线、氨基蝶呤、乙双吗啉、煤焦油、激素、甲氨蝶呤、维 A 酸类药物、光疗等治疗方式，但治疗效果均有限。

2. **研究升华阶段**（1980—2003 年）　随着银屑病免疫相关机制的发现,其治疗逐渐系统化,银屑病指南的陆续出现使其治疗有章可循。

20 世纪 80 年代以来,大量学者的研究表明,银屑病的发病机制可能与免疫相关。1986年,Baker 等人发现银屑病表皮中 T 辅助细胞的进入和激活,表明免疫因素与银屑病发病相关。此后,关于银屑病发病机制的研究越来越多地集中在免疫因素相关方面。

研究发现银屑病表型与 HLA 抗原 HLA-CW6 和 HLA-DR7 相关。角质形成细胞中存在免疫缺陷,当其被触发时,会导致负责炎症细胞募集的细胞因子释放。银屑病皮损中存在 $CD4^+$ 和 $CD8^+$ 淋巴细胞。从病变中分离出的 T 细胞是 T 辅助 1（Th1）细胞因子亚型的克隆,并可释放导致角质形成细胞过度增殖的生长因子和细胞因子。有证据表明细菌超抗原在疾病的发病机制中也起到一定的作用。

Th1 细胞被视作银屑病发病的主导者。在免疫系统探索初期,人们认为免疫系统是二元的,主要由 Th1 和 Th2 两种细胞亚群构成。因为皮损组织内的 IFNγ 水平高,所以分泌 IFNγ 的 Th1 细胞被认为在银屑病的发病中占主导地位。IL-12 在 Th1 发育分化中也发挥着关键作用,因此在银屑病发病初期,将它与 IFNγ 的协同作用视作银屑病发病初期的主要病理机制。

各种治疗银屑病的免疫相关药物纷纷进入临床,包括卡泊三醇、维 A 酸、环孢素等。在遵循指南的情况下,对皮肤科医师进行问卷调查,以及对此前发表的文献进行系统性回顾,经过两次会议讨论,最终确定该阶段银屑病治疗手段的获益风险顺序分别为:UVB> 光化学疗法 > 甲氨蝶呤 > 阿维 A> 环孢素。疗效的评估指标为自基线 75% 的改善。药物治疗受限于副作用,1991 年 BAD 指南推荐以光疗为主,系统性治疗可尝试与光疗联合使用,但因治疗药物具有致死风险,应密切关注禁忌证。

3. **治疗突破阶段**（2004 年—）　TNF-α、IL-23、IL-17 等陆续被发现在银屑病的发病机制中起重要作用,银屑病进入生物治疗阶段。

2000 年以来,研究发现 TNF-α 可能是银屑病炎症反应的始动因素。TNF α 可以诱导角质形成细胞和血管内皮细胞表达细胞间黏附分子,提供中性粒细胞和淋巴细胞的黏附位点,引起强烈炎症反应,产生典型银屑病样皮损。有效治疗银屑病后,血清和病灶 TNF 浓度降低,与临床改善相关,表明其在疾病中有重要作用。

2004 年,依那西普（etanercept）在 FDA 和 EMEA 获批,开启银屑病生物治疗时代。依那西普是一种 TNF 受体 p75Fc 融合蛋白,可通过竞争性抑制来拮抗内源性 TNF 的作用。一项双盲安慰剂对照多中心随机Ⅲ期临床研究纳入 672 例银屑病患者,分析经依那西普单药或安慰剂治疗 24 周,PASI 自基线的改善情况。结果显示:高、中、低剂量依那西普及安慰剂治疗 12 周获得 PASI75 的患者比例分别为 49%、34%、14% 和 4%（$P<0.001$）,患者生活质量明显改善,且耐受性良好。

其他 TNF 靶向药物如英夫利西单抗、阿达木单抗也随之研发成功。除了针对 TNF 的靶向治疗,还有靶向 T 细胞或抗原呈递细胞的药物,如依法利珠单抗和阿法赛特单抗,但由于二两者容易诱发病毒感染和免疫抑制而下市。目前对严重未控制的关节病性银屑病首选应用依那西普单抗治疗。

白细胞介素 -23（IL-23）是 2000 年新发现的具有异二聚体结构的细胞因子。IL-23 是由 p40 和 p19 两个亚基组成的异二聚体,与 T 细胞表面受体结合并传递生物信号。随后的研究发现,IL-12/IL-23 在银屑病的发病中起到关键作用。由于 IL-23 和 IL-12 共享 p40 亚基,且都由吞噬细胞和树突细胞产生,因此起初 IL-23 被认为和 IL-12 同样作用于 Th1 细胞亚群。后来的研究发现，IL-23 能刺激一种不产生 IFNγ 和 IL-4 但产生 IL-17 的 CD4$^+$T 细胞亚群（即 Th17）的发育分化，新细胞亚群的发现挑战了原来对免疫系统的二元认知，打破了陈旧的 Th1-Th2 分类系统。由于 IL-23 和 IL-12 共享 p40 亚基，因此 IL-23 也将导致 CD4$^+$ 淋巴细胞分化为 Th17 细胞。

此外，IL-23 还能刺激 Th17 细胞分泌 IL-17 家族的细胞因子，包括 IL-17A、IL-17F、IL-22 等。这些细胞因子被认为在银屑病的发病中起到关键作用。自 2005 年起，银屑病的发病机制倾向于 Th17 轴的核心地位。

针对上述通路，新的生物制剂被不断研发出来，包括靶向 IL-12/23 p40 亚基的乌司奴单抗；靶向 IL-23 的古塞奇尤单抗和靶向 IL-17 的司库奇尤单抗。

由于生物制剂大大提高了疗效，使银屑病的治疗目标不断提高。2006 年的 S3 指南以 PASI75 作为衡量药物是否有效的标准。而如今银屑病的治疗目标已更新至 PASI90/100，2019 年中国银屑病生物治疗专家共识建议以皮损完全清楚或 PASI90、研究者总体评分 0/1 作为满意疗效的指标。

1980 年以前，银屑病的发病机制不明，药物研发在不断尝试中摸索前行，但多受限于其副作用，以 PUVA 为代表的光疗占据银屑病治疗的一席之地，并沿用至今；1980 年后，大量研究集中在银屑病免疫相关机制方面，并取得了重要的进展。银屑病指南的陆续出现使其治疗有章可循。系统性免疫抑制治疗可尝试与光疗联合使用，但应密切关注禁忌证。2004 年以来，TNF-α、IL-23 和 IL-17 等陆续被发现在银屑病的发病机制中发挥着重要作用，之后，银屑病进入了生物治疗阶段，布罗利尤单抗等生物制剂，由于其优异的疗效，将银屑病的治疗目标提升到 PASI90/100，已被多个银屑病国际权威指南纳入治疗推荐。

专家讨论

一、解析 IL-17 家族功能有助于精准用药

专家简介

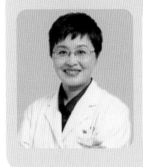

刘晓明　教授

- 香港大学深圳医院皮肤科主任
- 亚洲银屑病学会（Asian society for psoriasis，ASP）理事
- 中华医学会皮肤性病学分会皮肤科专业委员会常委，银屑病学组副组长

[专家观点]

对 IL-17A 及 IL-17A 家族在银屑病中作用的认识对既往的银屑病发病机制有新的冲击。既往多认为 IL-17A 在 IL-23 轴上发挥着重要作用，主要机制是 T 淋巴细胞活化产生

IL-17A而诱发银屑病。除此之外,IL-17A可以作用于特定基因,使皮肤屏障功能受损。IL-17A和IL-36也存在着相互关系,从而引出了IL-17A在脓疱性银屑病发病中的作用。IL-17A和中性粒细胞、信号转导等都有一定的关系。

银屑病的治疗目标随着生物制剂的问世而被提升,2019年中国版的治疗共识将治疗目标提高到PASI90和研究者总体评分0/1的高度。因为生物制剂的治疗效果较好,可达到皮损完全清除,因此不能再单独用PASI50或PASI75来评估疗效。而且生物制剂的种类越来越多,其中就包括IL-17A受体的拮抗剂,其作用通路更广泛,作用效果也更强,临床医师也应随之提升治疗目标,不能仅仅满足于控制住病情,而让银屑病患者带着很多皮损生存,他们可以拥有更高的生活质量。

关于IL-17A家族全面抑制的问题,除了以前认识到的IL-17A在银屑病中发挥着重要作用外,它在AD、嗜中性皮肤病、肉芽肿性疾病、大疱性类天疱疮等在内多种疾病中也扮演着重要角色。临床上,也有通过抑制IL-17A治疗AD的经验。IL-17A在皮肤炎症中起到了很大的作用,其作用可能会越来越多地被我们所挖掘。白介素家族,如IL-17F在皮肤、关节中高表达,在心血管系统中不确定;IL-17B在皮肤中表达不增高,但在关节、肠道、中枢神经系统中高表达;IL-17D在皮肤中非高表达,但在关节、心血管系统中高表达;IL-17E在皮肤、关节中高表达,在肠道中不表达;IL-17A在皮肤、关节、肠道、心血管系统中都高表达。白介素家族涵盖了不同的组织和器官,不同家族的表达均有差异,治疗方面若有药物能拮抗其受体,那么除了对皮肤有治疗作用以外,对关节和心血管系统疾病等都会有治疗作用。但事情都是一分为二的,若全部拮抗,则会出现很多副作用,例如足癣、股癣、真菌感染、肠道菌群紊乱等。希望未来可以通过临床实践,了解更加全面的生物制剂相关副作用,从而开发出更完美的药物,保留其优点,摒弃其副作用。

生物制剂在临床上的应用很多,未来的工作可以着重于银屑病的精准治疗,不同类型和分期的银屑病的治疗方案不同,如:IL-23拮抗剂对于点滴状银屑病或者银屑病的急性期起效可能较缓慢,但是对于稳定的斑块期起效就非常快;而IL-17A拮抗剂对于急性期、慢性斑块期或脓疱性银屑病的起效都很快。敏感体质多不选择使用IL-17A拮抗剂,因为可能会出现免疫漂移,如出现荨麻疹、湿疹等改变;而IL-23则相对较少出现该情况。因此,临床上对于生物制剂的应用细节是未来应当注意的。

二、权衡利弊制定银屑病治疗策略

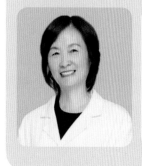

专家简介

孙 青 教授

- 山东大学齐鲁医院皮肤科主任
- 山东大学临床医学院皮肤病与性病学系主任
- 第一届亚洲银屑病学会理事

[专家观点]

生物制剂具有良好的疗效和安全性,PASI90 或研究者总体评分 0/1 已成为银屑病的治疗目标,该达标治疗可以显著改善患者的生理及心理状况,从而提高患者的生活质量。在我国获批并用于临床的 IL-17A 靶向药包括司库奇尤单抗和依奇珠单抗,接受这类生物制剂治疗的中重度银屑病患者对治疗效果满意,也增强了他们对银屑病治疗的信心,特别是发生在难治部位(如头皮、指甲)的银屑病,传统治疗方案效果不理想,生物制剂则显示了良好的疗效,这使得患者越来越接受这种新型治疗方法。在应用 IL-17 抑制剂前,应权衡利弊,考虑患者的获益风险比。IL-17 家族有抗感染的作用,拮抗 IL-17 存在机体发生感染的风险,主要为皮肤黏膜念珠菌感染。

虽然抗 IL-17 的生物制剂疗效明显,安全性良好,越来越多的患者接受生物制剂的治疗,但是皮肤科医师也不应当忽略传统的治疗方案,部分患者使用传统治疗方案也可以达到很好的治疗效果。只有适合患者的治疗方案才是最好的方案。

三、解析 IL-17 家族作用,提高患者获益

专家简介

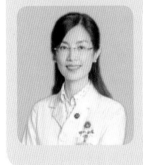

陶　娟　教授

- 华中科技大学同济医学院附属协和医院皮肤科主任
- 皮肤修复与诊治技术湖北省工程研究中心主任
- 中国医师协会皮肤科医师分会副会长

[专家观点]

目前,关于银屑病治疗目标的界定已经达成了共识,生物制剂的到来能使银屑病患者的治疗目标提升至 PASI90、PASI100。

目前,循证医学证据主要针对皮肤部位的斑块状银屑病,缺少其他部位的循证医学证据。临床上,关节病性银屑病在生物制剂的选择上主要使用的是 TNF-α 抑制剂,例如阿达木单抗等,因此需要进一步收集 TNF-α 抑制剂对于关节病性银屑病的相关疗效数据。此外还应当提高对于指甲病情改善的关注。

IL-17RA 靶点的阻断,有助于对整个 IL-17 家族进行全面抑制,从而使患者有更加全面的获益。

IL-17 在中国人群中使用的效果比较好,这是因为:首先,大部分中国患者在治疗前未曾使用过其他生物制剂,这点与欧美患者不同,欧美人群常常在使用 IL-17 靶向药之前就已经用过很多传统的系统性治疗药物,以及 TNF-α、IL-12/23 拮抗剂等生物制剂;其次,欧美有很

大比例的银屑病患者伴有肥胖、代谢综合征等共病；再次，中国人群对于 IL-17 更加敏感。

2020 年一篇发表在 *Nature Medicine* 上的文章报道了一名伴嗜酸粒细胞增多和系统症状的药疹（drug rash with eosinophilia and systemic symptoms，DRESS）的患者，之前使用很多生物制剂无效，因此做了单细胞测序，发现其 JAK 通路存在问题，因此之后应用了 JAK 抑制剂治疗，收到了不错的疗效。因此，对于难治性患者，可以通过精准了解其信号通路问题而提供相应的治疗。如同肿瘤会存在耐药的情况一样，使用生物制剂的患者，也存在生物制剂治疗无效，或者开始有效而后来无效的情况，此时需要对发病机制进行基础研究，为后续给患者进一步治疗提供指导和帮助。从治疗效果反推其可能存在的不同机制，对医师而言，既是挑战也是机遇。

四、定制个性化银屑病治疗目标

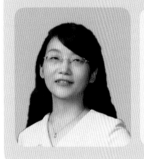

专家简介

耿松梅　教授

- 西安交通大学第二附属医院皮肤病院常务副院长
- 中国医师协会皮肤科医师分会常委
- 中国医师协会皮肤科医师分会罕见病遗传病专业委员会主任委员

［专家观点］

明确治疗目标对于银屑病的治疗至关重要。根据此前专家们的相关分析内容，国内外对于银屑病的治疗目标都有了质的飞跃，已经不再把 PASI50 作为治疗目标。2019 年，我国已经把 PASI90 作为治疗目标。虽然目前个体化治疗目标因新药研发和可供选择的治疗手段的增多而提高，但是从患者的角度来说，也不能用一个目标要求所有患者，需要根据不同人群的特点（如年龄、地域、经济状况等），以及患者自己期望的目标来制订相应的治疗方案，即在患者能接受的范围内，选择并制定患者所期望的最好的治疗目标。

我国已经使用生物制剂治疗数年，而真实世界研究数据发现患者存在维持阶段疗效不够理想的情况，分析其原因发现，该现象可能与 IL-17 存在多亚型有关。研究发现，除了 IL-17A，IL-17 家族细胞因子还有 IL-17B、IL-17C、IL-17D、IL-17E 和 IL-17F 等。如果治疗只针对 IL-17A，则其他亚型的作用会被忽视。事实上，每个患者的情况都不是完全一样的，有的患者以 IL-17A 异常为主，而有的患者以 IL-17C、IL-17E 异常为主。如果治疗只针对 IL-17A，则 IL-17 家族其他细胞因子家族的作用还存在。这也是为什么以 IL-17RA 为靶点的生物制剂，其治疗效果优于只抑制 IL-17A 的药物，而对于 IL-17A 抑制剂治疗效果不佳的患者，使用布罗利尤单抗（IL-17RA 抑制剂）可能取得更好的疗效。此外，有的患者使用 IL-17拮抗剂效果不理想，还可能与药物本身的不良反应，以及抗抗体的产生等多种原因有关。

对于生物制剂副作用的问题，临床观察的真实数据表明，药物不良反应可能与药物治疗作用同时发生，即药物不良反应明显的时候可能也是药效明显的时候。随着治疗时间的延长，不良反应在逐渐减少，然而治疗效果可能也在逐渐变差。生物制剂的疗效对于药物选择至关重要，因此需要更多的真实数据的累积得出更准确可信的结论。对于轻度的不良反应，例如存在早期荨麻疹样反应的患者在后期更换类似生物制剂的时候治疗效果更好，这也是值得思考的地方。另外需要注意的是，站在患者的角度，特殊部位如头面、指甲受累，或者存在合并代谢综合征等，对于治疗的要求可能更高，此时更加需要加强医患之间的交流和沟通，制定患者获益最大治疗方案。

（汇编整理：王子仪）

参 考 文 献

[1] BOEHNCKE WH, SCHON MP. Psoriasis[J]. Lancet, 2015, 386(9997): 983-994.

[2] BLAUVEL A, CHIRICOZZI A. The Immunologic Role of IL-17 in Psoriasis and Psoriatic Arthritis Pathogenesis[J]. Clin Rev Allergy Immunol, 2018, 55(3): 379-390.

[3] KIRKHAM BW, KAVANAUGH A, REICH K. Interleukin-17A: a unique pathway in immune-mediated diseases: psoriasis, psoriatic arthritis and rheumatoid arthritis[J]. Immunology, 2014, 141(2): 133-142.

[4] MITRA A, RAYCHAUDHURI SK, RAYCHAUDHURI. IL-17 and IL-17R: an auspicious therapeutic target for psoriatic disease[J]. Actas Dermosifiliogr, 2014, 105(Suppl 1): S21-S33.

[5] RAYCHAUDHURI SP. Role of IL-17 in psoriasis and psoriatic arthritis[J]. Clin Rev Allergy Immunol, 2013, 44(2): 183-193.

[6] NOVELLI L, CHIMENTI MS, CHIRICOZZI A, et al. The new era for the treatment of psoriasis and psoriatic arthritis: perspectives and validated strategies[J]. Autoimmun Rev, 2014, 13(1): 64-69.

[7] GRIFFITHS CE, BARKER JN. Pathogenesis and clinical features of psoriasis[J]. Lancet, 2007, 370(9583): 263-271.

[8] HAWKES JE, YAN BY, CHAN, et al. Discovery of the IL-23/IL-17 Signaling Pathway and the Treatment of Psoriasis[J]. J Immunol, 2018, 201(6): 1605-1613.

[9] AHMAD HI, JABBAR A, MUSHTAQ N, et al. Immune Tolerance vs. Immune Resistance: The Interaction Between Host and Pathogens in Infectious Diseases[J]. Front Vet Sci, 2022, 9: 827407.

[10] OJI V, LUGER TA. The skin in psoriasis: assessment and challenges[J]. Clin Exp Rheumatol, 2015, 33(5 Suppl 93): S14-S19.

第十六章

皮肤肿瘤:从基础到临床的多维度探究

背景概述

皮肤肿瘤的分类包括上皮细胞/表皮肿瘤、毛囊及附属器来源肿瘤及黑色素瘤,临床多见的皮肤恶性肿瘤包括基底细胞癌、鳞状细胞癌、恶性黑色素瘤等。随着研究的深入,肿瘤免疫学获得长足进步,以黑色素瘤为例,免疫治疗药物从 IFNα-2b 到 IL-2,从首个获 FDA 批准的 PD-1 抑制剂帕博利珠单抗,再到目前免疫治疗创新疗法及病毒癌症免疫治疗改造工程的应用,已经能够相对有效地提高患者的五年生存率,同时针对皮肤癌的多学科团队组建也进一步提高了患者治疗的应答率。但考虑到肿瘤发病机制及表现的多样性,未来的研究仍需要再进一步针对肿瘤流行病学、危险因素和人种差异进行调查与分析,开展肿瘤多组学多模态数据分析及临床应用研究,进一步优化肿瘤治疗方案,加深机制研究并且加强多学科交叉,提高肿瘤防治水平。

热点聚焦

- 黑色素瘤的现状、发展与挑战
- 黑色素瘤的免疫疗法及部分皮肤癌的诊断与治疗策略
- 病毒癌症免疫治疗改造工程在黑色素瘤中的应用
- 皮肤癌多学科团队组建的重要性

论坛精粹

一、皮肤肿瘤的现状、发展与挑战

专家简介

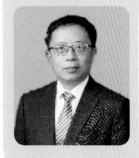

陈 翔 教授

- 中南大学常务副校长、中南大学湘雅医学院院长
- 中南大学湘雅医院皮肤科
- 中华医学会皮肤性病学分会常委

［专家观点］

本部分内容的主题是皮肤肿瘤的现状、发展与挑战,在此笔者主要想就黑色素瘤（melanoma, MM）的现状、发展与挑战和大家做一些分享。无论是一个学科还是一种疾病,想要取得进展,必须要进行多学科的交叉融合。皮肤病与性病这一学科的肿瘤与很多二级学科都有交叉,如肿瘤学、免疫学、核医学等。此外,在肿瘤的治疗上要想有所突破也需要与基础医学、药学、公共卫生学等学科相互联系,而其进步也需要基于其他学科。这意味着皮肤科医师、皮肤肿瘤的研究者需要更宽泛、更大的视野,在更广阔的学术领域来思考它的发展。

1. **皮肤肿瘤的概述**　皮肤肿瘤的分类包括上皮细胞/表皮肿瘤、毛囊及附属器来源肿瘤和MM,其中MM为恶性程度最高的皮肤肿瘤。近40年来,MM的发病率增长了2~3倍,中国晚期患者五年生存率不足5%。2019年,中国MM的发病率为1.19/10万,新发病人数为16 938人,死亡率为0.36/10万,死亡人数5 162人。和西方国家相比,虽然我国MM的发病率和死亡率不高,但由于人口基数大,发病人数已增至全球第三位,死亡人数位列全球第二,疾病负担重,需要引起重视。我国MM患者的五年生存率远低于发达国家,这与我国患者初诊时肿瘤分期较晚,治疗应答较差等因素有关。尽管近几年来我国MM患者的五年生存率有所提高,但仍有很大的上升空间。

2. **国内外基础研究现状及进展**　MM有较大的种族差异性。在疾病模式上,东亚人群的MM以肢端黑色素瘤为主,其更易发生皮下及淋巴结转移,我国肢端黑色素瘤占比高达70%,而白种人仅占5%。更加值得关注的是,在诱发因素上,白种人的MM多与紫外线过度照射有关,而我国MM的发病多与外伤、摩擦等物理因素有关,这些高度提示了MM的人种异质性。

近年来,MM的研究呈现多模态、多组学综合研究的趋势,包括多组学图谱和多维度分子分型体系构建、分子标志物、治疗靶点挖掘等。2015年,Akbani R等首次绘制了333例日光损伤型MM的多组学图谱,并确定了其在分子水平上的四种分型:鼠类肉瘤病毒癌基因同源物B1（v-raf murinesar-coma viral oncogene homolog B1, BRAF）型、NRAS（neuroblastoma RAS viral oncogene homolog）型、NF1（neurofibromin 1）型和三阴型,明确了针对不同亚型的治疗策略,找到了影响免疫治疗的"免疫标签"。随后,Mann GJ等人在 *Nature*（2017）上发表的全基因组测序研究揭示了皮肤与非皮肤MM的区别:*NF1*、*SF3B1* 在非皮肤MM中存在较高突变,突变类型以signature5为主,MAPK（mitogen-activated protein kinase）与PI3K（phosphoinositide 3-kinase）等信号通路在两组间存在显著差异。2019年,Michal H等在 *Cell* 上发表了MM的蛋白质组学研究,发现其免疫治疗反应与线粒体脂质代谢有关,高线粒体代谢率导致的抗原呈递增加和IFN信号通路激活。另外,从2016年至今,有多篇单细胞测序研究陆续揭示了MM细胞演进中基因组变化、免疫微环境异质性、免疫治疗及治疗抵抗的分子特征。国内多个从事肢端黑色素瘤基础及临床研究的团体,也取得了非常好的成果。这些成果包括:发现KIT（receptor tyrosine kinase）基因在肢端黑色素瘤（38.4%）和黏膜黑色素瘤（33.3%）具有较高频率的突变,为不良预后因素;伊马替尼对c-Kit突变的肢端黑色素瘤具有较好的临床疗效;肢端黑色素瘤的CDK4信号通路存在显著异常,靶向CDK4/6是有效的治疗靶点。这些研究为大家深入了解肢端黑色素瘤提供了极大的帮助。

目前,对肿瘤的认识正在不断深入,除了组学研究以外,全球在传统的细胞生物学和分子生物学角度也有了许多重大发现。在肿瘤增殖方面,MM 细胞与其他肿瘤细胞有许多相似之处,比如 *CDKN2A*(cyclin-dependent kinase inhibitor 2A)及 *PTEN* 等抑癌基因失活,*BRAF*、*p53* 等基因突变导致 MAPK、PI3K/AKT 等信号通路过度活化。在侵袭转移方面,发现了 MMPs(matrix metalloproteinases)、VEGF(vascular endothelial growth factor)等通过降解细胞外基质蛋白和促进血管新生来促进转移。在代谢异常方面,发现其存在瓦尔堡(Warburg)效应和反向瓦尔堡效应导致其代谢重编程。

基于 MM 具有多种细胞生物学的变化,我们实验室致力于寻找能参与 MM 黑色素瘤多个病理生理环节的分子。近 20 年来,我们详细地探究了免疫球蛋白超家族成员 CD147 这一分子与 MM 的细胞生物学行为的关联性,发现 CD147 为 MM 发病的关键性分子,由此推测 CD147-CAR-T 很可能成为 MM 治疗的新方式。另外,还有许多因素也值得我们关注,包括:PD-L1 等免疫抑制分子表达;免疫抑制细胞 Treg/MDSC/TAM;代谢物质如精氨酸、谷氨酰胺;免疫抑制性细胞分子、外泌体等的分泌,未来它们都可能成为黑色素瘤治疗的关键点。

3. 国内外诊疗现状及进展 随着认知的深入,MM 的诊疗模式也在变化。传统的诊疗模式由于认识的局限性,以组织病理诊断、手术、放化疗、单学科诊疗为主,是一种无差别的诊疗模式。目前的诊疗模式已逐渐向分子病理、多学科综合诊治、个体化诊疗、人工智能辅助诊断的模式转变。以临床诊断为例,从过去的经典手段传统病理诊断,到如今的分子病理诊断、皮肤镜技术,数字视频皮肤镜技术,再到未来我们将应用于临床的数字全身摄影、多光谱数字分析、电阻抗光谱技术等,可谓是层出迭代,为我们能够更精准地诊断 MM 提供了条件。

MM 靶向与免疫治疗药物经历了逐步发展的过程。从最早的维莫非尼(BRAFi)到 2018 年的康奈非尼(BRAFi)联合贝美替尼(MEKi)双靶,免疫治疗药物从 1986 年的 IFNα-2b,到 1998 年的 IL-2,到 2014 年首个获 FDA 批准的 PD-1 抑制剂帕博利珠单抗,再到目前正在进行临床试验的免疫治疗创新疗法:PD-1 单抗 +PEG-IL-2 靶向治疗、PD-1 单抗 +LAG-3 单抗、PD-1 单抗 +T-VEC 单抗、其他免疫检查点抑制剂(TIM-3、TIGIT、CD137 激动剂和 CD73 单抗)、双单抗的联合治疗效果等均值得期待。

4. 未来研究趋势及挑战 基于国人和白种人的 MM 在发病诱因、发病部位、临床分型、基础研究、规范化治疗、基因突变谱等方面都有较大差异,中国的皮肤科医师和从事肿瘤基础研究的专家们应该基于国人的 MM 特征考虑做好中国 MM 的组学研究。急需开发基于我国遗传背景的新功能靶标和针对性药物,如中国人群(黄种人)的 MM 组学图谱、精准诊疗的分子分型体系、中国人特异性的分子标志物及治疗靶点。目前,我国自主研发的基于中国人 MM 针对 BRD4 靶点的新药 NHWD-870 已在进行 I 期临床试验。

MM 的诊疗仍面临许多挑战。如:免疫治疗有效率低、易耐药等。就此问题,我们可以挖掘免疫治疗无应答的机制,研发提高免疫治疗应答率的方案。此外,缺乏能够稳定预测疗效的生物标志物。循环外泌体 PD-1 可作为 PD-1 单抗治疗在疗效评估中预测的生物标志物,以及治疗在疗效评估中存在潜在性别相关的生物标志物。同时,免疫治疗相关的不良反应仍缺乏能够被早期预测疗效的标志物,我们需要进一步揭示免疫治疗相关的不良反应的影响因素。

目前,在罕见肿瘤人工智能(artificial intelligence, AI)辅助诊疗方面已经初有成果,但仍然面临海量不规范数据、多模态肿瘤数据、数据不平衡、疾病数据量或者类别新增等临床问题，针对这些问题我们需要联合计算机专家和数据专家进行人工智能算法的创新，比如进化深度学习的架构搜索、多模态数据的融合表征学习、样本不均衡下的混合式学习、样本新增条件下的增量式学习等。

关于 MM 的可视化研究方面，FDG-PET/CT 对于发现黑色素瘤的原发灶和转移灶具有局限性，因此针对 MM 的特征性高敏感、高特异性的分子探针研发是十分必要的。MM 的未来研究趋势将是多组学多模态的。关于 MM 的未来研究还有更多需要探索的地方：①肿瘤流行病学、危险因素和人种差异的调查与分析；②肿瘤多组学多模态数据分析及临床应用研究；③肿瘤治疗方案优化与机制研究；④多学科交叉，提高肿瘤防、诊、治水平。

二、皮肤癌症诊断与治疗新进展

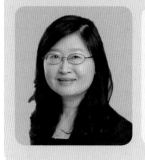

专家简介

邓 亮 副教授

- 纪念斯隆凯特琳癌症中心实验室主任
- 威尔康奈尔医学院副教授

[专家观点]

常见的皮肤恶性肿瘤包括基底细胞癌、鳞状细胞癌、恶性黑色素瘤等。在这里，笔者将就黑色素瘤及以其为代表的癌症免疫疗法，基底细胞癌、鳞状细胞癌、病毒相关皮肤癌（卡波西肉瘤）等皮肤肿瘤的诊断及治疗和基于病毒癌症免疫治疗的合理改造几部分内容进行阐述。

1. 黑色素瘤的诊断与治疗 正如陈翔教授在前文中提到的，恶性黑色素瘤来源于色素沉着部位（皮肤、黏膜、眼或中枢神经系统）的黑素细胞。黑色素瘤的临床亚型包括恶性雀斑样黑色素瘤、浅表扩散性恶性黑色素瘤、肢端黑色素瘤和结节性黑色素瘤。其危险因素包括：①遗传因素：浅色皮肤，金发碧眼；不易晒黑而容易晒伤的皮肤类型；黑色素瘤的家族史或个人史；②环境因素：居住在低纬度、阳光充足的地区；间歇性强日光暴露；③表型因素（遗传＋环境）：具有慢性晒伤相关性皮损，如雀斑、日光性弹性组织变性、角化病；存在临床非典型/组织学异常痣；痣总数增加。

黑色素瘤可分为遗传性和非遗传性。其中家族性（遗传性）黑色素瘤仅占 5%~12%，较为罕见。其为常染色体显性遗传，主要的遗传突变基因包括 *CDKN2A*、*CDK4*（cyclin-dependent kinase 4）、*BAP1*（brca1-associated protein 1）、*TERT*（telomerase reverse transcriptase）、*MIFT* 及 *POT1*（protection of telomeres 1），其中 *CDKN2A* 的突变是遗传性黑

色素瘤最常见的突变。而许多非遗传性突变将增加罹患黑色素瘤的风险，这些突变包括 *BRAF*、*NRAS*、*cKIT*、*PTEN*、*NF1*、*GNA11*（guanine nucleotide-binding protein, alpha-11）及 *GNAQ*（guanine nucleotide-binding protein, q polypeptide）等。

在对黑色素瘤的比较基因组杂交研究中发现不同亚型的黑色素瘤突变类型不同。在非慢性光损伤相关的黑色素瘤中（如浅表扩散性恶性黑色素瘤），主要为 *BRAF* 和 *NRAS* 突变；而对于慢性光损伤相关的黑色素瘤、肢端黑色素瘤、黏膜黑色素瘤，则以 *ckit* 突变为主。ckit 是一个干细胞因子的受体，该受体介导黑色素瘤发展的重要通路，ckit 下游包括 NRAS、BRAF 和 MEK 等重要通路，这些通路与细胞的生长和存活相关。此外，MC1R 对于紫外线的吸收非常重要，其突变或功能异常将影响 MITF 调节黑素细胞生成黑素的环节，使其主要产生抗紫外线作用较弱的褐黑素，而 MC1R 正常的黑素细胞则应该主要产生抗紫外线较强的真黑素。对黑色素瘤的全基因组测序发现黑色素瘤存在大量的 C→T 的突变，这种突变通常是由于紫外线引起的。Berger 等人（*Nature* 2012）发现其大部分黑色素瘤患者为 *BRAF* 突变，其次为 *NRAS* 突变，且二者很少同时发生突变。而非肢端黑色素瘤表现出 *BRAF* 突变的频率显著高于肢端黑色素瘤。

黑色素瘤的诊断依赖于临床表现，包括全身拍照检测、皮肤镜、反式共聚焦显微镜等影像学资料，及其皮肤活检、前哨淋巴结活检和 PET-CT 等结果。经典的检测征象包括 ABCDE 法则，即不对称（A: asymmetry）；边缘不规则（B: border irregularity）；颜色变化（C: color variation）；直径大于 6mm（D: diameter）；皮损的动态变化，即新发或原有损害变化（E: evolving）和丑小鸭征（ugly duckling sign），即单个损害与周围良性痣之间存在形态学差异。环钻或切除活检是首选的活检方法。术后可根据 Breslow 厚度、有丝分裂率、Clark 分级和前哨淋巴结状态等评估黑色素瘤的分级并考虑做更多的检查以明确分期。

2. 以黑色素瘤治疗为代表的癌症免疫疗法　黑色素瘤的治疗包括手术切除、放化疗、靶向治疗和基于肿瘤免疫学的治疗。当黑色素瘤局限于原位时（stage 0、1A、1B）手术切除是最佳选择。放化疗对进一步发展的黑色素瘤疗效有限。靶向治疗给黑色素瘤的治疗带来了新的希望，其中包括 BRAF 抑制剂（威罗菲尼、达拉非尼及恩考菲尼等）和 MEK 抑制剂（曲美替尼、比美替尼、考比替尼等）。携带 *BRAF*^{V600E} 突变的患者可选用 BRAF 抑制剂，然而它会激活 MEK，因此联合 BRAF 抑制剂和 MEK 抑制剂会取得更好的效果并减少副作用。另外，还有新兴的免疫检查点阻断剂，如伊匹单抗（抗 CTLA-4）和纳武单抗（抗 PD-1）等，以及溶瘤病毒治疗（工程改造 HSV-1、T-VEC）。

Dr.William 被认为是免疫治疗之父，在工作中他观察到部分肿瘤患者在细菌感染后肿瘤消失了，于是他尝试使用热灭活的化脓链球菌和黏质沙雷式菌（Coley 毒素）治疗无法手术的肿瘤患者。由于当时放疗正在盛行，且不是每个患者都有好的反应，因此尽管治疗了 1 000 位患者并发表了 150 篇文章，其疗法仍存在很大争议，没有被广泛接受。

随着研究的进步，肿瘤免疫学越来越受到重视，许多免疫疗法的药物相继被开发。在免疫细胞因子上，IL-2 成功地应用于转移性肾细胞癌和转移性黑色素瘤的治疗中，IFNα 被用于高危 Ⅱ 期和 Ⅲ 期黑色素瘤的辅助治疗。2018 年诺贝尔奖表彰了 Allison 和 Honjo 教授在发现"负性免疫调节治疗癌症的疗法"中所作出的突出贡献。负性调控共刺激分子通常也被称为免疫检查点，主要用于限制免疫系统的过度激活，包括 CTLA-4（cytotoxic T lymphocyte-associated antigen-4）和 PD-1/PDL-1（programmed cell death protein 1）等。其中，CTLA-4 是 T 细胞上的一种跨膜受体，与 CD28 共同享有 B7 分子配体，而 CTLA-4 与 B7 分子结合后诱导 T 细胞无反应性,参与免疫反应的负性调控。PDL-1 高表达于肿瘤细胞和肿瘤相关 APCs,而肿瘤浸润性淋巴细胞在肿瘤抗原长期刺激下高表达 PD-1。PDL-1 与 PD-1 结合后可诱导 T 细胞凋亡、失能、耗竭,进而抑制肿瘤抗原特异性 CD8$^+$T 细胞的激活、增殖和抗肿瘤功能,实现肿瘤免疫逃逸。免疫检查点阻断疗法(immune checkpoint blockade,ICB)就是针对负性调控共刺激分子的治疗方式。

然而部分患者对 ICB 治疗抵抗,其与肿瘤微环境、肿瘤免疫原性、抗体呈递、致癌路径有关。其他可能相关的因素包括:免疫抑制细胞:Treg、肿瘤相关的 M2 型巨噬细胞、骨髓源性抑制细胞;免疫沙漠表型;低 IFN-γ 印记;免疫抑制细胞因子:IL-10、TGF-β、VEGF 等。

3. 基底细胞癌的诊断与治疗　BCC 是最常见的皮肤恶性肿瘤,常见于白种人,其与间歇性日光暴露有关。80% 的 BCC 位于头部和颈部,常见的亚型包括浅表性 BCC、结节型 BCC 及浸润性 BCC。其中浅表性 BCC 采用局部治疗为主,包括冷冻治疗,局部应用氟尿嘧啶、咪喹莫特,光动力及激光治疗。外科手术主要包括针对低危型 BCC 的切除术、电烧术和刮除术及针对高危型 BCC 的 Mohs 手术。全身治疗包括免疫治疗(抗 PD-1,西米普利单抗)及靶向治疗(维莫德吉)。维莫德吉可用于治疗局部晚期的 BCC(不宜手术者)或转移型 BCC,其作用机制就是抑制刺猬(hedgehog)信号转导通路上的主要组分 SM,从而达到治疗 BCC 的目的。

4. 鳞状细胞癌的诊断与治疗　鳞状细胞癌(squamous cell carcinoma,SCC)常见于男性,好发于日光暴露部位,与日光暴露、免疫抑制相关,其中长期日光曝晒(紫外线)为其最危险的环境因素。SCC 的发病在年龄、性别、种族、地理和遗传学上均存在异质性。发病率随着年龄的增长而增高,白种人更易感。常见的临床亚型包括原位 SCC、侵袭性 SCC 和角化棘皮瘤。提示高危型 SCC 的表现包括:肿瘤尺寸增大;肿瘤位于耳朵、嘴唇及生殖器;分化程度低、促纤维增生或棘层松解的组织学亚型;神经周围、淋巴血管受到侵犯;侵袭深度增加、免疫功能低下。

SCC 的治疗与 BCC 相似,包括原位 SCC 的局部治疗、手术、全身治疗,其中靶向治疗包括使用 EGFR 抑制剂。然而,相对于 BCC,SCC 的转移风险更高,因此必须积极治疗和密切随访。

5. 病毒相关皮肤癌(卡波西肉瘤)　卡波西肉瘤(Kaposi's sarcoma,KS)是由匈牙利的 Moritz Konhn Kaposi 于 1872 首次描述的一种疾病。在 1993 年,张远及 Patrick Moore 发现了人类疱疹病毒 8 型(human herpesvirus 8,HHV8),其感染与卡波西肉瘤有关。目前,全球有超过 1 亿人感染 HHV-8,美国 KS 的发病率约为 100 万分之一,非洲与地中海地区的感染率更高。KS 主要通过性接触和垂直传播,临床可分为五个亚型:①经典型 KS,常见于地中海盆地;②与艾滋病相关型 KS 患者,20% 为男性同性恋者;③非洲地方型 KS,主要分布于撒哈拉以南的非洲;④医源型 KS(器官移植后);⑤未感染人类免疫缺陷病毒的男性同性恋者,KS 可发生于皮肤、口腔、胃肠道和肺,并可伴有淋巴结水肿。

经典的 KS 在组织学上表现出丰富的上皮样至梭形内皮血管细胞增生,淋巴细胞浸润伴有红细胞外渗。其可使用 CD31 和 CD34 染色淋巴及血管内皮,使用 LANA 染色 HHV8 的潜伏相关核抗原。

对于罹患艾滋病的患者,应进行抗反转录病毒的治疗。而对于经典的 KS 患者,其局部治疗应包括冷冻、刮除、切除、电干燥、激光,另可局部使用咪喹莫特、维 A 酸,或进行病灶内化疗、PDT、局限性放疗等;其系统性治疗可使用化疗(脂质体阿柔比星和柔红霉素、紫杉醇）、免疫调节剂（泊马度胺）、mTOR 抑制剂（西罗莫斯）及免疫检查点抑制剂。

6. 基于病毒癌症免疫治疗的改造工程　临床研究表明，免疫检查点抑制剂（ICB）在肿瘤浸润淋巴细胞（TILs）水平高、突变负担高及 PD-L1 表达增加的肿瘤中抗癌作用最强。这些响应性肿瘤被称为免疫学上的"热肿瘤"；与之相对的是缺乏响应的"冷肿瘤"。免疫检查点阻断剂遇到"冷肿瘤"时疗效有限。

溶瘤病毒疗法（oncolytic virotherapy, OV）是指通过基因工程技术对病毒基因组进行改造，使得某些病毒失去感染性，但是注射到肿瘤部位后能溶解破坏肿瘤细胞，引起肿瘤的消退，其能将"冷肿瘤"变为"热肿瘤"，提高 ICB 的抗肿瘤疗效，还能通过激活先天性免疫、招募免疫细胞、增强肿瘤微环境的免疫原性引发广泛的肿瘤免疫反应。这种能力使得溶瘤病毒与免疫检查点抑制剂联合用药时表现出惊艳的效果。2017 *Cell* 刊登了 Ribas 等人发表的关于 T-VEC 瘤内注射联合抗 PD-1 全身治疗的 Ⅰb 期黑色素瘤的试验数据，结果显示其预期缓解率较单一治疗方式显著提升。

笔者所在实验室致力于研究痘病毒相关的免疫治疗。痘病毒是大细胞质的 DNA 病毒，痘苗病毒（vaccinia virus）属痘病毒（poxvirus），具有复制能力，其被用作天花预防疫苗的抗原成功地消灭了天花。其作为溶瘤病毒已被研究了许多年。其中，改良型痘苗病毒安卡拉株（modified vaccinia virus Ankara, MVA）是一种减毒痘苗病毒株，是新一代的天花疫苗，其无复制能力，被认为有望称为治疗其他传染病和癌症的疫苗载体。

Ⅰ型 IFN 在宿主抗肿瘤免疫中起了重要作用，IFNAR 缺陷型小鼠比野生型小鼠在植入后更容易发生肿瘤。Batf3（basic leucine zipper ATF-like transcription factor 3）依赖性 DC 上的 IFN 信号转导对启动自发抗肿瘤 T 细胞反应和肿瘤排斥非常重要。cGAS（cyclic GMP-AMP synthase）/STING（stimulator of interferon gene）胞质 DNA 传感途径对 DC 识别肿瘤来源的 DNA、启动固有免疫非常重要，激活后将进一步促进抗肿瘤 CD8$^+$T 细胞的免疫反应（自发启动模型或治疗模式）。

我们对比了热灭活或紫外线灭活的 MVA（iMVA）与活 MVA 在小鼠黑色素瘤治疗上的差异，发现 iMVA 可感染 DC 可通过 cGAS-STING 通路诱导 IFN，其作用强于活的 MVA 诱导。此外，另一项研究也表明病毒复制对于痘苗病毒的免疫疗法并不重要，而 Batf3 依赖性 CD103$^+$ 的 DC、CD8$^+$T 细胞对病毒诱导的抗肿瘤免疫至关重要。研究通过将鼠的 *GM-CSF* 基因插入突变痘苗 E3LΔ83N 的胸苷激酶基因座中，设计了一种具有复制能力的溶瘤痘苗病毒（OV-GM），并在小鼠黑色素瘤模型中比较了瘤内（IT）递送活的 OV-GM 与热灭活 OV-GM（heat-iOV-GM）的抗肿瘤作用，结果显示 heat-iOV-GM 的抗肿瘤作用强于活 OV-GM，体外实验显示 heat-iOV-GM 可诱导 DC 和肿瘤细胞的 Ⅰ型 IFN、促炎性细胞因子及趋化因子产生，而活的 OV-GM 则没有。

MVA 中的 *E5R* 基因编码 cGAS/STING 介导的胞质 DNA 传感途径的抑制剂。重组 MVA（recombinant MVA, rMVA, MVAΔE5R-hFlt3L-mOX40L）被删除了 MVA 的 *E5R* 基因，并表达 DC 生长因子 Flt3L 与 T 细胞共刺激剂 OX40L（Treg 细胞高表达）以增强瘤内递送的抗肿瘤免疫力。rMVA 平台具有较好的安全性（不可复制、人类使用历史悠久）并具有较大的转基因容量，能组装多种功能的基因以提高免疫刺激。

专家讨论

一、多维度思考皮肤肿瘤问题

专家简介

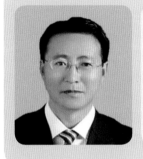

金哲虎 教授

- 延边大学附属医院皮肤科
- 延边大学医学院院长、延边大学附属医院总院院长
- 中华医学会皮肤性病学分会瘢痕疙瘩 / 增生性瘢痕疾病研究中心首席科学家

[专家观点]

我们思考问题多是从一个点出发走一条线，一直走到底，直到撞到"南墙"为止，但是多维度就是站在一个点，朝"长、高、宽"几个维度去思考问题，也许会有全新的发现。

1. **多维度思考皮肤肿瘤问题** 陈翔教授针对一个免疫球蛋白超家族 CD147 分子进行研究近 20 年，详细探究 CD147 这一分子与黑色素瘤的细胞生物学行为之间的关联性，发现其为黑色素瘤发病的关键性分子，提出 CD147-CAR-T 很可能成为黑色素瘤治疗的新选择，通过这一个点他对黑色素瘤的病因、发病机制和治疗都做了探索而且取得了突破性的成果。陈翔教授的分享给我们的临床工作带来了启示：从基础转化为临床，到底如何做才能转化？先关注 1 个点还是先关注多个点？陈教授这么多年坚持把 1 个点做好、做清楚，然后再去做其他方面的研究。以前笔者团队进行瘢痕研究时，由于不能在人身上做，国内也没有动物模型，先需要攻克的一个问题就是如何把动物模型建好。从 2003 年开始持续失败了很多年，现在终于有了比较稳定的瘢痕疙瘩模型。陈翔教授关于 CD147 的研究至今已经快能转化成可应用于临床诊断和靶点治疗中的标准数据，这些给我们带来了很多启示，即基础必须和临床结合起来思考，因为我们最终的目的都是要将基础研究转化成用于临床的能够预防、诊断和治疗疾病的工具。

针对皮肤的肿瘤问题，会和很多临床上的二级学科比如肿瘤、风湿免疫、核医学、病理等有交叉融合。一种疾病抑或一个学科的发展，要想取得开创性的进展，少不了多学科的交叉融合。要想在皮肤肿瘤的治疗上有所突破，就要和基础医学、药学、公共卫生等学科有所结合，临床的皮肤科医师需要把基础和临床结合起来进行多维度、多角度地思考，站在更高维度、更宽广的学术领域里思考问题。

2. **从"溶瘤病毒"探索新治疗模式的优势与局限** 在前文中邓亮教授给我们带来了最新的研究进展的分享，溶瘤病毒疗法对于我们很多人来说还是新理念，通过基因工程技术对病毒基因组进行改造，使得某些病毒失去感染性，但是注射到肿瘤部位后能溶解破坏肿瘤细胞,诱导肿瘤的坏死,这是一种很新颖的治疗模式。在我们平时的临床治疗过程中,经常遇到瘢痕的术后复发、黑色素瘤治疗效果不理想等问题,在现有的传统治疗模式下如何探索出一种新的治疗模式,溶瘤病毒疗法给我带来了启发,现有的良性加恶性肿瘤共有300多种,我们每个人都在不同的领域内进行研究,如果能把一种疾病研究透彻,就能给各领域的研究带来提示作用、引领作用、引导作用。而溶瘤病毒疗法的局限性在于其有效性和敏感性不高,据我所知,目前FBA仅批准了T-VEC这一种瘤内注射治疗用于黑色素瘤。

3. 建设MDT多学科团队 推动学科发展需要将临床基础研究工作做好,近年来皮肤科建设也在不断探索,比如开展多学科协作。多学科团队(multidisciplinary team, MDT)就是多学科协作的成果,其核心功能是将来自不同领域的一组医疗保健专业人员聚集在一起,以确定患者的治疗计划。例如针对黑色素瘤的治疗,可以联合病理科、风湿免疫科、内分泌科、心理科、耳鼻咽喉科、口腔科、肿瘤科、骨科、核医学科、普外科、烧伤整形外科等多个专科共同搭建黑色素瘤MDT团队,通过定期现场会诊和讨论的形式,为罹患恶性黑色素瘤的患者提供专业化、规范化、个体化的治疗方案,使黑色素瘤患者得到及时、有效、合理的诊断和救治,以期提高其生存质量、延长其生存时间。通过多学科协作,可以促进科室间配合协作的能力、提升临床诊疗的能力和科研创新的能力,真正实现基础和临床相结合。随着肿瘤分子诊断技术、靶向治疗、免疫治疗的进展,黑色素瘤的治疗已经进入个体化精确治疗时代和MDT多学科协作时代。

二、皮肤良恶性肿瘤的诊疗之我见

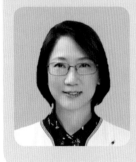

专家简介

李珊山 教授

- 吉林大学第一医院皮肤性病科主任
- 中华医学会皮肤性病学分会委员
- 中国医师协会皮肤科医师分会常委及色素病工作组副主任委员

[专家观点]

皮肤肿瘤是皮肤科非常大的一类恶性疾病,病种很多,包括皮肤良性肿瘤和皮肤恶性肿瘤。除了皮肤恶性肿瘤以外,皮肤的良性肿瘤种类繁多,非常常见。以血管瘤为例,其治疗发展迅速,也是非常常见的皮肤良性肿瘤,其研究涉及很多方面。关于血管瘤的治疗,一方面涉及激光美容的治疗;另一方面,由于一些血管瘤是毁容性的,甚至是致死性的,这就涉及外科手术术式的设计与选择。

对于恶性皮肤肿瘤的诊断和治疗就更需要我们临床医师的关注,找到一些肿瘤相关的生物标记物来评估患者病情、指导治疗，这对于临床工作非常重要。目前，恶性肿瘤的诊断还是以病理为"金标准"，但更好的、更先进的、无创的辅助诊断方法也在不断涌现，像分子病理的诊断、皮肤影像的诊断（如皮肤镜、反射式皮肤共聚焦显微镜、皮肤超声、皮肤CT、磁共振等），还有皮肤侵入性和非侵入性的探针，利用近红外线的荧光成像的靶向探针等。将这些先进的辅助方法与皮肤病理诊断结合起来，再结合肿瘤相关的生物标记物的检测，便能够做到更精准的早期诊断，就能更好地指导治疗和评估肿瘤预后，对于提高临床疗效和预后更有利。就治疗而言，生物治疗现已成为一种很好的皮肤病治疗方法，这种精准治疗也将是皮肤恶性肿瘤未来的研究方向。靶向治疗不但应用于BCC、SCC，免疫检查点抑制剂也应用于KS和黑色素瘤。

这些精细化诊疗需要多学科协作，对皮肤科医师提出了更高的要求。

三、黑素瘤的诊疗现况与发展

专家简介

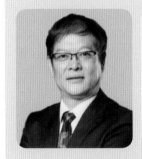

曹双林　教授

- 南通大学附属医院皮肤科主任
- 中华医学会皮肤性病学分会委员、病例学组副主任委员
- 中国医师协会皮肤科医师分会常务委员

［专家观点］

黑色素瘤是起源于黑素细胞的恶性肿瘤，好发于皮肤、黏膜及眼葡萄膜等部位，容易发生转移，疾病进展迅速，且恶性程度高。目前，国内外的研究证明黑色素瘤的发病率呈逐年上升趋势，由于中国人口基数大，因此患者基数也相对大，考虑到亚洲人群与欧美白种人黑色素瘤患者的发病机制、生物学行为、组织学形态、治疗方式选择及预后等都存在较大差异，所以国内仍需要整合多中心病种资源，进一步探索黑色素瘤的研究。

在亚洲或者中国人群中，肢端黑色素瘤的患者占比可达50%，常见的发病部位包括足底、足趾、指端或者甲下等，其他诸如黏膜等部位也多见。黑色素瘤发生的高危因素有慢性或严重的光晒史、既往的皮肤肿瘤病史、肢端色素痣或者慢性炎症等。考虑黑色素瘤的恶性程度较高，存在这些高危因素的人群首先要加强自我筛查，如果在黑色素瘤好发部位出现不明原因且短期变化较快的皮损一定要及时前往就诊，切忌采取如抠抓、切割、针挑等不当方式自我处理。除了人群的自我筛查外，皮肤科医师及国家相关的卫生健康部门也可以开展相关的健康宣讲或科学知识普及，以期对黑色素瘤患者进行早期诊断及早期干预治疗，从而进一步提高患者的生活质量，最大程度地减少患者的经济负担。

随着皮肤科辅助检查技术如皮肤镜、反射式共聚焦显微镜、皮肤高频超声及人工智能等技术的发展与应用,在联合皮肤病理诊断的同时,目前黑色素瘤诊断的准确性已有了很大提升。但在提高诊断准确性的同时,临床医师更为关注的是黑色素瘤的治疗策略,由于个体差异及发病机制等诸多不同,黑色素瘤的治疗通常涉及多种方法和多个学科,我们需要重视多学科诊疗团队的作用,避免单科治疗的局限性,要进一步加强学科间的交流甚至是形成多学科的诊疗共识,以期为患者提供一站式诊疗服务。

目前,黑色素瘤的治疗方式有手术治疗、放射疗法及系统用药等。在目前的诊疗认知中,对于没有禁忌证的晚期黑色素瘤患者,在对症治疗的基础上,系统用药可以改善相关临床症状。目前的抗肿瘤治疗包含:分子靶向药物如 BRAF-V600E 靶向药维莫非尼;系统化疗的细胞毒性药物如达卡巴嗪等;免疫治疗药物有 PD-1 抗体 /CTLA-4 抗体和 IL-2 等。除以上治疗方式外,还有目前较新的溶瘤病毒治疗策略等。

黑色素瘤由于其高恶性程度及高病死率而被国内外研究者广泛关注,相较于基底细胞癌、鳞状细胞癌等的皮肤恶性肿瘤,其基础研究及药物研发有了一定的进步,但在关注单个疾病的同时,临床医师与科学研究者也不能忽视其他疾病,"两条腿"走路才能不摔跤。

四、关于皮肤肿瘤的多维度思考

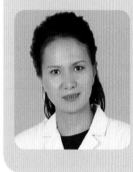

专家简介

李玉叶　教授

- 昆明医科大学第一附属医院皮肤科主任
- 中华医学会皮肤性病学分会全国委员
- 中国医师协会皮肤科医师分会感染性皮肤病专业委员会(学组)副组长

[专家观点]

针对皮肤黑色素瘤的多学科、多组学、多维度、全方位的系统研究方法,是临床医师在皮肤肿瘤、非肿瘤性皮肤疾病及其他疾病的科学研究中需要借鉴与思考的,也是值得大家深挖与探究的。

结合笔者自身科室的临床实践及科学研究而言:云南省地处高原地区,长期紫外线暴露会导致角质形成细胞 DNA 结构的破坏,DNA 发生突变,引起细胞的恶性增殖,从而导致恶性黑色素瘤、鳞状细胞癌、基底细胞癌、光线性角化病等皮肤肿瘤的发生,因此云南省皮肤肿瘤的发病率也相对较高。鉴于皮肤肿瘤好发于头面部,不同疾病、不同侵犯深度的预后差别很大,皮肤科联合口腔颌面外科、肿瘤放疗科、肿瘤内科、核医学科、病理科、医学影像科等10 个科室,涵盖 12 个亚专业,成立了"皮肤肿瘤 MDT"团队,建立了标准化的皮肤肿瘤手术室,通过组织与构建专业团队,进一步做到了深入、细化、优化诊疗流程,制订科学的诊疗和随访方案，解决了皮肤肿瘤患者反复跨学科就医、方案杂乱、不规范治疗、过度治疗等问题。采用改良莫式（Mohs）显微描记手术、手术联合光动力等个体化治疗方案，在保证完整去除肿瘤的前提下，兼顾美容和组织修复功能。

值得思考的是，感染（包含细菌及病毒等）和肿瘤是十分重要的两个领域，二者有很多相互交融的区域，通过研究二者的相关性及相互作用机制可以迸发出许多新的灵感，诞生许多新的科研成果。现有研究证明病毒对于肿瘤细胞具有较高的侵袭性，而通过进一步改造病毒的结构可以治疗恶性肿瘤，如溶瘤病毒，在美国已经有了 100 多年的研究历史。在这样的研究背景下，进一步探究细菌对于肿瘤的治疗作用也十分必要，但由于细菌及病毒在肿瘤细胞中的存活及作用机制具有很大的差异性，因此进一步学习国内外的最新研究进展，选择合适的研究方向十分重要。

结合前期的研究背景，这里也有一个科学问题可以探讨，即亚洲与非洲、美洲等艾滋病人群卡波西肉瘤患病率差异的可能机制：卡波西肉瘤是一种累及皮肤黏膜、淋巴结及内脏器官的侵袭性的内皮细胞肿瘤，皮肤黏膜主要表现为红斑、斑块、结节病变。研究认为，它的发生和人类疱疹病毒 8 型（HHV8）的感染存在相关性。现有数据发现，艾滋病患者卡波西肉瘤的发生具有很大的种族差异，非洲黑人及美洲白人艾滋病人群更容易罹患卡波西肉瘤。但本人前期未发表的针对健康人群（中国）与艾滋病患者（中国）血清中 HHV8 检测的差异研究表明两组人群的 HHV8 感染检出率都高，但相较于白种人或者黑种人而言，中国艾滋病患者卡波西肉瘤的患病率却很低，是否与病毒的致病能力、种族差异甚至其他原因相关，十分值得深究。

（汇编整理：韩　洋）

参 考 文 献

[1] GAUDE E, SCHMIDT C, GAMMAGE PA, et al. NADH Shuttling Couples Cytosolic Reductive Carboxylation of Glutamine with Glycolysis in Cells with Mitochondrial Dysfunction[J]. Mol Cell, 2018, 69(4): 581-593.

[2] OJHA R, LELI NM, ONORATI A, et al. ER Translocation of the MAPK Pathway Drives Therapy Resistance in BRAF-Mutant Melanoma published correction appears in Cancer Discov[J]. Cancer Discov, 2019, 9(3): 396-415.

[3] TASDOGAN A, FAUBERT B, RAMESH V, et al. Metabolic heterogeneity confers differences in melanoma metastatic potential[J]. Nature, 2020, 577(7788): 115-120.

[4] HAREL M, ORTENBERG R, VARANASI SK, et al. Proteomics of Melanoma Response to Immunotherapy Reveals Mitochondrial Dependence[J]. Cell, 2019, 179(1): 236-250.

[5] BOVÉE JV, CLETON-JANSEN AM, TAMINIAU AH, et al. Emerging pathways in the development of chondrosarcoma of bone and implications for targeted treatment[J]. Lancet Oncol, 2005, 6(8): 599-607.

[6] PYO A, KIM DY, KIM H, et al. Ultrasensitive detection of malignant melanoma using PET molecular imaging probes[J]. Proc Natl Acad Sci U S A, 2020, 117(23): 12991-12999.

[7] LUKE JJ, FLAHERTY KT, RIBAS A, et al. Targeted agents and immunotherapies: optimizing outcomes in melanoma[J]. Nat Rev Clin Oncol, 2017, 14(8): 463-482.

[8] CHEN Q, SUN L, CHEN ZJ. Regulation and function of the cGAS-STING pathway of cytosolic DNA sensing[J].

Nat Immunol, 2016, 17（10）: 1142-1149.

［9］LIU X, PU Y, CRON K, et al. CD47 blockade triggers T cell-mediated destruction of immunogenic tumors［J］. Nat Med, 2015, 21（10）: 1209-1215.

［10］ZANG J, LIU Q, SUI H, et al. Combined ^{68}Ga-NOTA-Evans Blue Lymphoscintigraphy and ^{68}Ga-NOTA-RM26 PET/CT Evaluation of Sentinel Lymph Node Metastasis in Breast Cancer Patients［J］. Bioconjug Chem, 2020, 31（2）: 396-403.

第四篇

学科融合

第十七章

护肤产品与皮肤健康

背景概述

皮肤屏障与皮肤屏障修复对于皮肤科医师,特别是美容科医师有着非常深远的意义。皮肤屏障功能对外防范抗原物质、微生物、紫外线等的侵袭,对内防止营养物质、水分的丢失,维持正常的生理功能。狭义的皮肤屏障功能通常指表皮的渗透屏障。广义的皮肤屏障功能包括其渗透屏障、皮肤的色素屏障、神经屏障、免疫屏障及其他与皮肤功能相关的诸多方面。在医学美容领域,皮肤屏障与护肤品之间的联系非常密切。多项研究表明,具有修复皮肤屏障、舒敏抗炎、降低血管及神经高反应功效的舒敏类功效性医用护肤品对皮肤屏障受损的敏感性皮肤的临床症状有明显改善作用,值得在临床推广应用。

热点聚焦

- 皮肤屏障的构成及功能
- 护肤品的分类与功效
- 皮肤屏障和医用护肤品的关联与未来发展方向

论坛精粹

一、皮肤屏障与医学护肤品

专家简介

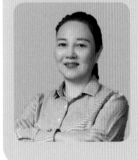

杨　森　教授

- 安徽医科大学第一附属医院皮肤科
- 中华医学会医学美学与美容分会常委兼美容皮肤学组组长
- 中华医学会皮肤性病学分会性病学组副组长

[专家观点]

1. 皮肤屏障 皮肤的结构主要包括表皮、真皮、皮下组织和附属器,其最基本、最重要的功能是保护机体内环境免于外界的刺激,比如机械性刺激、化学品、细菌微生物及紫外线等,维持内环境稳定,另外也有感觉、体温调节、免疫、分泌与排泄、代谢和吸收的功能。

广义的皮肤屏障包括物理屏障、色素屏障、神经屏障及免疫屏障。而狭义的屏障是指由角质细胞所构成的物理性或机械性屏障。通常将这种物理屏障结构视为"砖墙"结构,其中的"砖"是角质形成细胞,而其间的"水泥"则为细胞间脂质,主要由神经酰胺、胆固醇、小分子脂质和游离脂肪酸构成。细胞间脂质的主要成分为神经酰胺,约占 50%,随着年龄的增长而减少,是国内外化妆品公司开发的热点。研究结果显示,中国人的神经酰胺与白种人的不同,主要是长链的神经酰胺。因此,国外护肤产品不一定适用于国人的皮肤。另外,我们通常把覆盖在皮肤最表面的皮肤水脂膜比作"墙"上的"灰浆",又称皮脂膜,是皮肤屏障结构的最外层防线,包括水分、脂质、天然保湿因子和表皮代谢产物无机盐等。过度洗涤将导致皮脂膜被破坏,造成皮肤干燥和透皮水分丢失(trans epidermal water loss,TEWL)增加,这是年龄相关性皮损瘙痒症的发病基础。

2. 护肤品 化妆品是指以涂擦、喷洒或其他类似方法,散布于人体表面任何部位(皮肤、毛发、指甲、口唇等),以达到清洁、消除不良气味、护肤、美容和修饰目的的日用化学工业品,牙膏、漱口水等口腔清洁和保健用品也属于该范畴。护肤品是化妆品的主要类别,医学护肤品介于化妆品和药品之间,具有更高的安全性、明确的功效性及临床验证的特点。医学护肤品的活性成分包括天然动植物成分如青刺果油、牛油果油、甘草提取物等,天然生物活性物质或酶类如超氧化物歧化酶、果酸、神经酰胺等,另外也有药物、类药物成分及矿物类等成分。医学护肤品根据功能分为清洁类、防晒类、舒缓类、美白祛斑类等,涵盖范围非常广泛。

3. 皮肤屏障与护肤品 护肤品可通过多种机制修护皮肤屏障。比如,对于皮肤屏障受损的疾病如红斑鳞屑性疾病(银屑病)、角化性皮肤病(鱼鳞病)、皮炎湿疹类皮肤病(老年湿疹)等及干燥性皮肤病,选用舒缓保湿、屏障修护类护肤品可促进表皮角化,增加皮肤厚度,降低 TEWL,增加角质层保水量和皮脂含量;针对皮脂溢出性皮肤病如痤疮、脂溢性皮炎等,控油类护肤品可去除皮肤表面多余油脂,抑制细菌生长及表皮角化,清除毛囊口角栓;敏感性皮肤选用舒敏类护肤品,可增加皮肤对氧自由基和过氧化脂质的清除,减少其对皮肤的损伤以降低敏感性;对于日光性皮肤病,防晒类护肤品可以有效阻挡射线,减轻皮肤光损伤。此外,光电微创手术后皮肤水分大量流失,也需要进行相应的皮肤护理以修护和保护皮肤屏障,使用舒缓类清洁剂、皮肤屏障修复类、防晒类护肤品,可防止后续色素沉着。

那么如何使用医学护肤品呢?首先是合理的清洁。清洁是护肤的基础,面部可使用温和无刺激的洁面乳,然后使用润肤水,再使用医学护肤品,躯干四肢可仅用清水或温和的沐浴液清洁再涂抹护肤品。如需用外用药治疗,需要先涂抹保湿护肤品增加皮肤的水合程度,30 分钟后再涂抹药物。

作为皮肤科医师,我们必须掌握护肤品的种类、作用机制和正确的使用方法,加强对患者的科普教育以提高其依从性。最后我想强调一点,虽然医学护肤品是皮肤病防治的重要方法,但是其始终不能代替药品,必须拒绝夸大护肤品功效的做法。在使用医学护肤品的过程中一旦发生不良反应,需立刻停止使用,同时就医检查。

二、功效性护肤品的前世与今生

专家简介

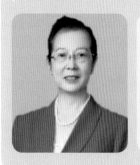

何　黎　教授

- 昆明医科大学第一附属医院云南省皮肤病医院执行院长
- 亚太皮肤屏障研究会副主席
- 中华医学会皮肤性病学分会副主任委员

[专家观点]

我国对护肤品的定义为以涂抹、洒、喷或其他类似方式，施于人体表面达到保养、修饰、保持良好状态的化妆品。该定义并没有涉及护肤品的功效性。随着市场的发展，大众对护肤品功效的期待越来越高，护肤品被细分为普通护肤品和特殊护肤品，而功效性护肤品则属于特殊护肤品，新条例的出台对其提出了更高的要求。

1. **功效性护肤品的起源**　1984 年，美国皮肤病学之父 Albert Kligman 提出了"药妆"的概念，其英文是 cosmeceuticals，是 cosmetics（化妆品）与 pharmaceuticals（药品）的结合，顾名思义，药妆兼顾了化妆品的特点和某些药物的性能，这类产品在全世界被广泛应用。在欧美，药妆主要在药房出售，产品由皮肤科医师推荐，因此很多人在治疗皮肤病及选择日常护肤品时，会征求皮肤科医师的意见。20 世纪 90 年代，随着国外药妆产品进入中国市场，药妆逐渐被广大皮肤科医师研究、被消费者认可。但由于"药妆"这个词的字面意思易让消费者误以为是药物，对其报以过高的期待或过于担心其副作用而引起不必要的麻烦，我国皮肤科专家将其命名为"医学护肤品（dermocosmetics）"。

随着市场的发展，市面上的产品琳琅满目，良莠不齐。2019 年，为了规范市场，在国家药品监督管理局发布的《化妆品监督管理常见问题解答（一）》中指出，对以化妆品名义注册或备案的产品，宣称"药妆""医学护肤品"等概念的，属于违法行为。2020 年，国务院发布了《化妆品监督管理条例》，将化妆品分为普通化妆品和特殊化妆品。除了以往的美白、防晒类特殊化妆品外，还增加了"宣传新功效的化妆品"，并新增了化妆品可以进行功效宣称，规定化妆品的功效宣称应当有科学依据，即循证医学依据，需要相关文献资料、研究数据或者功效评价材料作为其功效宣称的支撑。为了与国家政策保持一致，指导广大皮肤科医师科学、合理地使用该类护肤品，我国专家提出了"功效性护肤品（functional cosmetics）"的概念，是对"医学护肤品""药妆"的进一步规范。

2. **功效性护肤品的现状**　放眼全球，亚洲有着最大的、增长最多的化妆品消费市场。其中，我国占有最大的市场份额。我们曾在"5·25 护肤日"对中国人面部皮肤的状态进行调查，发现 54.9% 的国人皮肤状态呈亚健康状态、17.2% 呈病态，这些人群都需要使用功效性护肤品。然而与欧美各国相比,我国的功效护肤品市场份额较小,仅占化妆品行业销售额的20%,而欧美及日韩等发达国家已占到当地化妆品市场的50%~60%。因此,我国功效性护肤品市场有较大的发展空间,目前我国功效性护肤品行业已经呈爆发性增长势头,年均增长高达11%。

3. 功效性护肤品的发展趋势　随着皮肤基础研究的不断深入,越来越多的皮肤病的机制被阐明,这极大地帮助了功效性护肤品的产品设计和皮肤护理方案的精准化。比如,笔者团队对重型痤疮患者开展了GWAS全基因组扫描,在国际上率先发现了2个中国人重型痤疮的新易感基因:*DDB2*和*SELL*。并发现其与NF-κB通路介导的IL-8释放有关。此外,我们通过同源一致性分析,发现重型痤疮的新易感基因*F13A1*可上调IL-6水平而引起炎症。

昆明医科大学第一附属医院与中科院昆明植物研究所和云南贝泰妮集团密切合作,开展产学研用一体化。开展包括皮肤病基础研究、民间调查采集植物样本、提取分离植物样本、活性单体提取和功效研究、配方设计、临床验证、到产品面世在内的全过程合作。比如,我们通过走访了解滇重楼的民间药用,在实验室中制备了滇重楼茎叶提取物,并分离鉴定出了52个甾体皂苷和24个新化合物,并规定了滇重楼茎叶提取物的制备工艺并建立了质控标准。随后,对其进行了抗痤疮的基础实验,发现其可抑制痤疮丙酸杆菌诱导的IL-6、IL-8、TNF-α的分泌及TLR2、IL-1α和K16的表达,为具有抑菌抗炎功能的功效性护肤品的研发提供理论基础。在此之后,又设计了产品配方,开发了含有滇重楼的功效性护肤品,并通过全国54家医院的多中心临床观察,证实了其有效性和安全性。

最后,是关于这个行业的展望。功效性护肤品是非常有前景的产业,在政府层面需要配合国家的化妆品功效宣称,制定完善的标准。行业方向呈现多学科交叉融合,共同推进产业高质量发展。医师则需要加大皮肤领域基础研究,为患者提供关于功效性护肤品选择的建议,提高临床疗效,预防皮肤病发生。而患者也需要配合国家化妆品功效宣称,应使用具有科学依据、经过临床验证的功效性护肤品。

专家讨论

一、皮肤屏障与功效性护肤品

专家简介

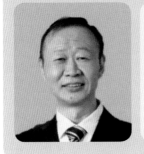

刘　玮　教授

- 前中国人民解放军空军总医院皮肤病医院院长、皮肤科主任
- 中国医师协会皮肤科医师分会顾问
- 中华医学会医学美学与美容学分会副主任委员

［专家观点］

皮肤屏障问题非常重要,它是皮肤健康的基础,也是许多皮肤病发病的病理生理基础。2020年10月9—10日的香山科学会议的主题就定为"化学生物医药工程与皮肤健康",专门讨论皮肤屏障问题。与会者包括了医学、药学、化学、化工等多领域的专家。在会议上,工科教授看待皮肤屏障问题的视角让我很受启发。我们的皮肤科教材、皮肤科医师常说皮肤是健康的屏障,是抵御外界刺激的屏障。但是清华大学的教授认为皮肤屏障是"生命的家园"。他认为从物理学角度来看,如果一个生命体没有屏障,它是无法生存的,因为热量会从高到低弥散。而海洋生物从冷血动物到陆地生存的过程中,首先需要克服的难关就是建立皮肤屏障。我认为他的理解层次更高,也给我们提供了新的视角。在两天的会议中,我们几位皮肤科专家讨论提出了"皮肤屏障功能的多时空超维度调节"的科学议题。

功效性护肤品的分类和管理越来越严格规范。近日国家药品监督管理局发布的《化妆品监督管理条例》《化妆品安全评估技术导则》及《化妆品分类规则》等新条例都对护肤品的功效宣称提出了明确的新要求。化妆品按照功效宣称分为28大类,要求功效宣称需要科学依据支撑,即必须要经过实验验证,否则在市场上将受到监管部门的严厉处罚。新规把相关实验分为很多类型和类别,其中第一类就是人体试验。这是我们皮肤科经常做的,它被列为第一级证据,被视为最有说服力的支持产品宣称功效的证据。这预示着新的时代已经到来,以前我国的化妆品监管只重视安全,而现在既管安全也要求功效。而在所有的化妆品功效里真正"看得见、摸得着"的就是屏障修复。像我们常说的保湿功能、敏感皮肤修复及痤疮、玫瑰痤疮的修复,其本质都是屏障功能的变化,如经皮水分丢失是否减少、皮肤含水量是否增加等。化妆品最容易做到的、最明显的、最直接的功效也是修复屏障。因此,在28种功效宣称中,专门提出了修复实验,指的就是皮肤功能的修复实验,可见屏障功能修复在功效性护肤品中的重要地位。

二、护肤品功效评价与护肤成分的产品转化

专家简介

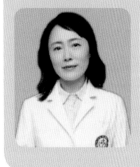

蒋　献　教授

- 四川大学华西医院皮肤科主任
- 中华医学会皮肤性病学分会第十五届委员会委员
- 中国医师协会皮肤科医师分会第六届委员会常务委员

［专家观点］

近20年以来,四川大学华西医院一直在做护肤品的相关检测和功效评价,并建立了功

效性护肤品的无创评价实验室,承担了许多企业和科研机构的人体相关临床试验,包括化妆品的功效评价。总体来说,相较于国外公司,进行护肤品功效评价的国内企业相对较少。但随着新的化妆品管理法规的出台,将会有更多的化妆品公司进行产品功效评估。这意味着皮肤科医师肩上的担子更重了,我们除了诊断、治疗皮肤病以外,还要对护肤品进行专业的功效评价,这也要求每一个皮肤科医师对护肤品的相关知识要有所了解。而且,皮肤科的大部分疾病都与皮肤屏障功能受损相关,如果一个皮肤科医师不会使用护肤品,那又如何指导患者修护皮肤屏障。

四川大学华西医院一直以来都鼓励医师做产品转化。花椒是一种深受四川人民喜爱的食品。四川凉山的花椒产量很大,但是存在卖不出去的困境。笔者团队参与了省里关于花椒的扶贫项目,发现花椒的提取物山椒素(xanthoxylum)对于光损伤有非常好的修复作用,我们就此进行了6年的深入研究,发表了相关SCI论文,申请了专利,进而实现了产品转化。

产品转化存在重重困难,但也非常有成就感。国外的很多皮肤科医师也不仅仅是做好医师而已,他们在很多其他的领域也做得非常出色。这是我们皮肤科医师值得骄傲之处,我们可以基于我们的科研成果做产品研发,更好地服务于人民。

三、皮肤基础研究与护肤产品研发

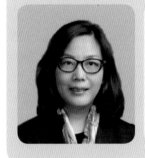

专家简介

潘　萌　教授
- 上海交通大学医学院附属瑞金医院皮肤科主任
- 上海医学会皮肤性病学分会候任主任委员
- 上海中西医结合学会皮肤性病学专业委员会副主任委员

[专家观点]

由上海交通大学医学院附属瑞金医院皮肤科郑捷教授领携的团队与上海家化联合研发出品的玉泽为广大皮肤病患者带来了良好的服务。玉泽是产学研深度融合的成果,这对于护肤产品的研发很重要。目前,护肤产品的市场需求份额较大,如何规范、如何从机制方面进行突破、如何将科学元素融入产品中,对于产品的研发是很重要的。

在此,就护肤产品与皮肤健康谈以下三点。

1. 皮肤屏障的防护和修复在治疗皮肤疾病中的作用　以前,刚刚成为皮肤科医师的时候,虽然大家都知道皮肤是人体最大的器官,位于人体的最外层,对人体起到保护作用,是"人体生活的家园",但大家对于"皮肤屏障"这一概念认识不够。当时我们大多用药物来治疗皮肤病患者,很少涉及药妆的使用,更是很少提到"皮肤屏障修复"的概念。虽然很多患者当时治疗后效果尚佳,但疾病极易复发,而且有药物副作用的发生。而"皮肤屏障"的概念及修复产品的使用会给某些皮肤病患者带来福音。比如,在玉泽相关产品的临床试验中发现其在防止银屑病的复发中有作用,成果被发表在皮肤科领域的 SCI 杂志。总之,"皮肤屏障"这个概念的建立能良好地指导皮肤疾病的治疗。

2. 关于皮肤基础研究在护肤产品研发中的重要性　比如,由昆明医科大学第一附属医院皮肤科的何黎教授领携的团队在薇诺娜的整个研发过程中做了非常多的基础研究,从蛋白质组学、基因组学等多组学研究中发现了关键的靶分子,将其融合到功效性护肤品的研发中。如何进行产学研的结合、转化和发展,对于皮肤科领域的进步有非常重要的作用。不仅要发展皮肤疾病的治疗,更重要的是关于皮肤疾病机制的研究,从基础研究中找到分子靶点,进一步研发新的产品。

3. 关于国家化妆品实验室　在这方面,我们团队尚需更大的进步,但相信在玉泽进一步推广、研发,以及跟兄弟医院、兄弟科室的学习过程中,我们团队在护肤产品的研发和在皮肤健康上能做更多的工作、奉献更大的力量。同时,希望能帮助更多的基层医师,在如何正确使用护肤产品及产学研的转化方面取得更大的提高。

四、皮肤健康与皮肤问题之我见

专家简介

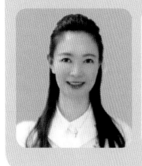

丁　艳　教授

- 海南省皮肤病研究所所长
- 海南省医学会皮肤性病学分会主任委员
- 海南省医师协会皮肤科医师分会会长

[专家观点]

随着人民生活水平的逐步提高,化妆品从奢侈品逐渐转变为生活必需品,形成了巨大的消费市场。然而许多消费者缺乏化妆品安全使用知识,缺少挑选、鉴别化妆品的能力;化妆品标识不规范及虚假夸大的广告宣传泛滥,造成诸多不良后果,损害消费者皮肤健康,从而形成临床隐患。

下面就这些问题及争论谈一点自己的看法。

1. 结合皮肤科基层,进行临床指导宣教　皮肤科医师应结合患者的自身条件,对化妆品的选择、辨别、应用进行宣教科普。指导患者根据需求选择清洁类、保护营养类或特殊用途化妆品。清洁类化妆品是通过中性活化剂的乳化发泡发挥作用,需关注产品的理化性质(如 pH)、产品成分(如洋甘菊,马齿苋等);保护营养类化妆品主要起到延缓衰老的作用;特殊用途化妆品指其具有祛斑、祛痘等功效。

2. 关注护肤品不足,警惕夸大宣传广告　为保障化妆品的卫生质量和安全性能、满足消费者的健康需求,皮肤科医师要掌握各种成分的实际功效,防止炒作。目前,中国化妆品和卫生规范规定了护肤品中的一些成分及其浓度,如防腐剂和防晒剂。但未规定其他基质的成分和功能,包括常用的化工原料、天然植物萃取物、细胞因子等其他复杂成分。且未明确可添加成分的上限种类。对于各种成分的生理学作用,如对皮肤角质细胞的影响、成分和基质成分的相互作用及其与香料防腐剂发生的反应均不明确,皮肤科医师需对此进行宣教。

3. 特殊皮肤状态下护肤品的选择 敏感性皮肤因皮肤屏障功能缺陷,神经反应性过强,炎症反应恶性循环,应选用具有抗敏功效成分的化妆品,以起到修复屏障功能、镇静神经、抑制炎症的作用。屏障功能的修复即细胞修复,马齿苋、薰衣草、芍药、茶叶均对此有效。衰老性皮肤,干性皮肤,痤疮皮肤也应选择相应的不同类型的护肤品。

以上是笔者针对皮肤健康与皮肤问题的一些临床经验,期待权威部门开展更多的临床研究,制定并更新相关临床指南,使其诊疗更加规范。

（汇编整理：蒋凌帆）

参 考 文 献

［1］戴付敏,王丽君,Behm Christine,等 . 国外老年人皮肤干燥评估与干预的研究进展［J］. 中华护理杂志,2017,52（1）:53-58.

［2］LEE J B, SUNG M, NOH M, et al. Effective association of ceramide coassembled lipid nanovehicles with stratum corneum for improved skin barrier function and enhanced skin penetration［J］. Int J Pharm, 2020, 579: 119162.

［3］KANG B C, KIM Y E, KIM Y J, et al. Optimizing EEMCO guidance for the assessment of dry skin（xerosis）for pharmacies［J］. Skin Res Technol, 2014, 20（1）: 87-91.

［4］CHOPRA R, SILVERBERG J I. Assessing the severity of atopic dermatitis in clinical trials and practice［J］. Clin Dermatol, 2018, 36（5）: 606-615.

［5］NARANGIFARD A, HOLLANDER L, WENNBERG C L, et al. Human skin barrier formation takes place via a cubic to lamellar lipid phase transition as analyzed by cryo-electron microscopy and emsimulation［J］. Exp Cell Res, 2018, 366（2）: 139-151.

［6］PROKSH E, BERARDESCA E, MISERY L, et al. Dry skin management: practical approach in light of latest research on skin structure and function［J］. J Dermatolog Treat, 2020, 31（7）: 716-722.

［7］JUNG I K, CHOI J, NAM J, et al. Modeling lipid layers of atopic skin and observation of changes in lipid layer properties with changes in ceramide content［J］. J Cosmet Dermatol, 2020, 20（1）: 1-8.

［8］CHA H J, HE C, ZHAO H, et al. Intercellular and intracellular functions of ceramides and their metabolites in skin（Review）［J］. Int J Mol Med, 2016, 38（1）: 16-22.

［9］DANBY S G, BROWN K, HIGGS-BALISS T, et al. The Effect of an emollient containing urea, ceramide np, and lactate on skin barrier structure and function in older people with dry skin［J］. Skin Pharmacol Physiol, 2016, 29（3）: 135-147.

第十八章

新材料与皮肤病学的跨界融合

背景概述

  随着细胞生物学、材料学、生物化学、生物工程学和移植学的飞速发展,组织工程皮肤的研发是近 30 年来创面修复领域具有里程碑意义的事件,具有巨大的社会和商业价值及广阔的研究和临床应用前景。其在治疗烧伤及慢性溃疡方面取得了长足的进步,为替代传统"拆东墙补西墙"的植皮方式提供了新的手段。

  集成微针贴片是将众多小于 1mm 的微针集成到贴片表面,在治疗角化性皮肤病的过程中,可以有效地突破真皮层,提高药物的透皮给药效率,同时由于其长度较短,不会达到疼痛神经所在深度,因此不会产生痛感,是一种高效、依从性较好的透皮给药系统。利用高分子微针透皮给药技术还实现了胰岛素的无痛、可控透皮给药,并且进一步通过在同一贴片上集成多种具有不同药物释放动力学的微针,实现更高的胰岛素使用效率,降低餐后血糖的波动水平。

  多学科交叉是现代科学技术发展的趋势,也是学科增长点最重要的来源。近年来皮肤学科与多学科交叉融合,为皮肤病诊疗带来很多变革,也深刻影响着皮肤学科的发展模式和路径,促进皮肤学科加速发展。具有交叉融合性质的皮肤学相关研究呈现出更多亮点,能够更好地满足老百姓的多样化需求。

热点聚焦

- 组织工程皮肤的前世今生
- 从狭义到广义的组织工程皮肤构建
- 微针、高分子材料与皮肤医学
- 微针工艺精确调控

论坛精粹

一、组织工程皮肤

专家简介

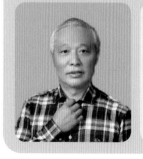

伍津津   教授

- 中国人民解放军陆军军医大学陆军特色医学中心皮肤科
- 重庆市中西医结合学会激光医疗专家委员会主任委员
- 重庆市医学会皮肤性病学分会委员、重庆市医师协会皮肤科医师分会委员

[专家观点]

1. 发展历程　组织工程的概念是美籍华人冯元桢教授在 20 世纪 80 年代提出的。组织工程最初是以开发骨科和口腔材料为出发点开展的科学研究，将细胞生物学和材料科学相结合，进行体外或体内构建组织或器官的研究，是一门新兴学科。免疫系统使异种及同种之间的移植受到阻碍，移植一直难以成功。组织工程是把组织器官像机器的零件一样源源不断地生产出来，给了人们很大的希望。

1979 年，Bell 创立了用成纤维细胞＋胶原凝胶构建出真皮替代物的技术方法，1981 年又在其表面接种角质形成细胞创造了 Apligraft。组织工程皮肤发展的本质其实就是细胞二维培养技术演变到三维培养技术的革命和突破。组织工程皮肤在组织工程领域中进展最快，是第一个通过美国 FDA 批准，并第一个实现产业化的组织工程产品，目前已有多个相关产品通过了 FDA 批准。此类产品用途广泛，可以运用于临床治疗、基础研究如生物力学研究、药理作用模型、化妆品评价模型，孕育的市场非常庞大。

2. 现状与趋势　组织工程皮肤与其他组织工程材料的基本原理相同，包括：①细胞的分离、培养、扩增；②支架材料，包括天然细胞外基质与高分子聚合材料；③组织构建，把支架材料预制成模型后再接种细胞。随着技术的发展，现在认为上述内容是狭义的组织工程，而广义上的组织工程还包括：支架材料结合细胞因子，或者是构建成形的组织材料移植到体内后，再由自体细胞迁移至支架材料形成组织，来发挥组织器官的功能。因此，组织工程研究的内容包括：支架材料（天然细胞外基质和人工细胞外基质）的开发、优化与杂化；细胞分离培养尤其是干细胞的培养和干性的维持；构建技术涉及构建设计、工程化和生产技术；组织工程化组织可提供的替代组织包括人工皮肤、人工肝、人工软骨、人工骨、人工神经、人工瓣膜、人工血管及人工肾等。

各种组织器官的细胞都可以用作种子细胞，如角质形成细胞、成纤维细胞、软骨细胞、成骨细胞、肌腱细胞、脂肪细胞。干细胞中包括造血干细胞、神经嵴细胞、骨髓间充质干细胞、脂肪源性间充质干细胞、胚胎干细胞等。种子细胞方面需要做细胞生物学研究，研究细胞发育和细胞功能。改造种子细胞：涉及定向分化、跨胚层分化、延长细胞寿命；降低细胞抗原性；获取可诱导分化的细胞因子等；针对复杂器官，如针对复杂器官，皮肤、肝脏、手指、耳郭、鼻子等，涉及多种细胞的复合培养。

临床运用中的支架材料必须拥有良好的生物相容性和降解性、具有三维立体多孔结构、具有可塑性和一定的机械强度并允许材料 - 细胞界面的出现，此类材料包括金属和陶瓷材料（不锈钢、钴合金、钛合金、氧化铝、氧化锆、磷酸钙、生物玻璃等）；聚合物材料（聚乳酸、聚己酸内酯、聚乙醇酸）；天然细胞外基质（胶原、透明质酸、弹性蛋白、葡氨聚糖、壳多糖、甲壳素、蚕丝蛋白等）。不同的材料的降解时间不同，胶原的降解时间是 2~24 周，其交联越多，降解时间越长；壳多糖的降解时间为 10~56 天；聚己酸类的降解时间是 1~2 年，磷酸三钙降解较慢，需要 8~24 周；羟基磷酸钙几乎不能降解。

组织工程皮肤的研究发展迅速，已有 Dermagraft、Apligraft、OrCel 等多个材料通过 FDA 批准用于临床。而重建皮肤的研究有助于阐明皮肤发育的生物学、创口愈合、瘢痕形成、纤维化疾病的机制，帮助开发新材料应用于临床。目前，表皮片产品已有：Epice（美国）、Epidex（瑞士）、Laserskin（意大利）、Holoderm（韩国）、Bioseed-S（德国）。临床上运用最多的是 Advanced Tissue，它是由成纤维细胞移植到聚乳酸聚羟基乙酸纤维网上组成，移植后 3~4

周聚乳酸纤维网因生物降解而消失,在皮下经 60~90 天被完全吸收。Advanced Tissue 已被成功用于糖尿病性溃疡的治疗。

Apligraft 的优点:①组织学接近正常皮肤;②不含毒性物质;③生产胶原凝胶皮肤替代物所需的细胞数量相对少;④市售产品可达到一次外科手术同时重建真皮和表皮。

Apligraft 的缺点:①收缩达 80% 左右;②抵抗胶原酶降解能力差;使用同种异体细胞和牛胶原,有传播病毒的危险及免疫排斥反应;③脆性大,操作困难;④生产过程复杂,需要的细胞量较大;⑤没有抗感染能力,因此移植于创面存活的成功率低。为了克服活性皮肤替代物的缺点,增强抗感染能力、减小收缩性,增加抵抗胶原酶消化的能力,我们特设计增加了壳多糖及其他成分的复方壳多糖皮肤,目前正在研究其组织学特点、动物移植反应、生物安全性,完善技术路线,以便工业化生产。

3. **团队成果** 针对以上局限性,对真皮成分进行设计,研究出了一种新型凝胶类组织工程皮肤,其具有以下优势:①主动抗感染能力;②提高抵抗胶原酶的消化能力;③降低胶原凝胶的收缩,提高产量;④增强组织工程皮肤的物理特性;⑤与种子细胞同时构建;⑥同时具有表皮层和真皮层结构;⑦技术路线适合产业化,为产业化做准备。

叠层式流加灌注培养是扩大生产的关键技术,目前已成功建立了计算流体动力学分析方法,设计优化了层盘结构,使得静压槽能产生稳定的压力,实现了稳定的准静态平面流场,从而保证层叠培养时的均匀营养供应。研究结果表明,在灌注速度为 100ml/min 时,可显著促进细胞的增殖,是静态培养的 3 倍,上、下层或同一层不同位置的组织工程皮肤的细胞数量基本相同,使皮肤大小及形态保持了一致性,营养消耗较静态培养明显降低,皮肤质量获得一定的提高,还可用于种子细胞的扩增。

4. **展望与思考** 组织工程皮肤目前还需要解决以下问题:瘢痕问题、毛囊问题、汗腺问题、复合组织问题等。然而,在实际应用中,对于复杂、困难的创面,新的生物技术结合清创、湿敷、换药、负压吸引等传统循环治疗可以达到较好的疗效,但往往患者无法承受过大的经济负担,因此如何降低成本也是面临的难题之一。

二、新型高分子微针——为经皮给药打通屏障

专家简介

郭新东 教授

- 北京化工大学材料科学与工程学院
- 泰山产业领军人才

［专家观点］

1. 高分子材料的前世今生　材料是人类赖以生存和发展的物质基础,也是当代文明的三大支柱之一,应用于农业、工业、能源、信息、油田、国防及航空航天等领域。新材料是材料工业发展的先导,是重要的战略新兴产业。

早在 3 500 年以前,就有高分子材料应用到医学领域的先例,比如埃及人用马鬃缝合伤口,而后有人将有机玻璃应用于义齿、将聚甲基丙烯酸甲酯(polymethyl methacrylate, PMMA)用作关节替换物、将聚酰胺纤维作为手术缝线等。发展到现在,材料在医学领域应用的范围非常广。目前的高分子材料大致可以归为五类:①不直接接触的,如注射器具,药物容器等;②直接接触的,如口罩、手套、吸氧管的插管等;③体内短期接触的,如人工心脏、人工肺、透析膜等;④长期植入的,包括手术缝合线、人工骨骼;⑤大分子药物。

2. 高分子微针　皮肤的最外层是角质层,是药物吸收的天然屏障。药物经皮吸收有三种途径:①跨细胞间质途径,药物穿过角质细胞间类脂双分子层;②跨细胞途径,药物通过角质细胞到达活性表皮;③附属器途径(毛囊、汗腺和皮脂腺),该途径是离子型和极性大分子药物经皮吸收的主要途径。

目前,经皮给药方式大致可分为两大类。①透皮给药贴剂:给药方便,但仅有分子量小于 500 道尔顿的药物可以透过皮肤,药物利用率很低。不适用于疫苗、蛋白质类药物。②注射:包括静脉注射、肌内注射、皮下注射等,见效快,但存在诸多缺点如疼痛、需专业人员注射给药等。

新型高分子微针综合了两种常用的经皮给药方式的优点,使患者能自行便捷操作,同时又能导入大分子药物进入皮下,有效增加药物的吸收。微针的针尖长度比注射器针头长度要短,刺穿后没有任何痛感,其长度可以从 300~900μm 精确调控。微针的材料可有多种选择:聚乳酸、聚乙烯醇、凝胶材料、透明质酸等。药物可直接放到微针上,注射后的递送通道 30 分钟就可以闭合。目前,微针大致分为:①高分子不可溶微针,不含药、皮下不可溶、无痛打开角质层,加速、增强药物吸收,可应用在美容、涂抹或贴片给药、中药给药、皮肤科涂抹类药物给药等方面。②高分子可溶微针,微针中含有药物活性成分、在皮下 2 分钟可溶解、无痛将精准剂量药物输送至皮下,可应用在美容(如透明质酸等)和胰岛素、疫苗、小分子药物给药方面。

3. 团队研究进展　北京化工大学联合中日友好医院开发的新型聚乳酸微针是新型可降解高分子微针,已经发展到第三代,具有以下特点:生物相容性好,可生物降解;基础材料为聚乳酸,无污染;力学性能好;成本低、易批量化生产;长度 300~900μm 精确调控;刺穿表皮层而不达到真皮层神经网络,无痛感;用于皮肤表面预处理,可增加药物渗透率。600μm 聚乳酸微针具有良好的力学性能,每片微针的处理面积为微针片面积的 20 倍,增大微针片面积的同时还不会影响其力学性能,可根据不同用途制备不同大小的微针片。

使用高分子微针可打开角质层建立微通道,使药物有效进入皮肤,可以优化治疗效果,特别是对于一些存在角化过度的皮肤病,如银屑病、慢性单纯性苔藓、进行性对称性红斑角化病等。这些疾病在治疗存在以下不足:①角质层增厚,药物渗透率低,难以达到有效的药物治疗水平;②角质溶解软膏含有大量有机溶剂;③患病部位需要进行封包处理。实验证明,微针预处理可有效增加卡泊三醇涂抹给药(7.5μg/ 次,每天 1 次)的皮肤表面药物渗透率,提高治疗效率。

4. 微针的广泛应用　涂层微针有以下四种制备工艺:含隔板的装置;限位装置;滚筒装置和固定装置。

相较于传统微针,两段式微针有以下优点:①皮下上端载药微针与下端固体微针快速分离,缩短给药时间;②上端载药微针可全部溶解,增加给药效率;③制备微针与载药分为两步,易于产业化推广。两段式微针在糖尿病胰岛素治疗的应用中市场广阔。

在传统微针的基础上,在底部引入气泡,将药物全都放到微针的顶部和肩部,以达到非常高的给药效率。此类气泡微针已应用到百日咳疫苗(中国医学科学院)中。

用于皮下快速祛皱的玻尿酸可溶微针,将玻尿酸直接制成高分子的微针,使用后可以在皮下很快地溶解,但应根据不同地区的湿度因地制宜进行预处理。此类微针已建成每年500万片的生产线。

微针已被应用于包括糖尿病胰岛素治疗、癌症术后药物镇痛治疗、角化性皮肤病治疗(中日友好医院)、心力衰竭左西孟坦治疗(安贞医院)、疫苗(生物医学研究所)、可穿戴式检测芯片、药物皮试、医疗美容等多种方面。

专家讨论

一、组织工程皮肤的使命与微针的应用前景思考

专家简介

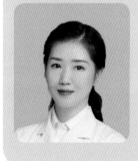

雷　霞　教授

- 中国人民解放军陆军军医大学陆军特色医学中心皮肤科主任
- 重庆市医学会皮肤性病学分会副主任委员
- 中国医师协会皮肤科医师分会委员

[专家观点]

组织工程皮肤是材料学和皮肤病学的交叉产物,并非皮肤科的传统研究产物。别人"十年磨一剑",伍津津教授是"十年磨一皮",团队对于皮肤创面的治疗和流程的改进,取得了令人震撼的优秀成果。

1. 组织工程皮肤的使命——特殊创面修复　创面修复是一个动态的、多因素参与的、复杂有序的生物学过程,包括炎症反应、细胞增殖、组织重塑等变化。当创面修复的某一阶段失调后,皮肤无法正常修复,最终导致形成难愈性创面。因烧伤、糖尿病、恶性肿瘤等原因引起的特殊感染伤口,自行愈合困难,可导致增生性瘢痕,致受累组织及器官功能受限和运动障碍。组织工程研究的对象包括种子细胞、生子因子和支架材料,可以将体外分离培养的种子细胞经生长因子作用后与支架材料结合并移植到皮肤缺损部位,促进皮肤修复与再生。因此,组织工程皮肤有非常好的促愈合效果,对于组织工程皮肤的应用如果能做到有针对性地预估,对不同的伤口因地制宜、因时制宜,可以得到更加良好的疗

效。因此,特殊感染伤口的治疗是组织工程皮肤的应用前景,由于组织工程皮肤的可选择性、可预处理性,在进行准确的个体化分类和病因寻找后,就可以在愈合阶段更好地被使采用。

2. 微针的应用前景思考　高分子微针的概念自 2007 年提出,目前是一个年轻的学科和产业。由于医疗药物器械审核等流程问题,可直接载药的微针目前没有直接应用于临床。而通过使用聚乳酸微针在皮肤表面形成微通道,再涂抹药物加强疗效的疗法已经通过伦理批准,并在中日友好医院进行临床试验。此外,微针产品设计也必须考虑产能和成本的问题,应用于临床的微针产品应致力于维护民生,在费用上维持在让大多数患者都能够承担的水平。优化生产线,节约环保型产品设计,提升微针的稳定性,降低保存条件限制和使用时间限制,简化流通流程,提高产能,扩大生产规模,尽可能降低产品成本。微针应用于医疗美容已经较为成熟,其产业链的开发与合并将允许研发成本迅速降低。如何达到临床可及、可用,患者可承担,又有足够的利润来保障产品本身迭代升级,是我们需要进一步摸索探究的方向。

二、组织工程皮肤的发展方向与微针的设计思路思考

专家简介

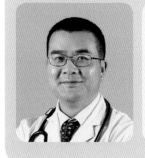

梁燕华　教授

- 南方医科大学深圳医院皮肤科主任
- 全国十佳优秀中青年皮肤科医师
- 中国康复技术转化及发展促进会皮肤健康产业转化专业委员会副主任委员

［专家观点］

1. 组织工程皮肤的发展方向　组织工程皮肤使得皮肤科的未来发展领域更加宽阔,让大面积烧伤、感染或其他原因造成的大面积皮肤损伤治疗有望在皮肤科完成。如何构建有功能的皮肤是组织工程皮肤的突破方向,除了表皮细胞和成纤维细胞,希望能在未来构建含有汗腺、毛囊、皮脂腺等组织的"复合型皮肤"。对于较大创面、溃疡面及烧灼伤,在充分抗感染的前提下,皮肤科已经开始涉足富血小板血浆(platelet-rich plasma, PRP)疗法,并且收效甚佳。

2. 关于微针的设计思路思考　2010—2012 年,哈佛大学、耶鲁大学和斯坦福大学的三个团队在美国经济刺激计划下,开发出一些可溶性高分子微针,利用此种微针介导荧光标记药物,并利用反射式共聚焦显微镜(reflectance confocal micro scopy, RCM)观察荧光显示,证实该高分子微针所介导的药物可达到足够的深度和药物维持时间。最早利用微针治疗疾病,是应用于先天性厚甲症的治疗,在掌跖部位,利用微针介导寡核苷酸片段,疗效显著。利

用微针进行药物缓释设计拥有良好的前景,许多药物都可以应用此种给药方式。在利用微针进行的药物缓释设计中,密度、浓度、温度、深度的掌握非常重要,小分子材料受温度、湿度等影响非常大,但耐湿度的设计应当优先于耐温度的设计。在我国的许多地区尤其是南方,湿度过高,当湿度超过 80% 时,空气中的水分对微针的影响非常严重,针尖部被空气中的水分溶解,导致微针暴露于空气中半分钟即可失效。因此,首先要避免使用过程中微针未进入皮肤中即开始溶解的问题。然而,目前尚缺乏解决此问题的方法。现阶段应当在产品上注明并在使用中向操作者强调:在拆封后 30 秒内完成注射,以避免针头失效的问题。其次,温度对微针的溶解影响也较大,高温将加速微针的溶解。在干燥的情况下,目前的微针材料尚可以坚持不溶解,但若是湿度较高,微针很难避免提前溶解的问题。而对于不可溶解的微针,其耐温度和耐湿度都没有问题。

微针亦可以从疾病特点出发进行设计,比如银屑病等表现为干燥、脱屑,本身就有屏障功能障碍的疾病,更适合采取微针给药。另一个可设想的前景是肉毒毒素微针,有零星的研究报道,在银屑病中应用网格状注射肉毒毒素疗法,甚至比某些生物制剂对于延缓疾病的复发更有优势,而且微针之间的距离及给药方式也非常适合代替网格状肉毒毒素注射。

三、关于组织工程皮肤和微针研究的几点思考

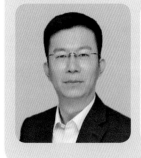

专家简介

沈　柱　教授

- 广东省人民医院皮肤科主任
- 四川省皮肤病性病研究所所长
- 入选国家"百千万人才工程"和"国家级有突出贡献中青年专家"

[专家观点]

1. **组织工程皮肤——除了保护,还要有功能**　医工结合有广阔的发展前景。组织工程皮肤许多产品的问世解决了皮肤科很多棘手的问题。皮肤不仅提供物理性的保护,还提供免疫保护,组织工程皮肤在受到外界刺激(物理、化学、生物性的刺激)下产生的免疫反应也应当纳入研究范畴。

组织工程皮肤希望可以满足以下四点:①保护,建立机械屏障;②暂时性替代自身皮肤,早期伤口清创后提供伤口覆盖物;③输送皮肤基质成分、细胞因子和生长因子,从而促进和增强伤口愈合反应;④提供新的结构,如真皮胶原或培养的细胞,其结合到伤口中并在伤口愈合期间或愈合之后持续存在。目前的研究还主要聚焦于如何在移植期间降低免疫排斥,针对长期预后的研究较少。

2. **无创是微针的原则**　微针携带药物设计简便,以聚乳酸微针为例,其所携带的药物

不受分子量限制,大分子药物也能携带,包括各类抗体和疫苗,如流行性感冒疫苗、埃博拉疫苗。微针携带水溶性药物的能力比携带脂溶性药物的能力强,设计难度更小。在微针的设计中,600μm左右的长度拥有最佳的力学参数,长于这个长度的微针的力学参数逐渐变差。目前的使用暂未达到真皮的深度。中日友好医院皮肤影像中心分析发现,在微针使用后半小时,表皮上的口洞即可消失,且微针穿透深度在基底层以上,对皮肤无损伤。

　　然而,在将来的研究中应注意,能否调整微针穿透深度使其进入真皮层,此时造成的损伤是否有别于普通的物理性损伤,微针的使用是否会引起同形反应(比如银屑病和白癜风)等问题。此外,微针应用于面部等皮肤较薄的部位,或加入肉毒毒素等药物时,是否要减少微针的长度,或是根据不同的部位皮肤的平均深度设计微针。目前,我们坚持无创微针的原则性理念,避免微针穿透表皮进入真皮,在类似于真皮色素沉着的褪黑素治疗中,选择减少微针穿透深度、牺牲部分疗效以保证安全性。这是一个在损伤和非损伤之间、疗效的强弱之间寻找一个平衡点的问题。

四、关于新技术在皮肤科中应用的思考

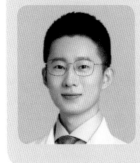

专家简介

李承旭　博士

- 中日友好医院皮肤科
- 国家远程医疗与互联网医学中心皮肤影像能力建设委员会青年委员
- 中国医学装备协会远程医疗与信息技术分会皮肤远程医疗学组委员

[**专家观点**]

　　1. **两种新技术与皮肤科**　中国每年约有 2 600 万人发生不同程度的烧烫伤。0~14 岁烧伤患者占比高达 23%~48%,其中 5 岁及以下患儿所占比例最高。严重的烧伤患者在临床上往往还主要是纤维化修复(瘢痕愈合),愈合后的功能和外形欠佳,患者面临着长期、双重的身心伤害。因此,首先要加强烧烫伤急救和康复常识的宣传教育,预防悲剧发生。其次,目前各类新型敷料、生长因子,创面负压封闭引流技术和各种皮瓣技术的成熟,在很大程度上推动了创面愈合的发展和进步。但是对于大面积、深度烧伤,愈合困难的患者而言,还是会出现愈合后瘢痕、功能外形欠佳等问题。组织工程皮肤通过组织工程在体外培养、扩增大量的上皮细胞、成纤维细胞等种子细胞,再将成熟的种子细胞复合到支架材料上,通过细胞与支架相互作用,构建出由细胞和生物材料构成的三维空间复合体。其中,种子细胞要具备数量足够多、不引起免疫排斥反应、具有再生活力的特点,也是开展组织工程研究的很重要的前提和基础。

　　带有胰岛素的两段式微针为患者提供了一种新的给药方式,在载药量和制备工艺上能

够做到根据患者的血糖水平,进行个性化、精准给药。两段式微针相对于带有胰岛素的普通可溶微针给药具有缓释速度更平滑、给药量更稳定的优势。

2. **新型诊疗技术——皮肤影像人工智能**　皮肤病与其他学科的交叉融合成果涉及方方面面,不仅增加了皮肤病学的广度,也在融合交叉过程中催生出新的方向和新的热点,不断推动皮肤病学产生“新成果”和“新能力”。皮肤病学与工学相结合,建立新型诊疗设备的研发和计算机辅助技术。皮肤影像已经成为皮肤科医师诊断疾病、观察疗效、辅助手术的重要手段。同时,基于皮肤影像数据的人工智能产品的研发,也层出不穷,其良好的诊断准确率、特异度和敏感度等性能指标,也在辅助医师诊断决策方面起着很重要的角色。人工智能在提高皮肤病变筛查的敏感性和准确性方面表现出巨大潜能,并逐渐向决策支持和患者管理方向渗透。

（汇编整理：李　昂）

参 考 文 献

[1] F WEN-MIN, L I CHENG-XU, H YANG. The Role of Artificial Intelligence in the Diagnosis and Assessment of Skin Diseases[J]. China Digital Medicine, 2021, 16(2): 1-6.

[2] BAGHERANI N, SMOLLER B R. The efficacy of botulinum neurotoxin A in the treatment of plaque psoriasis[J]. Dermatol Ther, 2018, 31(2): e12587.

[3] ENCISO N, AVEDILLO L, FERMIN M L, el al. Regenerative potential of allogeneic adipose tissue-derived mesenchymal cells in canine cutaneous wounds[J]. Acta Vet Scand, 2020, 62(1): 13.

[4] GONZALEZ C, FRANCO M, LONDONO A, el al. Breaking paradigms in the treatment of psoriasis: Use of botulinum toxin for the treatment of plaque psoriasis[J]. Dermatol Ther, 2020, 33(6): e14319.

[5] LIANG L, FEI W M, ZHAO Z Q, el al. Improved imiquimod-induced psoriasis like dermatitis using microneedles in mice[J]. Eur J Pharm Biopharm, 2021, 164: 20-27.

[6] LIU T T, CHEN K, WANG Q. Skin drug permeability and safety through a vibrating solid micro-needle system[J]. Drug Deliv Transl Res, 2018, 8(5): 1025-1033.

[7] NINAN N, MUTHIAH M, PARK I K, el al. Faujasites incorporated tissue engineering scaffolds for wound healing: in vitro and in vivo analysis[J]. ACS Appl Mater Interfaces, 2013, 5(21): 11194-11206.

[8] TARASSOLI S P, JESSOP Z M, AL-SABAH A, el al. Skin tissue engineering using 3D bioprinting: An evolving research field[J]. J Plast Reconstr Aesthet Surg, 2018, 71(5): 615-623.

[9] VIG K, CHAUDHARI A, TRIPATHI S, el al. Advances in Skin Regeneration Using Tissue Engineering[J]. Int J Mol Sci, 2017, 18(4): 789.

[10] ZHANG X, XU W, HU X. Tissue-Engineered Skin Regenerative Units for Epidermal Keratinocytes Expansion and Wound Healing[J]. Med Sci Monit, 2021, 27: e932978.

第十九章

中西医结合：皮肤性病学的融合与发展

背景概述

　　皮肤科的中西医结合诊疗模式是在应用现代医学与科技方法的同时，结合传统中医药知识与理论，对皮肤病进行诊断、治疗和预防的模式。由于现代医学和传统医学均存在一定的局限性，两者结合成为了医学发展的必然趋势。科学地将中西医结合起来，以各自的优势服务于临床，将是皮肤科的巨大进步。但目前临床上使用中西医结合模式大多是中医和西医的简单拼凑，不仅达不到理想的效果，反而会增加患者的经济负担。因此需要进一步完善皮肤病中西医结合诊疗体系（如诊断和治疗临床路径的实现、科学合理的诊疗评价体系的构建、中西医结合皮肤科人才培养模式的优化等）才能使中西医结合更好地发展、更好地服务于患者。作为临床学科，皮肤科中西医结合诊疗模式的目的，是使两者优势互补、安全有效地处理单一手段难以解决的问题，实现治疗效果最大化，不良反应最小化，增加患者信心，减轻经济负担。皮肤科中西医结合的整体思路包括结合西医辨病和中医辨证实现疾病诊断、联合西药和中药用于疾病治疗、协同西医物理治疗与中医外治辅助治疗、结合西医预防医学与中医"治未病"预防皮肤病的发生。

热点聚焦

- 以银屑病为范例阐明现代中西医的融合
- 承古创新是当代中医、中西医结合皮肤病学的发展战略
- 中西医结合对疑难疾病的诊疗优势
- 中西医结合的历史背景和现实意义

论坛精粹

一、中西医结合 - 银屑病理论创新与实践

专家简介

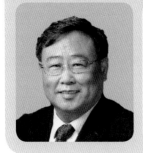

李 斌 教授

- 同济大学附属上海市皮肤病医院院长
- 中国中西医结合学会皮肤性病专业委员会候任主任委员
- 擅长中西医结合治疗银屑病、湿疹、痤疮等

[专家观点]

1. **概述** 银屑病是一种常见的慢性复发性炎症性皮肤病,在我国近 20 年的患病率由 0.123% 升至 0.47%,其中寻常性银屑病患病率最高,占 97.98%。该病容易复发,难以根治,严重影响患者的身心健康和生活质量,是皮肤病的研究难点和热点。近年来,随着研究的深入,对银屑病的病因、发病机制、治疗认识逐渐清晰。中医和西医对该病的治疗各具特色,不断融合,取得了不错的疗效。

2. **中西医结合对银屑病发病机制的理解** 目前研究认为银屑病是多基因遗传背景下由 T 细胞介导的免疫性疾病。免疫紊乱是银屑病发病的重要因素。目前认为 IL-23/Th17 轴在银屑病发病机制中占中心地位,但不同亚群的细胞与银屑病发病均密切相关,如大量研究证实 Th1/Th2 免疫失衡导致 Th1 细胞分泌的 IFN-γ、IL-2、TNF-α 等细胞因子增加。多年来,中医治疗银屑病形成了"从血论治"的理论核心。辨证是中医论治的核心,将西医发病机制与中医辨证融合进行研究,发现血热证免疫特性是以 Th17 细胞分化优势伴 Treg 下调为主,血瘀证免疫特性则为 Treg 水平正常而 Th17 细胞分化受抑制,血燥证免疫特性为 Treg 细胞水平下降伴 Treg 功能异常为主。而寻常性银屑病血瘀证和血燥证患者免疫状态的定性依据表明 IFN-γ 是银屑病的活动生物标志。

中医通过对寻常性银屑病进行辨证施治,寻常性银屑病血热证多采用清热凉血的治法,而血瘀证多采用活血散瘀治法。通过中医"血分论治"银屑病临床疗效评价及作用机制研究初步揭示了"血分论治"的效应机制,阐释了"病 - 证 - 药 - 效"基本原理,清热凉血法、活血散瘀法通过调节神经 - 免疫 - 皮肤网络失衡,平衡 Th1/Th2 漂移治疗银屑病。大量的临床和实验数据表明中药可通过拮抗或调节白介素和 IL-23/IL-17 轴抑制炎症通路来治疗银屑病。

另外,银屑病也是一种与代谢异常相关的系统性疾病,代谢组学可揭示外源性因素如环境、饮食和微生物组与银屑病发病机制、结局、治疗之间的密切联系。通过磁共振、液相色谱 - 质谱联用、气相色谱 - 质谱联用等检测技术,对患者外周血液、尿液、皮损进行分析,检测糖类、脂质、氨基酸和核苷酸的变化,发现银屑病患者脂代谢、氨基酸代谢、糖代谢存在异常,也正是这些重要代谢途径的非正常激活才引起银屑病的免疫紊乱、表皮细胞增殖潜能。

以秦万章教授为代表的现代中医提出新血证论,认为银屑病以血为本,血热为先,血虚、血燥、血寒在后。血瘀贯穿疾病始终,是导致银屑病合并代谢紊乱的病理基础。研究表明活血散瘀法通过介导抗炎脂肪因子 SFRP5 表达,抑制 Wnt 信号通路激活缓解银屑病血瘀证。代谢组学以其全局性的视角,在筛选银屑病差异代谢物、阐释发病机制、构建综合效应代谢网络及评价药物效应机制等方面均取得了可喜成果。但是目前银屑病代谢组学仍存在局限性:如代谢组学数据库缺乏,无统一的代谢组学研究标准;研究过程中需剔除相关不可控因素,建立相关动物模型,开展严谨可控的基础研究;通过适当纳入蛋白印迹法和酶联免疫吸附测定等方法,将临床数据与代谢组学信息相互验证、相互支撑以评价代谢相关生物标志物的作用。

3. **中西医结合对银屑病治疗效果的评价** 随着现代医学高速发展,临床医师可采用皮肤镜、高频超声、反射共聚焦显微镜、激光多普勒成像、光学相干断层扫描、光学微血管造影、多光子断层扫描等无创诊断技术评价银屑病治疗反应。并开发全身成像系统,自动计算引导 PASI 测量，具有高度的可重复性。中西医结合治疗银屑病能取长补短，各自发挥自己的特长，互相配合显示出强劲优势，独具创造性和挑战性。但是目前关于中医药的临床研究设计尚不规范，针对临床上不同医师间方药疗效参差不齐等问题，可采用集对分析偏联系数法，"局部辨证"与"整体辨证"结合对症施药，利用阶段性治疗效果进行对症用药的潜在用药趋势评测，为银屑病治则治方的优化和创新提供有益的启示。

中西医融合贯穿银屑病诊治与研究的各个阶段，从基因、免疫、代谢机制三方面传承与创新，科学阐释问题；多种中西医方法联合治疗，优势互补；现代无创诊断，主观与客观全方位评估；集对分析，联系数学，最大程度把握疾病不确定性。大量的临床实践发现，将中医的辨证论治和西医局部微观辨病的优势有机整合，取长补短，可进一步提高疗效，减少药物毒副作用，减少复发的概率，延长复发的间歇时间，减轻患者痛苦，最大程度地提高生活质量。中西医融合，能够引领研究疾病新未来。

二、承古创新，成就当代中医、中西医结合皮肤病学

专家简介

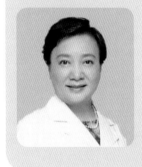
白彦萍　教授

- 中日友好医院皮肤科
- 中国中西医结合学会皮肤性病专业委员会副主任委员
- 中国中医药信息学会中西医结合皮肤病分会副会长

[专家观点]

1. **概述**　皮肤病在中医学中属于外科范畴，是目前中医学中最具发展潜力的学科，中医治疗皮肤病具有独特的优势，西医在诊断和治疗皮肤病方面也有很多新技术和新方法，如何更好地进行中西融合，促进中医、中西医结合皮肤科的发展是我们当代中西医结合和中医人的责任和使命。我们不但需要师古，还应该在继承、效法古代医家思想的基础上更进一步，做到继承和提高，也就是承古创新，当代皮肤科中医大家赵炳南、张志礼、边天羽、徐汉卿、秦万章、袁兆庄、禤国维、庄国康等教授都是我们学习的榜样。笔者有幸跟过其中很多位专家出门诊，结合多年的中西医结合皮肤科医教研工作，有了一些个人的思考和体会，主要从中医、中西医结合皮科学的发展历程、现状和不足及承古创新的内涵和实现方法进行一个简单的阐述。

2. **中医、中西医结合皮肤科的发展历程**　中医临床思维是指中医医师在整个医疗过程中，运用思维工具对患者所患病症或相关事物及现象进行一系列的调查研究、分析判断，形成决策，并予以实施和验证，以探求其疾病本质与治疗规律的思维活动过

程。"以整体观为认识基础,以辨病为论治基础,以辨证为论治核心,以司外揣内为主要形式"。

中医临床思维的特点包括:资料收集的广泛性、思维过程的取向性、思维方式的辨证性、三辨论治的个体性和思维结果的定性和模糊性。

中医皮肤科的发展历程大致可分为以下几个阶段:商周时期的《五十二病方》是中国现存最早的医书;春秋战国至秦汉六朝时期,中医外科初步形成;隋唐时期,中医皮肤外科经验不断丰富,《刘涓子鬼遗方》是我国现存的第一部外科专著;宋元时期,中医外科不断发展;明清时期,外科学术流派的发展和丰富促进了中医皮科的发展;中华人民共和国成立后,中医皮肤科全面发展,从中医外科中脱离出来,赵炳南等前辈成为现代中医皮肤科奠基人,带领当代中医皮肤科迅速发展。

《辞海》中对中西医结合研究的定义为:运用现代科学包括现代医学理论和方法研究中医药的基本理论、临床实践,将中国医药学的精华同现代医学的精华结合起来,丰富和发展医学科学,逐步形成具有我国特点的新医药学。张锡纯是中国中西医汇通学派先驱,他生活于清末民初时期,是近代中医药学家,倡导中西汇通衷中参西的思想,其代表作《医学衷中参西录》值得大家好好阅读和学习。

1958年,自党中央明确提出中西医结合的方针政策以来,中西医结合研究从多领域、多层次、多角度全面展开,以求中医科学化。1960年,周恩来总理在为革命老前辈林伯渠召开的病案讨论会上说:"中医好,西医好,中西医结合更好"。中西医结合的发展历程大致经历了三个阶段,第一阶段为20世纪60—70年代,是临床与实验研究开创阶段;第二阶段为20世纪80年代,是临床研究与基础研究深化发展阶段;第三阶段为20世纪90年代以后,是中西医结合学科建设发展阶段。

3. 中医、中西医结合皮肤病学的现状与不足

(1)中医皮肤科现状:现代中医的研究方向包括证候、病因病机、诊断标准、研究方案、疗效评价、安全性、新技术研究、新药研究等,目前已经在这些方面都取得了一定的发展和进步,但也存在一定的不足。

中医治疗皮肤病历史悠久、方法众多,具有整体调节、改善症状、副作用少、复发率低等优势,蕴藏着极大的潜力。远在公元前14世纪甲骨文中即有疥、疕、疾等象形字的出现。《黄帝内经》中更是有疮、疡、痤等皮肤病病名的记载。《素问·至真要大论》中"病机十九条"有"诸痛痒疮,皆属于心""诸湿肿满,皆属于脾"的说法,对皮肤科临床具有重要的指导意义。

笔者经过多年的临床经验,总结出皮肤病中医临床思维主要有以下几个特点:以中医基础理论为支撑、整体观为认识基础,"病-症-证"相结合、整体与局部相结合、宏观与微观相结合、把控动态,三因制宜、经典与经验相结合、内治与外治相结合。目前存在的不足有以下几点:中医基础理论薄弱、中医经典的欠缺、学术思想理论提升不足及中医皮科治疗手段的滞后。

(2)中西医结合现状:笔者认为中西医结合应该以协同为主,中西医由于在产生时代、思维方式、医学模式、研究内容、研究方法等方面存在不同,故具有不同的特点,中医学注重天人合一、整体性、心理因素和个体,而西医注重局部和微观研究,中西医结合医学主要在宏观整体和微观分子水平进行结合。具体的结合方式和途径包括诊断上病症结合、治疗时综合协调、理论上相互为用,以及中西医诊断方法、中医治法治则、中医学基础理论研究、方剂药物、针灸及经络研究及现代技术研究等方面互相融合、渗透。现代医学的研究方法主要包括临床流行病学、循证医学、数理统计、计算机科学，其在发展过程中经历了三次革命，从细胞分子水平到基因水平再到最新的融合医学，取得了一些成就，包括中西医结合在治疗某些疾病（如心脑血管病、再生障碍性贫血、月经不调、病毒性肺炎、肛肠病、骨折、中小面积烧伤、血栓闭塞性脉管炎、硬皮病、LE 等）中获得明显的疗效，中西医结合在运用非创伤性疗法治疗某些疾病方面（如针灸治疗神经功能性疾病和冠心病，正骨手法治疗软组织损伤，气功治疗高血压病等）及治疗肿瘤等重大疾病方面（如在恶性肿瘤的中西医诊法、治则、综合治疗、药物提取、抗癌机制的探讨）不断完善等，初步形成中西医结合体系，包括医疗、教学、科研等体系。但中西医结合仍存在一些不足，包括中西医结合概念不明确、中西医结合必然性的理论研究薄弱、中西医结合研究的思路与方法错误、中西医结合研究成果意义有限等。

（3）皮肤科中西医结合的优势病种：皮肤科中西医结合的优势病种指由于多因素发病，病机复杂，在单纯应用中药或西药治疗时效果不满意或预后较差的疾病，包括一般性疾病（不危及生命）（如寻常痤疮、湿疹、荨麻疹、寻常性银屑病、黄褐斑、带状疱疹、白癜风、酒渣鼻等），以及疑难性疾病（可危及生命）（如 LE、天疱疮、红皮病、白塞综合征、皮肌炎等）。中西医结合的优势包括明确诊断，提升疗效，缩短病程，减轻痛苦，减少副作用，提高生存质量，整体调节，病、人同调等。笔者团队从 2006 年至今也围绕优势病种——银屑病展开了一系列医教研的工作，科研方面主要从循证医学研究、证候研究、药物研究和药物机制研究等方面开展了中西医结合治疗银屑病的相关研究，取得了一定成果。

4. 承古创新的内涵及实现方法　通过思考中医皮肤科及中西医结合皮肤科的发展问题，笔者得出的结论是：要想发展和提升中西医结合皮肤病学，需要做到多读书、勤实践、善思考和重提升。

中医经典是中医理论之渊薮，是经过数千年临床实践检验的经验结晶。"经者，径也"，读经典是掌握中医仁术的必由之路。需要读的经典既包括古代的外科经典著作，如《刘涓子鬼遗方》《外科证治全生集》《外科正宗》《疡科心得集》《外科发挥》《理瀹骈文》等，也包括中医临床必读的一些经典论著，还有当代皮肤科的名老中医临床经验集。诺贝尔医学奖得主屠呦呦教授也是通过广泛查阅历代医药记载，从中挑选出频率较高的抗疟疾药方，并实验这些药方的效果，最后受到《肘后备急方》中治寒热诸疟方提到的"青蒿一握，以水二升渍，绞取汁，尽服之"受到启发，成功提取到青蒿中性提取物。

中医是一门实践医学，实践是其重要的生命力来源，只有从理论到实践，再从实践到理论，才能实现中医理论质的飞跃。医家的创新精神，只有在实践中才能得到证实和发展。临床中除了开具中药处方，还需要把一些切实有效的外治方法运用起来，如刺络放血、耳穴割治、中药浸浴、中药倒膜、面部闪罐等。临床中还需要多思考重提升，借用现代科学技术方法与知识对中医理论加以解析说明或论证并进行科学诠释（解析说明性研究）；通过文献梳理（理论建构性研究）以丰富完善中医理论体系；通过提炼科学假说 - 找文献依据 - 临床研究体现创新理论的实践意义，通过实验研究揭示中医理论的科学内涵，达到实践升华（理论创新性研究）；提炼科学问题（发现创新性研究），为现代学者的研究提供了极佳的研究思路与方法。

要以临床为中心、以实践为根本、以科技为手段、以弘扬中医特色和优势为宗旨，以期实现中医的创新。理论创新,如"元衡论观点"。"元"是西医理论的精髓,是结构单元的简称,是以静态的、孤立的角度研究人体;"衡"有阴阳平衡观的基本内涵,是以联系的角度研究人体。我们可以把"元衡论"理解为以结构单元为研究基础的人体平衡观。诊断创新包括应用先进的免疫技术如基因芯片、蛋白质图谱和微量分析鉴定技术及蛋白质数据库等来研究中医理论的物质基础及其作用原理,掌握新的契机。治疗方面的创新,如治疗手段的增多,包括皮肤美容、皮肤激光、皮肤理疗、皮肤外科;治疗范围的扩大,以预防为主,再到以提升生活质量为目标、以美学为核心的皮肤呵护。

临床研究需要进行基于循证医学的中西医结合皮肤病的研究,包括辨病与辨证相结合、宏观辨证与微观辨证相结合及系统生物学的应用等。基础研究应该围绕中西医核心病机开展有意义的研究,研究思路包括:现代分子生物学/药理的研究贯穿中西医结合的始终;现代药物分析学构建中西医结合的桥梁;中药资源学联合中药化学研究道地药材的科学内涵;药物代谢研究是推进中医药现代化的重要举措;剂型和给药途径的改革也是实现中西医结合的关键等方面。

对当下中医来说,抛弃自然哲学、立体综合、天人合一的理念,一定要以所谓科学和技术的观念去理解它、运用它,它就只见其短,不见其长。对当代中医来说,我们要传承、保持好中医学术思想与技术体系的本源和精髓,同时应当有自己的思考、有自己的作为,这就是承古创新的内涵。正如屠呦呦所说:中医药是伟大的宝库,有很多精华值得我们用现代科学的手段去研究,从而有更多的创新和创造。让我们中西医共同努力切实做到中西融合、承古创新,成就当代中医、中西医结合皮肤病学更好的进步和发展。

专家讨论

一、中西医结合——中国独具优势的诊疗体系

专家简介

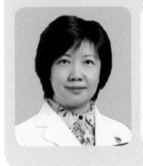

周冬梅　教授

- 首都医科大学附属北京中医医院皮肤科
- 中华中医药学会皮肤科分会副主任委员
- 北京中西医结合学会皮肤性病专业委员会主任委员

[专家观点]

1. **中医与西医特点简述**　延续了数千年的中国传统医学,体现着中国文化的博大精深,浩如烟海的中医典籍,记录着中医学富于中华文化特征的理论体系,讲求天人合一的宇宙观,追求治未病境界的预防观念,关注患病者的身心及其所处的自然、社会环境的整体观,

还有对于各种病症的精妙认识及诊治方法、方药、精彩医案等。

现代医学经历了从古代逐步发展的过程，借助于近现代科技的迅猛发展，现代医学发生了质的飞跃。西医治疗以其起效快、靶点明确、服用方便更易被人们所接受。

2. 中西医结合的探索　随着我国国力的不断强大，文化自信的不断增强，人们重新认识到中医药学的精深。毛泽东主席在新中国成立之初就指出"中国医药学是一个伟大的宝库，应当努力发掘，加以提高。"还提出"团结新老中西各部分医药卫生工作人员，组成巩固的统一战线，为开展伟大的人民卫生工作而奋斗！"

现代医学在发展的过程中也在不断地完善进步，比如，现代医学模式就从生物医学模式，逐步演化为生物 - 心理 - 社会医学模式。整合医学、系统医学的出现，也是现代医学逐步关注整体的体现。我们发现，现代医学理念与古老的中医学越来越相近。其实中医学和现代医学有很多共通之处，只是在表达方式、角度上有所不同。我们需要找到双方都能理解的语言，来增进了解、取长补短、协同融合，以取得更好地护卫健康的效果。

3. 皮肤科中西医融合的发展历程　皮肤科是中西医容易相互理解的学科，皮肤病形于外，中西医都通过观象来进行诊断，判断轻重，我们用各自的语言来解释观察到的像，包括肉眼观察到的皮损、显微镜、皮肤镜等观察到的皮损，只需对各自的语言、语义进行学习理解，就很容易掌握各自的诊疗方法。

在中医皮肤科界，老前辈们早就迈出了中西医融合的探索脚步。现代中医皮肤病学的奠基者赵炳南老先生很早就接受西医的理念及治疗方法，他与西学中的高徒张志礼教授一起，应用中西医结合的方法治疗重症 LE 患者，挽救了众多的生命，提升了患者的生活质量。天津的边天羽教授、上海的秦万章教授等老前辈也在中西医结合的道路上积极探索，取得了成绩。现在，众多的中西医结合专家们在临床诊疗、基础研究方面努力地实践、思考、总结、提炼，不断完善并优化理论。中西医结合的教材也应运而生。

中西医的融合使中国的医学具有独特的优势。中西医结合可以优势互补，取得更好的临床疗效。如何能更好地结合、融合，需要中医、西医共同努力，不断提升我国卫生事业的水平。

二、中西医结合学科发展之我见

专家简介

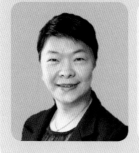

卢传坚　教授

- 广东省中医院副院长
- 中华中医药学会免疫学分会主任委员
- 省部共建中医湿证国家重点实验室副主任

［专家观点］

中西医结合经历了一个非常坎坷的过程,我们应该坚定不移地走这条道路,特别是对于疑难疾病,中西医结合必然是一个非常好的发展方向。

第一,中西医是两种不同的医疗体系,其理论、诊疗方法,以及对人、对疾病的认识都各成体系。一般来讲,中医比较注重整体、系统、宏观,它讲的是辨证论治、三因制宜;而西医更注重局部的、分化的,比较注重微观,它最主要还是辨病治疗,也就是所谓同病同治。由于源于两个理论体系,存在本质差异,在临床实践过程就形成了不同的思维方式,是有其内在根源的。我们现在要讲中西医结合,首先要厘清两个概念,我觉得不管是中医还是西医,它面向疾病的目标是一致的,即大家都想把病治好,把人的健康维护得更好,这是共同的目标,围绕着共同的目标,两者就可以殊途同归。

第二,中西医都能够治病,其实内在机制是一样的,西药能够治好这个病,中药也能够治好这个病,究其原因均是体内的发病环节通过中药或者西药治疗得到了调节,其内在发生的变化应该是一致的。笔者认为,中药能治好病,它跟西药相似,是针对这个疾病体内的发病环节、发病机制产生作用,它主要的作用靶点应该是能够找到的,所以在这一点上两者是一致的,只是由于它们的话语体系不一样,但是目的是一样的,两者在体内发生作用的途径也应该是一样的。

第三,对于这两个医疗体系,若想结合,则需要有一个桥梁把它们连接起来,即让不同的人都能够理解同样的一个问题。人类文明的成果和当代的科学技术能很好地发挥桥梁的作用,采用现代技术手段来阐释中医药的科学内涵,这就是一个很重要的桥梁。

第四,中西医结合最终的目的是要提高疗效。为什么要结合?是因为中西医各有所长也各有所短。结合是希望通过取长补短、优势互补,为患者提供最佳的诊疗方案,这是临床最佳的境界。

第五,大家很关注“辨病”跟“辨证”到底是什么关系?笔者觉得中西医结合临床的诊疗模式就是“病症结合”,既不能没有疾病的诊断,也不能没有证候的诊断,疾病诊断基础下的辨证实际上是疾病的二次分类。

第六,要提高疗效就一定要规范治疗,要根据不同的病情严重程度、不同的分型和分期及中医不同的证候来选取合适的治疗手段。笔者认为,在临床工作中需遵循循证医学的理念。循证医学有三个要素:一是当今人类可获取的最佳证据;二是医师个人的经验;三是患者自己的意愿。把这三者结合起来提供的诊疗方案才是最佳的诊疗方案,所以这个证据非常的重要。

习近平总书记要求中医药“传承精华,守正创新”。历代典籍就有很多精华,但也有糟粕。因此,我们要用现代传承的手段,采用先进的技术手段,比如信息技术、数据挖掘技术等,去科学性地挖掘和传承,把这个金子挖出来,这就是“传承精华”,此外,我们还要创新,我们不能只是守旧,创新就要用现代技术手段来创新。我们还强调守正,不能为了创新丢掉自己的“老本”,为了创新而丢掉中医的核心理念,创新是用现代科学手段来阐释中医的核心理论、核心内涵,让它进一步发扬光大,这是我们一定要坚持的。

三、中医与西医：学术争鸣，和而不同

专家简介

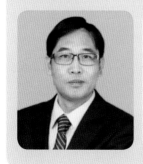

崔炳南　教授

- 中国中医科学院广安门医院皮肤科
- 中国中医药研究促进会皮肤科分会副会长
- 中国整形美容协会中医美容分会副会长

［专家观点］

1. 中西医结合的历史和时代背景　随着西学东渐，中医和西医相遇碰撞，中医内部也产生了"中西医汇通"和"中医科学化"等不同的主张。中国中医科学院广安门医院皮肤科创始人朱仁康，早年在《中西医学汇综》一书中提出，"中西医不可偏废，允宜兼收并蓄，取长补短，融会贯通，共冶一炉"，初步体现了他中西医结合的思想。

1955年底，受中央卫生部委托，中医研究院开办了首期两年制西医离职学习中医班。毛泽东主席在1958年这期学员的毕业总结报告上做了"中国医药学是一个伟大的宝库，应当努力发掘，加以提高"的批示，并提出了组织西医学习中医，实行中西医结合，创造我国新医药学派的宏伟目标。从那时起，许多西医医师开始从事中西医结合的工作，庄国康教授从北京医学院毕业后经过西学中班学习，留在中国中医科学院广安门医院工作至今，为中西医结合皮肤病学奉献了一生。

2. 中西医结合的现实需求　医学不同于其他自然科学，人体生命科学和疾病都具有复杂性，是一个平衡体系，包括人体自身与精神因素、自然环境及其对疾病反应的平衡，所谓"阴平阳秘，精神乃治"。因此，在中西医问题上，本着"实事求是"的科学态度至关重要，应以解决问题为目标。从最初的中西医汇通到中西医结合，再到现今的中西融合，本质和目标是一致的。正如朱仁康老先生所说的"医学无分中外，拯人疾患，其道则一，他山之石，可以为错"。

具体来说，可从"中医理论及科学研究"和"中西医临床诊疗"两个维度进行探讨。中医理论及科学研究方面，既要挖掘、整理、提高中医这个宝库，去芜存菁；也要结合现代科学技术，现代技术本身并没有中西医属性，中医研究亦可使用，青蒿素的发现即为例证。朱仁康所创克银丸也是此类典范，他认为银屑病的核心病机为热毒，清热解毒应贯穿其治疗始终，当时西医研究发现抗肿瘤药物治疗本病有效，基于此，朱老选择有抗肿瘤药理作用的清热解毒中药组方而成克银丸。中西医临床诊疗方面，应以协同配合为主，西医疾病体系完善，诊断与鉴别诊断中西医可共用，但中医基本理论及中医辨证思想不可偏废，要发扬并指导中医的临床用药。

总之,中西医结合(汇通、融合)不足百年,目前还是一个新的命题,处在不断探索的过程当中,无论中医、西医、中西医结合,只要本着"学术争鸣,和而不同"的理念,就会推动医学进步和助益人类健康。

四、临床工作中关于中西医结合的几点体会

专家简介

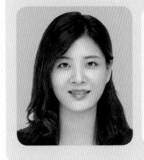

李 锘 博士

- 中日友好医院皮肤科
- 北京中西医结合学会皮肤性病学专业委员会青年委员兼秘书
- 中国整形美容协会中医美容分会常务理事

[专家观点]

1. **皮肤科中西结合** 中日友好医院从 1984 年建院以来就是具有中西医结合特色的示范医院,很多科室都有独立的中医和西医科室,笔者所在的皮肤病与性病科则是在发展的过程中由中医皮科和西医皮科合并、逐渐融合形成的具有中西医结合特色的科室。笔者从 2007 年开始就一直在科室学习和工作,硕士和博士阶段跟随白彦萍教授学习了中医治疗皮肤病的特色疗法及西医皮肤病学的基础知识,体会到了中医在治疗方面的切实疗效及西医在诊断和理解疾病发病机制方面的优势。留院工作后也接触到了皮肤科最新的一些诊疗技术,皮肤影像学检查和人工智能、远程医疗相结合能够更好地帮助不同水平、不同层次、不同地域的皮肤科医师进行辅助诊断,从而帮助医师们作出最佳的医疗决策,这给传统的皮肤科诊疗模式带来了变革,推动了学科向更智慧、精准、高效的方向迈进。

2. **中医在医疗资源匮乏地区的优势** "简、便、廉、验、效"是中医治疗疾病的优势和特点,我国乡村和基层医院优质医疗资源相对匮乏,中医如果能充分发挥这些特色,可以更好地为老百姓提供医疗服务。2019 年,笔者在安徽省金寨县进行扶贫医疗服务时就深刻体会到了这一点,当地皮肤科的口服和外用药种类不足,一些最新的治疗方法如生物制剂和大型医疗设备也非常匮乏,这时候中药汤剂和各种中医外治方法就发挥了很好的作用,深受当地百姓欢迎,也提升了笔者对中医治疗方面的自信。

3. **中西医融合在解决实际问题中的策略** 中医和西医是在不同社会文化背景下发展起来的两种医学体系,在对疾病的认识和治疗方面各有所长,应该取长补短,在解决临床实际问题中,应坚持"宜中则中、宜西则西",发挥各自的特色和优势。中日友好医院首任院长、首席专家辛育龄教授就是西学中的典范,他本身是胸外科医师,却非常重视学习和运用祖国医学。辛教授在 1958 年学习中医的过程中接触到针灸,发现使用针灸治疗可以减轻肺癌术后患者刀口痛、咳痰困难和排尿不畅等症状,于是,他把针刺麻醉作为开展中西医结

合的突破点,首次将针刺麻醉应用在胸外科手术,在国际上引起极大轰动。辛育龄教授指出"中医要向西医学习,西医也要向中医学习,中医和西医要互相协作,更好地为人民健康服务!"

中医医师在传承中医药精华的同时要积极学习最新的研究进展和技术,也欢迎更多的西医医师来学习和运用祖国医学,中西医结合取长补短,共同传承创新发展中西医结合事业,为14亿中国人民提供更好的健康保障服务。以上就是笔者在学习和工作的过程中充分体会到的中西医结合在诊疗方面的优势及其广阔的发展前景。

（汇编整理：费文敏）

参 考 文 献

［1］ BOEHNCKE WH. Etiology and pathogenesis of psoriasis［J］. Rheum Dis Clin North Am, 2015, 41（4）: 665-675.

［2］林浩,宋军,于渌. 银屑病中医体质与辨证分型的相关性研究［J］. 中国医药指南, 2019, 17（18）: 174-175.

［3］ YAN J, WANG Q, LIU X, et al. The immune status of patients with psoriasis vulgaris of blood-stasis syndrome and blood-dryness syndrome: a qualitative evidence synthesis［J］. Ann Palliat Med, 2020, 9（4）: 1382-1395.

［4］ WU M, DENG Y, LI S, et al. The Immunoregulatory effects of traditional Chinese medicine on psoriasis via its action on interleukin: advances and considerations［J］. Am J Chin Med, 2018, 46（4）: 739-750.

［5］王烁,代丹,郭娜,等. 代谢组学在银屑病中的研究进展［J］. 中国中西医结合皮肤性病学杂志, 2020, 19（4）: 391-394.

［6］ XU M, DENG J, XU K, et al. In-depth serum proteomics reveals biomarkers of psoriasis severity and response to traditional Chinese medicine［J］. Theranostics, 2019, 9（9）: 2475-2488.

［7］ FINK C, UHLMANN L, KLOSE C, et al. Automated, computer-guided PASI measurements by digital image analysis versus conventional physicians' PASI calculations: study protocol for a comparative, single-centre, observational study［J］. BMJ Open, 8（5）: e018461.

第二十章

风湿免疫科医师眼中的皮肤相关疾病

背景概述

风湿性疾病是泛指影响骨、关节及其周围软组织（如肌肉、滑膜、肌腱、筋膜、神经等）的一组疾病。其中常见的风湿病（如 SLE、皮肌炎、硬皮病、银屑病关节炎）均有皮肤损害。因此，风湿免疫科和皮肤科之间的学科融合有助于疾病的诊断和治疗。

热点聚焦

- 中国系统性红斑狼疮现状
- 中国银屑病关节炎现状
- 红斑狼疮的药物研究方向

论坛精粹

一、中国系统性红斑狼疮的现状：中国系统性红斑狼疮研究协作组告诉我们什么？

专家简介

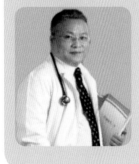

曾小峰　教授

- 中国医学科学院北京协和医院风湿免疫科主任
- 北京市政协委员、国务院政府特殊津贴获得者
- "十三五"国家重点研发计划项目首席科学家

［专家观点］

1. 系统性红斑狼疮概述　SLE 是一种尚未阐明病因的可累及全身多个系统的慢性弥漫性结缔组织病，患者血清中存在以抗核抗体为代表的多种自身抗体。SLE 临床表现多样，几乎涵盖了所有的器官系统，最常见的疾病表现包括皮肤受累、关节炎、肾脏相关疾病、心血

管及中枢神经系统相关疾病。

全球流行病学研究显示,SLE患病率具有种族差异性。与白种人相比,非白种人群体的SLE发病率和患病率更高,黑种人最高,黄种人其次。SLE患病率美国为42.0~300/10万人,巴西为60~100/10万人,中国约为70/10万。根据流行病学得到的患病率数据,估计我国现有SLE患者约96万,而与之相对的,其中只有71万的患者得到了准确的诊断,62万患者接受了治疗。由此可见,我国SLE患者中漏诊、漏治的情况不容小觑。

得益于对SLE疾病认识的加深、特异性抗体的发现及治疗手段的更新,近50年来我国SLE患者生存率显著提高。20世纪40年代SLE平均生存时间为3.25年,而现在中国SLE患者5年和10年生存率分别达到94%和89%,与西方国家相似。高达78%的SLE患者的生存期达20年及以上。

尽管通过现有的治疗SLE患者的生存期得到延长,但很多患者仍承受着持续存在的症状及不可逆的脏器损伤,这强调了提升现有诊疗水平的必要性。

2. **中国系统性红斑狼疮研究协作组简介**　为了提高SLE患者的诊治水平,让患者获得更好的预后,中国医学科学院北京协和医院风湿免疫科在国家"十一五"课题组的基础上,于2008年成立了中国系统性红斑狼疮研究协作组(Chinese SLE Treatment and Research Group, CSTAR)。2011年成立了国家风湿病数据中心(Chinese Rheumatism Data Center, CRDC),这是全国最大的风湿病数据库。CSTAR是中国系统性红斑狼疮管理的先行者,是中国第一个SLE流行病学在线注册研究,以SLE直报数据为研究基础,已经实现并逐步完善具有代表性的我国SLE队列。

目前,CSTAR记录的SLE患者共有31 411例,随访共有43 777例次,这些数据分别来自330家各级医院。这些患者的平均发病年龄为30.8岁,诊断延迟约为0.9年,注册在库时患者的平均病程为5.1年。在脏器受累方面,皮肤黏膜受累是入组SLE患者常见的临床表现,而血液系统表现、狼疮肾炎和神经精神性狼疮的患病率分别为40.8%,33.8%和5.5%。在病情活动度方面,59.0%的患者病情处于缓解状态,20.6%患者已存在不可逆的器官损伤。在合并症方面,脆性骨折是入组SLE患者常见的并发症,冠心病、脑卒中和肿瘤的患病率分别为0.8%,0.8%,0.7%。另外,14.8%的患者存在不良妊娠史,对于SLE患者的妊娠管理需要给予更高的重视。在治疗方面,除最常见的治疗药物糖皮质激素外,作为背景治疗的硫酸羟氯喹,有76.3%的患者在使用;在所有的免疫抑制剂中,吗替麦考酚酯的使用率最高(18.3%),其次为环磷酰胺(13.2%)、来氟米特(9.8%)、甲氨蝶呤(9.2%)、他克莫司(7.1%)、环孢素(6.5%)。

基于CSTAR数据,已先后产出数十篇文献,并协助修订了中国SLE指南。关于SLE的死亡原因,感染、肾脏受累和神经精神狼疮是中国SLE患者主要的死亡原因,这一点不同于国外的数据,国外SLE患者死亡的主要原因是肾病、感染和心血管疾病。

CSTAR数据库中还产出了系列研究报道,如SLE-肺动脉高压(pulmonary hypertension, PAH)的系列研究CSTAR-PAH Ⅰ/Ⅱ/Ⅲ,提供了中国SLE-PAH的危险因素、长期预后及血清标志物的信息。研究表明,SLE-PAH患者中合并存在抗RNP抗体提示了更差的临床预后,SLE-PAH血管炎型较血管病型的预后可能更好。而在CSTAR-PAH队列的长期预后研究中,共纳入了310例SLE-PAH患者分析。研究显示,患者的1、3、5年生存率分别为92.1%,84.8%,72.9%,治疗达标与预后密切相关,基线合并浆膜炎,更好的心功能[基础心排血指数(cardiac index, CI)>2.5]有利于达标。

另外,针对 SLE 的临床表型的分析有助于进一步加深疾病的理解。例如在中国神经精神狼疮患者的临床表型与预后研究中显示,高疾病活动度和抗核糖体 P 蛋白抗体阳性可能是神经精神狼疮(neuropsychiatric lupus,NPSLE)的危险因素,而 NPSLE 会降低 SLE 患者的生存率。肾功能不全和高疾病活动度是 NPSLE 患者预后不良的预测因素。

最终依据上述数据,推动了 2020 年中国 SLE 诊疗指南的制定,强调早期诊断、达标治疗,并关注并发症。

3. **总结**　SLE 作为一种可累及全身脏器系统,造成不可逆器官损伤的疾病,在我国存在相当比例的漏诊、漏治。CSTAR 作为中国第一个 SLE 流行病学在线注册研究,实现了国内大样本队列建成,并依据队列数据分析加深对疾病的认知,推进了治疗水平的提升。

二、中国银屑病关节炎现状——中国银屑病关节炎注册研究数据解读

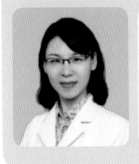

专家简介

冷晓梅　教授

- 中国医学科学院北京协和医院风湿免疫科
- 中国风湿免疫病医联体联盟副秘书长
- 中国医师协会风湿免疫科医师分会骨质疏松学组副组长

[专家观点]

1. **银屑病关节炎的疾病概况**　银屑病关节炎(psoriasis arthritsi,PsA)是一种高度异质性风湿免疫疾病,属于脊柱关节炎家族中的外周型脊柱关节炎,可有不同维度受累,表现为关节炎、附着点炎、指 / 趾炎、脊柱炎、皮损和甲损伤等一个或多个维度受累。PsA 共病负担重,代谢性疾病比例高,心脑血管疾病并不少见。

PsA 临床表现的高度异质性被认为与遗传因素相关,目前研究发现有 5 种主要组织相容性复合体(major histo-compatibility complex,MHC)内的位点与 PsA 的发病机制相关:①人类白细胞抗原(human leukocyte antibody,HLA)-B*08:01:01;②HLA-B*27:05:02;③HLA-B*38:01;④HLA-B*39:01;⑤HLA-C*06:021。此外研究发现,HLA-A*01:01 可能是中国 PsA 患者发病的另一个潜在候选基因。

中国 PsA 患病率约为 0.02%,在银屑病患者中 PsA 的患病率可达 7%,中国 PsA 患病率存在地区差异,0.01%~0.1% 不等。但目前仍缺乏 PsA 的独立大样本流行病学数据以明确我国真实的 PsA 患病率。

研究显示,我国 PsA 的漏诊率高,甚至高达 92%。除外漏诊率高,PsA 还存在诊断延迟的现状,且多年未得到改善,自 PsA 患者症状出现至医师确诊的中位时间为 2.5 年,45% 的患者诊断延迟的时间超过 2 年,起病年龄早、高体重指数(body mass index,BMI)值和附着

点炎是导致诊断延迟的相关因素。延迟诊断增加了永久性结构损伤和功能残疾的可能性，降低了缓解的可能性。研究提示仅延迟诊断 6 个月，即可导致 PsA 患者出现结构损伤进展和功能残疾风险的增加。

PsA 患者的高漏诊率及延迟诊断提示了这一疾病诊断的困难性。为了找出导致诊断困难的潜在原因，一项真实世界的调查研究采访了 50 位风湿免疫科医师和 30 位皮肤科医师，就 PsA 诊疗的各方面问题进行调查。

风湿免疫科医师认为前三位导致诊断困难的原因是：①仅出现关节炎；②和其他关节炎症状相似；③不典型或不明显的银屑病表现。

皮肤科医师列出的前三位导致诊断困难的原因是：①和其他关节炎症状相似；②影像学结论不明确需进行多学科讨论；③无典型影像学表现。

2 中国银屑病关节炎注册研究数据库的数据分享　中国银屑病关节炎注册研究（Chinese registry of psoriatic arthritis, CREPAR）是国家风湿病数据中心（CRDC）、中国风湿免疫病医联体联盟（Chinese Rheumatology Center Alliance, CRCA）依托中国医学科学院北京协和医院国家医学临床研究中心在继类风湿关节炎注册系统（Chinese registry of rheumatoid arthritis, CREDIT）之后推出的数据平台。通过风云助手可支持手机端直报数据录入，医师可以在门诊诊疗过程中直接录入患者的数据，生成电子病历并打印纸质版病历，实现病历记录和数据存储一站式完成。截至 2021 年 5 月 21 日，符合直报标准的 PsA 患者共有 833 例，数据分别来自 129 家各级医院、267 位医师。

目前，在 CREPAR 中，注册时平均病程为 5.9 年，发病年龄为 29.5 岁，起病至诊断的延迟时间约 3 年。关于器官的疾病受累情况，除了最高比例的外周关节炎（83.8%），受累比例由高到低依次为：皮肤（79.5%）、指／趾甲受累（78.0%）、中轴关节炎（61.0%）、附着点炎（43.9%）、指／趾炎（26.3%）、眼炎（3.4%）、肠炎（2.9%）。这些患者中 HLA-B27 的阳性率为 17.46%，存在银屑病或银屑病关节炎家族史的患者占 45.37%。值得关注的是，这些患者中类风湿因子（rheumatoid factor, RF）的阳性率为 23%，这与既往的认知不同，PsA 不一定 RF 都是阴性，而且 RF 阳性的 PsA 患者比例可能还不低。在达标情况方面，共 19.7% 的患者达到银屑病关节炎疾病活动指数（disease activity index for psoriatic arthritis, DAPSA）的缓解、低疾病活动度；9.8% 的患者达到最低疾病活动度（minimum disease activity, MDA）／极低疾病活动度（very low disease activity, VLDA）。在治疗选择方面，除了改善疾病类抗风湿药（disease-modifying anti-rheumatic drugs, DMRADs）外，靶向药物的使用不在少数，这些靶向药物中使用最多的是 TNF-α 抑制剂，IL-17 单抗司库奇尤单抗、托法替布也有一定比例的使用。

国外的 PsA 数据库也有很多，其中 PerSpA 数据库是其中之一，PerSpA 是一项由全球 24 个国家（来自拉丁美洲、欧洲、北美洲、亚洲、中东和北非）参与的观察性横断面研究，其中 PsA 患者 1 033 名。将其与 CREPAR 相比较可以发现，在疾病受累方面，CREPAR 的数据显示中轴受累比例明显增高（PerSpA 中轴关节炎是 35.5%），眼炎的比例超过肠炎，其余结果基本一致。在疾病活动度方面，中国 PsA 患者的 Bath 强直性脊柱炎功能指数（bath ankylosing spondylitis functional index, BASFI）评分更高，压痛、肿胀关节数更多。需要注意的是，两个研究中显示附着点炎临床评分平均计数均较低，而前述提到近 50% 的患者有附着点炎，提示临床查体对附着点炎可能不敏感。

3. PsA 患者的诊疗：未来路在何方？　目前，在 PsA 诊疗的各阶段都存在很多不足，如诊断前患者和医疗专业人员对银屑病和 PsA 的了解有限。在转诊和诊断方面,目前存在对于 PsA 筛查不足、PsA 延迟确诊问题较为突出、鉴别诊断困难等问题。而在已经明确诊断的 PsA 患者中,对于患者评估方法缺乏共识、治疗指南应用不足、新疗法存在局限性等,这些问题都需要未来切实可靠的手段来解决。

首先,未来随着我们对于 PsA 疾病认识的加深及药物的进展,可以针对患者的遗传背景、发病机制、临床特征,指导更佳的生物制剂药物选择,实现 PsA 的精准医疗。

其次,PsA 患者多学科会诊诊疗模式可有效解决长期未满足的临床需求。包括皮肤科、风湿免疫科,甚至影像科在内的多学科协作模式及更加便捷地转诊,可能是未来提高诊断率的方式之一。

专家讨论

一、皮肤相关的风湿免疫病之我见

专家简介

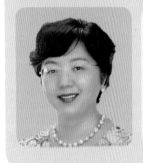

邓丹琪　教授

- 昆明医科大学第二附属医院副院长
- 云南省自身免疫性皮肤病研究中心主任、云岭名医
- 中国医师协会皮肤科医师分会常委及自身免疫病亚专业委员会组长

［专家观点］

SLE 是一种复杂的全身性自身免疫病。昆明医科大学第二附属医院数十年来在冒长峙主任的带领下一直聚焦于对 SLE 的研究,目前也有较多的 SLE 患者就诊人数。CSTRA 目前已纳入 4 万名 SLE 患者,基于该样本量得出的相关数据对临床实践具有重要的指导价值,例如关于 SLE 患者死亡原因的分析,国内 SLE 患者死亡的主要原因是感染、狼疮肾、中枢神经系统损害,而国外 SLE 患者死亡的原因为心血管系统疾病、感染、狼疮肾。随着对 SLE 的研究及新药的研发,SLE 的生存率有所提高,同时随着互联网的发展,SLE 相关知识的宣教也使患者在疾病的早期能够及时到医院就诊,有利于医师对 SLE 患者的管理,改善预后。但在诊疗过程中也发现,来自农村等边远地区的患者有时因为未得到及时的诊断和治疗,从而导致患者的病情较重,预后也较差。

大约 60% 的 SLE 患者伴有皮肤损害,基层皮肤科医师对于 SLE 疾病的认识尤为重要。皮肤科医师特别是基层医师对于 SLE 和皮肤型红斑狼疮(cutaneous lupus erythematosus, CLE)的诊疗仍不完全规范。目前关于皮肤型红斑狼疮诊疗的指南和共识相对少,部分皮肤型红斑狼疮可能会发展为 SLE,临床上皮肤型红斑狼疮还要注意和其他皮肤病相鉴别,如玫瑰痤疮等。皮肤科医师应更加关注患者的皮损特征,特征性的皮损有利于 SLE 的早期诊断。目前红斑狼疮相关实验室检查(如抗核抗体检测)比较容易实施,对于有疑似红斑狼疮皮损的患者,应该及时进行筛查,并排查是否有其他系统的症状,以便早诊断、早治疗。目前,从 CSTRA 的相关数据来看,SLE 患者达到完全缓解的比例为 3.2%,低疾病活动度占比为 4.2%,患者的长期生存率也较低,由此看出 SLE 的治疗现状仍不乐观。与银屑病的发病相比,SLE 的发病率相对低,但是 SLE 患者的预后更差,好发人群为育龄妇女,对于女性的健康、社会生产力及家庭产生巨大的影响。目前,在 SLE 的治疗中糖皮质激素的使用率达到 88%,长期大剂量使用容易产生副作用,2020 年 SLE 诊疗指南以问题为导向,同时也基于 CSTRA 的数据提出了一些针对性的建议,对 SLE 的诊疗具有重要的作用。

二、风湿免疫科医师眼中的皮肤相关疾病的见解和思考

专家简介

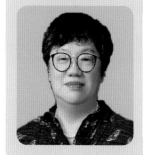

郭　庆　教授

- 中山大学孙逸仙纪念医院皮肤科
- 中国医师协会皮肤科医师分会常委兼自身免疫病专业委员会副主任委员
- 广东省医师协会皮肤科医师分会主任委员

[专家观点]

目前,国外尤其是欧美国家有许多关于红斑狼疮特征和分类的文献总结,但是针对中国红斑狼疮患者特点的研究很少,这说明在今后的红斑狼疮研究中,应该开展这方面的研究,其研究结果对中国的红斑狼疮诊疗会有很大的作用。红斑狼疮是风湿免疫科和皮肤科的交叉疾病,在未来,风湿免疫科和皮肤科可以一起研究,共同收治红斑狼疮患者,为流行病学调查提供数据,共同解决问题。

SLE 为一类慢性、反复发作的自身免疫病的总称,常见于育龄妇女,患者可表现为面颊部出现蝶形红斑,或者其他部位出现红斑。除皮肤损害外,还可累及多脏器和系统。在 SLE 的生存率调查中,早期发现、早期治疗对 SLE 的预后相当重要。SLE 早期皮肤黏膜发生损害的概率为 70%~80%。这就说明皮肤损害对早期诊断 SLE 是有很大帮助的。皮肤表现的诊断就是皮肤科医师的优势。我们应该充分发挥优势,提高皮肤型红斑狼疮的早期诊断率,排查是否为 SLE,为患者延长生存时间。

皮肤型红斑狼疮具有不同的皮肤表现和分型,可以分为急性、亚急性、慢性、新生儿和特殊类型的红斑狼疮。早期辨识出皮肤型红斑狼疮的皮损对于医师来说相当重要。无论是高级别医院的皮肤科医师,还是基层医院的皮肤科医师都需要认识并掌握 SLE 皮损的表现。

同时风湿免疫科医师也需要认识皮疹,这样才能够早期判断病情。

与之类似的是银屑病关节。只有皮肤科医师通过皮损诊断确定是银屑病,才能诊断银屑病关节炎,才能开始治疗。因此,需要皮肤科和风湿免疫科医师的相互学习和相互配合。在今后的病例中可以进行多学科会诊讨论,从影像科室、临床科室到病理科室相互学习,掌握对方科室疾病的基础知识,才能对今后疑难疾病的诊疗有所帮助。

三、CSTAR 数据:中国系统性红斑狼疮患者特点

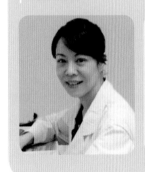

专家简介

卢 昕 教授

- 中日友好医院风湿免疫科副主任
- 北京大学医学部教授、研究生导师
- 中国医师协会风湿免疫科医师分会委员

[专家观点]

中国系统性红斑狼疮研究协作组(CSTAR)于 2009 年建立了我国首个 SLE 在线注册研究,至今已有逾 4 万例 SLE 患者登记注册,对 SLE 的一些临床表现,如肺动脉高压、浆膜炎、血小板减少、瘢痕性脱发等进行了详细报道。该研究发现了我国 SLE 和欧美 SLE 的临床特征差异,具体表现为男女发病率为 1:10,平均发病年龄为 29.2 岁,诊断年龄为 30.3 岁。首发表现多为发热、皮疹、关节炎、血细胞减少,4.2% 的患者有风湿病家族史,56.1% 的患者有血液系统受累(而欧洲为 18.2%),47.4% 的患者有肾脏病变(而欧洲为 27.9%,美国为 55.9%),4.8% 的患者有神经系统受累(而欧洲为 19.4%),4.2% 的患者有肺间质病变。中国 SLE 患者的 1、3、5、10 年的生存率分别为 99.3%、98.2%、94.0%、89.0%。合并症是 SLE 患者损伤及死亡的重要诱因,CSTAR 显示中国与国外在合并症方面有显著不同,中国 SLE 患者主要死亡原因是感染、肾脏受累和神经精神性狼疮,而国外的研究显示肾病、感染和心血管疾病是 SLE 死亡的首要原因。SLE 的早期诊断可减少重要脏器受累比例,为进一步实现 SLE 的治疗目标降低了难度。

此外,CSTAR 数据显示目前我国 SLE 患者完全缓解率仅为 3.2%,临床缓解率仅为 4.4%。一项来自美国约翰霍普金斯大学在巴尔的摩进行的持续 20 年的 SLE 长期随访研究显示,SLE 患者治疗 1 年时的完全缓解率约为 12%,2 年的持续完全缓解率为 5%,而 5 年仍达到持续完全缓解的仅为 2%。由此可见,目前针对 SLE 的治疗仍面临着挑战。

而相比于 SLE 引起的内脏受累,SLE 引起的皮肤受累更易缓解,因为大部分 SLE 的皮损表现对于激素、免疫抑制剂有较好的反应。有部分 SLE 患者可能会由于皮损作为首发症状而前往皮肤科就诊,CSTAR 为我们提供了一个适合于中国患者的临床特征谱,有助于皮

肤科医师早发现、早诊断 SLE 患者,从而与风湿免疫科、肾内科等其他科室进行多学科会诊,为患者提供全面的治疗方案,有助于改善患者症状,提高临床缓解率。

四、系统性红斑狼疮的遗传、生物学机制

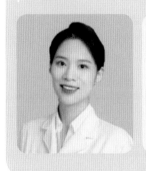

专家简介

薛 珂 博士

- 中日友好医院皮肤科
- 北京整合医学学会皮肤科分会委员
- 《中国临床药理学与治疗学》青年编委

[专家观点]

SLE 的发病有种族及遗传差异性,笔者团队通过 20 多年的研究发现了中国汉族人群的 SLE 遗传模式,并与泰国、英国等相关团队合作进行全基因组、全外显子组的基因研究,发现了很多 SLE 的易感基因。此外还发现了与 SLE 发病有关的机制,包括细胞周期调节通式、体外 T 细胞凋亡、B 细胞活化、免疫应答通路等。

由于 SLE 的种族异质性,以 SLE 的致病基因为靶点进行药物研究是一个很重要的研究方向。目前,SLE 的治疗药物主要为糖皮质激素、免疫抑制剂。但我们国家的 SLE 临床缓解率仅为 3%,这可能与激素抵抗有关,这说明我们需要研究新的治疗 SLE 的药物。目前,针对 SLE 的靶向小分子药物研究是 SLE 研究的热点。小分子药物的研究方向包括:抗 CD20 和抗 CD22 的单克隆抗体、靶向 B 细胞活化因子及其受体、针对 I 型 IFN、针对西罗莫司的靶点抑制剂。

CD20 是一种糖基磷酸化蛋白,仅在前 B 细胞到记忆性 B 细胞中表达。临床上常用的抗 CD20 药物是利妥昔单抗,为第一代嵌合型单克隆抗体。2019 年,欧洲抗风湿病联盟(European League Against Rheumatism, EULAR)指南推荐在严重肾脏、血液系统、神经系统受累的重症患者和难治性 SLE 患者中应用利妥昔单抗,它的一个主要问题是人抗嵌合抗体的产生,会使药物疗效降低并导致后续治疗失效。

B 淋巴细胞刺激因子(B lymphocyte stimulator, BLyS),属于 TNF 家族,故又称为属于 TNF 家族的 B 细胞刺激因子家族(B cell activating factor belonging to the TNF family),可调节外周血 B 细胞稳态,它与 B 细胞上的 BAFF 受体、跨膜激活剂和亲环素配体相互作用物、B 细胞成熟抗原结合,在促进 B 细胞存活、分化和自身免疫中发挥关键作用。贝利木单抗是重组的全人源化的抗 BAFF 的免疫球蛋白 G(immunoglobulin G, IgG)单克隆抗体,可以阻止 BAFF 与受体相互作用,从而抑制 B 细胞的成熟和存活,减少浆细胞的数目。贝利木单抗是 FDA 批准的首个也是目前唯一一个用于治疗 SLE 的生物制剂,一项关于贝利木单抗安全性

的研究显示,无论在临床试验中还是实际应用中,贝利木单抗都证明了其显著的疗效,且长期数据显示了良好的耐受性和安全性。

（汇编整理：杨俊刚）

参 考 文 献

［1］中华医学会风湿病学分会,国家皮肤与免疫疾病临床医学研究中心,中国系统性红斑狼疮研究协作组 . 2020 中国系统性红斑狼疮诊疗指南［J］. 中国内科杂志, 2020, 59（03）: 172-185.

［2］《中国关节病性银屑病诊疗共识（2020）》编写委员会专家组 . 中国关节病性银屑病诊疗共识（2020）［J］. 中华皮肤科杂志, 2020, 53（08）: 585-595.

［3］CARTER EE, BARR SG, CLARKE AE. The global burden of SLE: prevalence, health disparities and socioeconomic impact［J］. Nat Rev Rheumatol, 2016, 12（10）: 605-620.

［4］COATES LC, FITZGERALD O, MEROLA JF, et al. Group for Research and Assessment of Psoriasis and Psoriatic Arthritis/Outcome Measures in Rheumatology Consensus-Based Recommendations and Research Agenda for Use of Composite Measures and Treatment Targets in Psoriatic Arthritis［J］. Arthritis Rheumatol, 2018, 70（3）: 345-355.

［5］JIANG N, LI M, ZHANG M, et al. Chinese SLE Treatment and Research group（CSTAR）registry: Clinical significance of thrombocytopenia in Chinese patients with systemic lupus erythematosus［J］. PLoS One, 2019, 14（11）: e0225516.

［6］LI R, SUN J, REN LM, et al. Epidemiology of eight common rheumatic diseases in China: a large-scale cross-sectional survey in Beijing［J］. Rheumatology（Oxford）, 2012, 51（4）: 721-729.

［7］LOPEZ-MEDINA C, MOLTO A, SIEPER J, et al. Prevalence and distribution of peripheral musculoskeletal manifestations in spondyloarthritis including psoriatic arthritis: results of the worldwide, cross-sectional ASAS-PerSpA study［J］. RMD Open, 2021, 7（1）: e001450.

［8］PONS-ESTAEL GJ, UGARTE-GIL MF, ALARCON GS. Epidemiology of systemic lupus erythematosus［J］. Expert Rev Clin Immunol, 2017, 13（8）: 799-814.

［9］WINCHESTER R, FITZGERALD O. MHC class I associations beyond HLA-B27: the peptide binding hypothesis of psoriatic arthritis and its implications for disease pathogenesis［J］. Curr Opin Rheumatol, 2020, 32（4）: 330-336.

［10］YOU H, ZHANG G, Wang Q, et al. Successful treatment of arthritis and rash with tofacitinib in systemic lupus erythematosus: the experience from a single center［J］. Ann Rheum Dis, 2019, 78（10）: 1441-1443.

［11］ZHANG S, LI M, ZHANG L, et al. Clinical Features and Outcomes of Neuropsychiatric Systemic Lupus Erythematosus in China［J］. J Immunol Res, , 2021: 1349042.

第五篇

人才培养

第二十一章

立足人才培养,推动学科建设

背景概述

人才是第一资源,是推动学科发展的重要力量。教育是培养人才的根本途径。我国近现代皮肤病学不断发展,取得了一系列原创成果和辉煌成就,这离不开一批又一批皮肤科领域医学大家的教育传承和人才培养。人才者,求之则愈出,置之则愈匮。人才为纲,纲举目张。只有抓住了人才这个"纲",医疗、教学、科研、管理、经济各方面才能共同发展。为了进一步提高皮肤科医师的授课能力,选拔出更多的优秀青年教育人才,在皮肤科专家的倡导下,"全国青年皮肤科医师授课大赛"(以下简称授课大赛)已经成功举办了八届,成为全国皮肤科青年医师专业交流和能力提高的舞台,得到了全国知名专家和医师的大力支持和认可。

热点聚焦

- 皮肤科人才的吸引、培养、选拔及管理经验
- 本科生、研究生、临床医师、临床科学研究者不同阶段的教育重点
- 皮肤科教育实践经验:专业知识、授课技巧、个性化教学方案

论坛精粹

一、学科经营的艺术——人才篇

专家简介

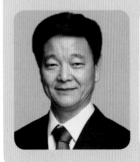

高天文 教授

- 中国人民解放军第四军医大学西京医院皮肤科
- 中华医学会皮肤性病学分会第十二届副主任委员
- 中华医学会医学美学与美容学分会第七届副主任委员

［专家观点］

中国人民解放军第四军医大学西京医院（简称西京医院）皮肤科目前已是真正无短板的学科，是能持续发展的学科，能实现这一点正是因为科室有远大的目标和良好的氛围。我想其中最重要的便是科室文化，其次是人才培养。人才是纲，纲举目张，只要抓住了人才这个纲，医疗、教学、科研、管理、经济，都能快速发展。

（一）创造条件，培养人才

1. **克服各种困难，提升学位层次**　1998 年，刘玉峰教授入选博士研究生导师，科室成为博士学位授权学科，自那时起，我们要求科室的医师必须有博士学位。当年科室医师不足 10 人，但同时有 4 人考上博士，如果同时就读，科室的临床工作将受到较大影响。在激烈的争论后，我们决定不管多困难，考上的医师都安排就读。会议上有人立刻提出休假以示威，我们耐心解释，让大家咬紧牙、渡难关。经过几年的坚持，科室全部中青年医师都获得了博士学位。第一批博士毕业后又面临出国学习的困境，在意见不统一的情况下，我们坚持将博士毕业后的医师都送出国学习！现在大部分医师都经过国外 1~3 年的博士后训练。除了军人以外，我们对招聘的医师一视同仁，让他们就读博士学位并送出国培养，包括中医医师和科研人员，这样整个科室队伍就发展起来了。特别是王刚接任科主任后，对招聘人员的出国培养力度有了非常大的提高，招聘人员与军人在科内完全平等，已成为科室的中坚力量。

2. **坚持在职学习，提高业务素质**　当年科室整体业务水平都比较低，我们的解决办法是集体学习。每周固定三个晚上业务学习，以皮肤病理为主，集体出报告、轮流讲课。很多人笑话我们："皮肤科晚上还要学习"。但没过几年，每个科室与皮肤科一样，都安排晚间、周末的学习和业务活动。慢慢地，我们每周提供四个晚上的业务讲座，年轻医师、进修医师和研究生每天晚间都有听课的机会。刘玉峰老教授八十多岁高龄，退休多年，晚上的业务学习他仍雷打不动地参与，为全体医师做了表率。我们每年的美容"黄埔班"由刚毕业的博士生当班长，我们对班长的要求是：①参与所有义务学习过程，并在考试中取得第一；②必须把科室文化注入到学员中，塑造和谐、拼搏、超越的集体，让整个班团结一致，共同进步。

3. **科室业务分组，培养管理能力**　医师到了一定的年资后都要有明确的主攻方向，科内相互转诊，病例集中，便于观察总结。这样做能使每个医师在自己的专病上快速达到顶级水平，又可避免很多矛盾，促进团结。在管理能力的培养上，我们设十余个亚专科或中心，每人均有担任主任、副主任的机会。另设住院总、教学秘书、科研秘书、会议秘书、主任助理等各种岗位，让每一位医师主动利用这些条件培养自己的管理能力。

4. **加强国际交流，派送国外训练**　博士毕业后经过 2 年左右的临床培训，要求大家都赴国外做博士后，禁止为解决副高职称而在国内做博士后。博士后回国工作 5 年左右再出国短期参观学习，不断提升科研素质。另一方面，利用西安的旅游资源，大量邀请国外学者来科进行学术讲座，扩大受益面。

（二）筑巢引凤，吸引人才

1. **树立目标奔第一，需求层次自实现**　根据马斯洛需求理论，我们的队伍应归于一个已经脱离基本需求层次的群体，强调在高层次上追求自我实现，甚至自我超越。我们要求医师充分发挥自己的潜能实现自己的理想。1999 年年底，科室制定了"国内第一、国际知名"的大目标。当年王刚博士毕业回到中国人民解放军海军总医院后，就是因为看到西京医院皮肤科表现出来的雄心壮志，为追求自我实现而下决心又调回了西京医院。

2. 扩大规模求发展，施展才华有空间　我们尽一切努力不断扩大物理空间、扩大规模，建成了院中院。医院皮肤科各中心、亚专科科室不设固定主任，实行竞聘上岗，可上可下，灵活多变；一专多能，一责多岗。任期 2 年，两个任期换岗。换岗后保持自己的业务方向，但将过去所在中心的好经验带到新的中心，同时继承新到中心的优良管理经验，使各中心水平迅速提高、快速发展，个人的管理水平也在轮转中得到提高、业务范围也获得扩展。

3. 健全制度顺关系，和睦相处去内耗　科室建立了非常完善的制度，如复转、解聘、招聘等制度，集体划票后，由支委会做最终决定。我们先后招聘过约 300 人，全部都经过集体面试，每年毕业的博士研究生留科全都经过党支部反复讨论。由于严格按照制度执行，多年来，没有人因复转的事情吵架，没有招聘人员在被解聘时觉得不公平而找科主任表达不满。

4. 抓好特色创大财，经济充足无忧患　1999 年，经反复讨论，科室对大家承诺，只要努力学习、工作，一定让大家开得起车、住得起房，孩子上得起学。这些超前的承诺曾一度让他人窃笑，但我们在努力提高服务水平的同时，注重抓能创收的特色项目，如激光美容、皮肤外科、各种专科治疗和检验项目等。经过约 10 年的努力，科室跃升为全校纯收入第一大科，人人有充足的收入，可以体体面面地生活，一心一意干事业。

（三）真情实意，留住人才

1. **求团结，聚人才**　倡导"家和万事兴"。
2. **凭能力，用人才**　用好比科主任更强的人。
3. **不猜疑，信人才**　做到"用人不疑，疑人不用"。
4. **常批评，惜人才**　不让毛病积累失去人才。
5. **真解难，帮人才**　切实作好后勤工作。

二、皮肤病学教育实践 - 授人以渔、点石成金

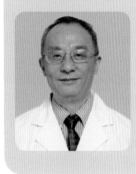

专家简介

冉玉平　教授

- 四川大学华西医院皮肤科
- 四川省医学会皮肤性病学分会　2006—2016 年主任委员
- 中华医学会皮肤性病学分会常委

［专家观点］

　　皮肤病学教育实践是培养和发展我国皮肤科专业人才十分重要的一部分，皮肤科专业知识的传播是基础，良好的授课技巧和方法是关键，不同对象采取不同的培养模式是保障。以下将从本科生教育、研究生教育、临床医师教育、临床科学研究者教育四个方面一一展开叙述。

1. 本科生教育：基于教材·融入临床　本科生阶段初步接触皮肤科领域，在讲好皮肤基础知识的同时，引入一些临床病例来增加学生的兴趣，帮助学生更好地理解皮肤病。对于本科生的教育，可以总结概括为："基础知识讲授、课堂诊室直通、学生医师转换、知识趣味兼顾"。

例如给本科生讲授"疥疮"这一疾病的知识，可以通过病例呈现的方式进入主题：患者男性，21 岁。主因"全身散在丘疹、结节伴剧痒 1 个月"入院。皮肤科查体可见手指缝散在丘疹、抓痕、鳞屑，阴囊散在丘疹、结节。接着，展示该病例各类检查的影像学资料及结果。偏振光皮肤镜可见隧道右侧放大，末端卵圆形结构，顶端为三角形棕褐色结构（红箭头），似三角翼机（delta-wing）（原始放大 ×200）。紫外光皮肤镜可见隧道右侧末端未见明显白色荧光，提示角质层相对完整无明显鳞屑（原始放大 ×200）。加墨水后皮肤镜可见均一纵向排列的卵圆形结构，考虑虫卵？但末端见卵圆形结构；考虑疥螨？顶端三角形棕褐色结构（红箭头），似三角翼机（原始放大 ×200）。局部刮取后在光学显微镜下（隧道右端）可见一只雌性成年疥螨及它的几个卵（原放大倍数 ×100）。最后展示了电镜扫描下的疥疮形态。

从最初接诊患者到层层递进的各类检查，再到迷雾揭开明确诊断，通过展示大量图片资料，能够极大地激发学生的学习兴趣，让学生印象更加深刻，对"疥疮"这一皮肤病的认识更加透彻。

关于治疗，可以接着引入另外一个疥疮病例，通过展示治疗前后的对比图片，让学生更生动地学习"疥疮结节如何治疗"。例如：患者男性，14 岁。主因"生殖器结节伴瘙痒 2 月余，既往有疥疮病史"入院。该患者采用复方倍他米松注射液局部注射治疗疥疮结节（通过图片展示具体操作），2 周后阴囊结节明显消退、无瘙痒感（展示了治疗前后的照片）。概括总结：疥螨的生命周期包括卵、成虫、皮内寄生（产卵后死亡 - 异物反应 - 疥疮结节）几个阶段。对于结节病程长于 2 个月的病例，仅用丙体六氯苯杀螨治疗无效，可以采用联合疗法，即糖皮质激素局部封闭（复方倍他米松）、抗炎 - 口服免疫抑制剂 / 调节剂（复方甘草酸苷）、H_1 受体阻滞剂（地氯雷他定）。

对于特殊类型的疥疮——挪威疥疮，可以进一步引入病例：患者男性，52 岁，智障。主因"全身红斑、鳞屑伴瘙痒 2 年，加重、结痂 2 个月"就诊。2 年前双手出现散在米粒大小红斑，伴瘙痒，逐渐出现黄、白色鳞屑，并累及全身，未予特殊处理。2 个月前加重，耳郭、腋窝、腹股沟、臀部、手、足出现厚痂，外院诊断为"体癣"，"伊曲康唑口服 200~400mg/d×60 天"治疗无效。专科查体可见营养良好、发育不良，认知能力缺乏，语言表达混乱，查体不合作。皮肤镜检查可见密集三角翼样结构（疥螨），红斑基础上白色、淡黄色鳞屑，部分结黄色厚痂。扫描电镜下可见到疥螨。至此诊断明确，即"挪威疥疮"，也叫结痂型疥疮。

挪威疥疮怎么治？在这里不得不提到诺贝尔奖得主威廉·坎贝尔（爱尔兰科学家）和大村智（日本科学家），他们发明了伊维菌素，从根本上降低了盘尾丝虫病和淋巴丝虫病的发病率。回到病例，该例挪威疥疮的治疗方式采取：煮沸、消毒衣 / 被，20% 的硫黄软膏外用每天 1~2 次；10% 的聚维酮碘溶液擦洗，每天 1 次，以及国外购得伊维菌素口服。治疗 27 天后，皮损明显减退（展示了治疗前后照片）。

最后，通过几句短语总结概括疥疮。

疥疮知多少：①疥螨皮内寄生，接触传染；②皮肤镜下隧道盲端三角翼结构；③疥疮结节可局部注射糖皮质激素；④挪威疥疮易与天疱疮、湿疹混淆或重叠；⑤老人、免疫力低下、智障者易患;⑥口服伊维菌素方便有效。

关于本科生教育,本人概括总结为三句话:基于教材问题导向再创作;临床病例最新研究入课件;青年教师示范教学促改革。在本科生教育实践方面,本人不仅参加本科生教材——普通高等教育"十一五"国家级规划教材《皮肤性病学》第5、7、8、9版的撰写,还获取了四川大学、四川省教委、四川省政府颁发的多项教学相关奖项。

2. **研究生教育:植根临床·创新发表** 皮肤科研究生不同于本科生,对于皮肤科的基本理论知识和临床技能都应该已经熟练掌握了。在本人看来,皮肤病专业研究生应该具备以下能力和素质:"三秒辨病训练,发现问题探索,迎难而进研究,技术操作多能,动手电脑大脑"。

"一只疥螨的奇妙之旅"——是笔者带领学生对"疥疮"的临床、皮肤镜、墨汁染色皮肤镜、显微镜、荧光染色、扫描电镜下的多种影像学资料进行呈现,最终临床图片、扫描电镜下的疥疮分别发表在 *American Academy of Dermatology*(*JAAD*)和 *British Journal of Dermatology*(*BJD*)上。疥疮的扫描电镜图片和阴虱的皮肤镜图像分别两次占领 BJD 封面。

一例"皮下注射生物合成人胰岛素诱发银屑病"的报道,是笔者引导学生从观察临床表现到提出问题、设计试验、实施试验,再到最后明确诊断,最终发表在当时 IF2.421 的 *European Journal of Dermatology* 期刊上。

对于研究生教育,不仅要植根临床,更要拥有一双善辩的眼睛、一颗聪明的头脑,要不怕吃苦、善于发现问题并解决问题,笔者将其概括总结为"认病治病胜任临床挑战,从患者到论文全程负责,从源头创新育复合人才"。

3. **临床医师继续教育:终身教育·专业提升** 临床医师虽已具备独立诊治患者的能力,但面对临床上的罕见病、疑难病还需要不断地探索和学习,此外还应注重科研、学术、教育及著书等多方面的提升。

笔者目前从事国内外皮肤科专著(主编/副主编/主译)、国家级医学真菌继续教育项目(20期)、BJD 封面背后的故事(5封面、6图像)、SCI 论文背后的故事(35+,前30个故事已经汇集出书——《挑战疑难病:SCI 论文背后的故事》)、线下线上云学术会议(新常态)多个皮肤病学教育、学术项目。

笔者将本人在 BJD 上发表文章的经验总结为:科学艺术厚积薄发、扬长避短小题大做、一图千言色彩取胜、完美编辑一举成功。结合自身实践和经历,临床医师继续教育可概括为:"皮肤镜电镜荧光染色技术、循证精准整合患者为中心、学术会议国际交流扩大影响"。

4. **临床科学研究者教育:探索未知·面向未来** 笔者认为,临床科研者应做到"临床特殊现象、实验意外发现、好奇敏锐行动、超强抗压能力、时刻准备完整拍照挑战问题、大胆假说小心求证探讨机制、新思路新方案新疗法新理论"。

在伊曲康唑治疗婴幼儿血管瘤领域,通过一步步的研究:发现伊曲康唑治疗婴幼儿血管瘤有效→安全性如何? →作用机制是什么? →对其他类型血管瘤效果如何? 得出了一系列重大发现和结果:伊曲康唑治疗婴幼儿血管瘤安全有效,且可用于丛状血管瘤、巨大鲜红斑痣等其他类型血管瘤的治疗。

口服伊曲康唑治疗婴幼儿血管瘤的优势:广谱抗真菌药全球已应用30年,安全性已被确认;皮肤科、感染科和儿科医师有丰富的用药经验;耐受性好、作用温和,用药过程需监测肝功能,约1/3的患者会出现可逆的腹泻;与抗真菌常规剂量相同,口服液更方便服用;婴幼儿血管瘤疗程平均3个月、有后效应、无反跳;对其他类型血管性、肿瘤性疾病的疗效值得探讨。

最后,关于"授人以渔、点石成金",笔者结合自身临床科研论文撰写、投稿和接收的经验,认为论文发表秘籍有以下两大方面。

一是论文准备方面,包括以下几点:①资料的完整性。多中选精,先繁后简;②英文写作水平。简单易懂,母语润色;③投稿杂志选择。对号入座,专业优先;④审稿意见修回。有问必答,实事求是。

二是个人态度方面,需做到以下几点:①时刻准备。不放弃疑难病、将挑战变机会;②协作攻关。创造条件、排除干扰、克服困难;③四个环节。态度、想法、方法、细节;④臻于至善,图像精美,打磨英文。

专家讨论

一、皮肤科教育之我见

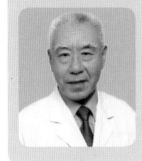

专家简介

刘玉峰 教授

- 中国人民解放军第四军医大学西京医院皮肤科
- 全军优秀教师,获部队"育才奖"金奖、"教学终身成就奖"
- "陕西省科学技术奖"一等奖和"国家科学技术进步奖"三等奖

[专家观点]

1. **艰苦奋斗的故事** 冉玉平教授从探索一个个知识领域的过程讲起,从追求一个个科学真理的故事讲起,为我们树立了教学和求真的典范。这是一场科学与艺术结合的"奇幻漂流",用科学的态度追求真理,用艺术的态度发挥想象。高天文教授讲述了科室发展人才建设的历程就像攀登。以追求国际一流,国内第一作为发展目标,一步一步构建了一个强大的中国人民解放军第四军医大学西京医院皮肤科。就像高主任讲的,管理是一门科学更是一门艺术,是科学和艺术的有机结合。两位教授的演讲为我们树起了一面熠熠生辉的旗帜,讲述了一个教书育人、艰苦奋斗的历程。

2. **十分动人的故事** 冉教授在示教中从疥疮的临床症状、发病机制、预防治疗引申到寄生虫引起的这一类皮肤疾病,从探索去伪存真的真相,到皮肤疾病的精准防治,最后引导我们发扬开拓进取的精神去探索真知。高天文教授分别讲述培养人才、吸引人才、留住人才和用好人才四个方面,把科室从十几人的小科室逐渐建设成为三百余人的强大团队。两位教授讲的都是自己实实在在的故事,让我们身临其境、感同身受。他们用普遍存在的经历和规律,给我们启发,引我们深思,是十分动人的故事。

3. **引人入胜的故事** 两位教授制作的幻灯片色彩鲜明、重点突出、结构严谨、环环相扣、文字精练、容易记忆,便于我们在实际工作中操作。冉教授的讲述从示教病例分析到诺奖获得的故事,高天文教授以和谐、拼搏、超越作为科室文化贯穿整个演讲。他们讲述的是引人入胜的故事。

4. 豪情满怀的故事 两位教授授课激情满满、语重心长,他们略带乡音的言语更显铿锵有力、抑扬顿挫、感人至深,是豪情满怀的故事。

5. 继往开来的故事 冉玉平教授通过授人以渔、点石成金的实践,迎来了桃李芬芳、硕果累累。高天文教授以建文化、立目标、讲政治、树正气、抓管理、创效益为把手,获得科室人才建设巨大成功。他们讲述的故事鼓舞你和我,激励后来人,是继往开来的故事。

二、如何做好皮肤科教育工作

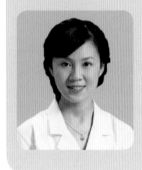

专家简介

周 婧 副教授

- 哈尔滨医科大学附属第二医院皮肤科
- 中国医师协会皮肤科医师分会青年委员
- 中国医师协会皮肤科医师分会皮肤外科亚专业委员会委员

[**专家观点**]

作为一名医学院校的普通教师,谈谈从教这些年的几点体会。主要包括以下三个方面。

1. **翻转课堂** 学习过程分两个阶段:第一个阶段为信息传递阶段,是通过讲授向学生传递知识点;第二个阶段为吸收内化阶段,课后由学生自己完成。传统教学方式中,在信息传递阶段,教师主要考虑如何改进教学技巧和方式,力争吸引学生的注意力,从而达到传授知识的目的,但学生的学习主要为被动方式;在吸收内化阶段,由于缺少教师和同伴的支持,学生常常会感到挫败,丧失学习动机和成就感。针对此现象,我们逐渐转换思路,尝试在教学中采用"翻转课堂"的模式来重建学习流程,将信息传递阶段调整至课前,由教师提供课件、视频等学习资源供学生自主学习;吸收内化阶段则在课堂上通过互动来完成,有助于促进学生知识的理解和消化。"翻转课堂"模式以学生为中心,让学生的学习变被动为主动,激发学生学习的兴趣,达到"教"和"学"的协调统一,提高教学效果。

2. **与时俱进,新医科** 社会的不断发展,广大人民的健康理念逐渐提高,大数据、人工智能技术在医疗领域应用的不断进步,这一系列的变化使得社会对医学教育提出更高的要求。教育部已明确提出"新医科"概念,要与时俱进,更新理念,促进传统医学与现代技术深度融合。

教学中要转变传统观念,将传统医学教育与"新医科"理念有机结合,将具体知识、技能传授与先进技术有机结合;教学中要引入人工智能、大数据等技术在医学中的应用,丰富教学内容,向学生传授现代医学的发展趋势,开阔学生视野,培养符合社会发展潮流的复合型新时代医学人才。

3. **课程思政** 认清医学中的"课程思政"和传统思政课程之间的区别与联系，在教学中有侧重地对学生进行思政教育。"课程思政"应与专业课程的教学有机结合，见缝插针地引入，避免过大、过空；应潜移默化，润物细无声；应依托实体及具体案例；应具象到医者仁心、职业道德。着重引入一些在实际临床工作中的、成功的，甚至是失败的案例，向学生传递医疗行业从业者的人文情怀、科学精神、自主发展、责任担当等内容，成功的"课程思政"甚至会影响学生的整个职业生涯。

如何搞好教学工作，我们仍在路上。

三、皮肤科教学心得分享

专家简介

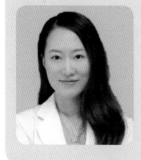

王 瑶 博士

- 同济大学附属第十人民医院皮肤科
- 上海交通大学医学院医学博士
- 同济大学医学院银屑病研究所成员

［专家观点］

笔者试从自身教学体验，分享两点"接地气"的心得。其一，交朋友——获得学生的信任，了解学生的教育基础、实际需求，从而制订个性化的教学方案；其二，加点盐——让教学充满乐趣，用形象、生动的语言，结合时下热点，让枯燥冗长的知识点容易被理解和掌握。

四、如何搞好皮肤科教育

专家简介

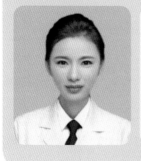

李 冰 讲师

- 中国人民解放军第四军医大学西京医院皮肤科
- 《医学参考报 - 皮肤病与性病学频道》青年委员会委员
- 中华中医药学会免疫学分会青年委员会委员

［专家观点］

关于皮肤科教育,笔者想作为"老学生和新老师"谈谈自己的感受。

1. **环境塑造人才**　中国人民解放军第四军医大学西京医院皮肤科的核心价值是和谐、拼搏、超越,但是我觉得三者中最可贵的是和谐。因为现在的社会,各行各业都在拼搏,时刻想着超越,但是真正和谐的环境实在难得。在笔者所在科室,年轻人有任何困难、有任何问题,去请教任何一位教授老师,他们都会倾囊相授,毫无保留,耐心地教我们。另外,老师们时刻想着,为我们年轻人创造更多的平台和机会,严格要求、认真把关,努力帮助年轻人抓住每一次机会,努力提升我们的水平。是和谐的环境让年轻人快速成长。

2. **人才培养需要因人施教**　在前文中冉教授全面讲述了针对不同层次学生的施教方法及培养要点,笔者也在这里就这几个阶段谈几点体会。

（1）对于本科生的培养:老师主要起到教授和引导的作用,利用引导的方式引发学生思考,比如讲授一类疾病后,引导学生总结思考鉴别诊断要点等。

（2）对于研究生的培养:老师更多的是引导,应先让学生自学,教会学生总结,会有逻辑地思考和表达。老师的任务是列标题、定大纲,具体内容需要让学生自己去填补。学生遇到困惑之处,不断请教老师,反复完善知识体系,而老师则主要起到引导、启发和监督的作用。

（3）对于临床医师的裴燕:勤快的老师常常会教出懒惰的学生。我觉得医教研的很多内容,需要放心大胆地交给学生去完成,比如写文章、做幻灯片、写标书;自己做可能只需要1个小时,教会学生做可能需要10个小时,其实教学生的确是一件很累的事情;但是学生只有在这种反复的纠错过程中,才能迅速成长,才有可能成为医教研全面发展的优秀人才。而且,教学相长,老师多听听学生的想法、了解学生的观点,和学生多讨论,对于提升自己也是非常有益的。

（汇编整理:杜雅萌）

参 考 文 献

［1］Wang P, Ran Y. Subcutaneous injection of isophane protamine biosynthetic human insulin induced psoriasis at the injection site［J］. Eur J Dermatol. 2011, 21（5）: 807-808.

［2］罗汉超.《挑战疑难病——SCI 论文背后的故事》——罗汉超教授读后感言［J］. 皮肤病与性病,2021, 43（06）: F0003.

第二十二章

如何实现临床工作与科研工作的完美结合

背景概述

　　医院高质量发展的核心内涵是学科建设,而学科建设离不开医疗、教育、研究三大基石,它们是学科建设永恒的主题。作为临床医师需要靠医疗水平在院内立足,作为科研工作者需要用科研成绩在学术界说话,作为老师需要因材施教、授人以渔。教学的意义不仅仅是培养人才,更是通过教学相长,在继承中创新。医教研协同发展正是促进学科水平稳步提升的科学之道,医疗、教学、研究这三者相辅相成、缺一不可。从临床工作中发现问题提出思考,在科研工作中探究问题找到答案,将研究成果再应用回临床工作,这样临床与科研的有机结合会让更多的患者受益。然而,面对日常工作压力和自身专业发展要求,青年医师如何做到在治病救人的同时又能探索科学之美? 探索科研工作和临床工作的完美结合方式是每一位科研工作者和临床工作者渴望解决的共同问题。

热点聚焦

- 临床医师如何从临床工作实际出发,注重临床科研选题的现实性
- 临床医师如何加强临床与基础医学的结合
- 临床医师如何有效地让科研工作促进临床工作
- 提高资源收集整合能力、推动多学科创新研发、扶持交叉融合研究项目

论坛精粹

银屑病生物制剂耐药与治疗选择

专家简介

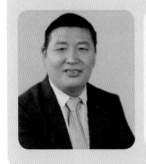

满孝勇　教授

- 浙江大学医学院附属第二医院皮肤科主任
- 浙江大学医学院皮肤性病学学位点负责人
- 浙江省医学会皮肤性病学分会候任主任委员

[专家观点]

银屑病是一种常见的免疫介导的慢性炎症性疾病,其组织病理特征为角质形成细胞的异常增生、淋巴细胞浸润、血管新生。在过去的20年中,研究显示银屑病是一种真正的T细胞介导的疾病,其主要由致病性T细胞所驱动。IL-23/17型T细胞轴在银屑病的发展中起核心作用,该发现使人们对于该病发病模式的认识发生了重大的转变。在银屑病前期,皮肤中IL-17的激活和上调在角质细胞中产生了"前馈"的炎症反应。这种反应的自我复制可诱导表皮角质形成细胞增殖并招募不同的淋巴细胞亚群进入皮肤,从而促进银屑病的发生和发展。靶向IL-23/17轴炎症因子及TNFα的生物制剂已彻底改变了银屑病的治疗目标:以皮损完全清除(PASI100)或几乎完全清除(PASI90)为银屑病皮损改善的新目标。生物制剂耐受性好、安全性高,目前国内临床中常用的生物制剂按照靶点可分为以下三类:靶向TNF-α类,如依那西普、英夫利西单抗、阿达木单抗等;靶向IL-12/23类,如乌司奴单抗;靶向IL-17类,如司库奇尤单抗、依奇珠单抗。近年来,新型生物制剂也在不断出现,为银屑病的治疗提供了更多选择。

然而,生物制剂的选择及其能达到的治疗效果依然困扰着临床医师,主要问题在于并非所有患者都能获得非常好的疗效。某些生物制剂甚至对部分患者完全无效(原发性治疗抵抗)。更常见的情况是,患者最初对特定的生物制剂治疗有反应,但在随后的几个月到几年的时间里失去反应(继发性治疗抵抗)。另外值得注意的是,治疗失败的风险随着患者既往接受的生物制剂数量的增多而增加。原发性和继发性治疗抵抗的具体机制仍不明确,其原因可能与患者依从性差、产生抗药性抗体导致的低血药浓度、高体重指数和性别差异等有关。因此,我们认为,区分对特定生物制剂有反应或无反应的患者类型,对患者的生物制剂治疗至关重要。为此,我们收集银屑病患者接受生物制剂治疗之前和治疗期间皮损区的皮肤样本,通过流式细胞术定义皮损中的特异性免疫细胞和非免疫细胞的免疫表征,确定优势致病因子,进而根据患者对治疗的反应进行分类,详细分析治疗反应和耐药性产生的机制,并通过分析结果指导免疫靶向药物的选择。我们发现,通过这种诊疗模式,绝大多数银屑病患者能够达到PASI90甚至达到PASI100。相较于传统治疗模式,这种精准医疗方式可帮助临床医师在面对不断增加的治疗药物时,选择最佳治疗方案从而最大程度地改善患者的预后。

专家讨论

一、如何把临床工作与科研工作相结合

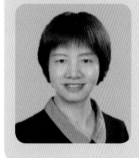

专家简介

肖风丽　教授

- 安徽医科大学第一附属医院皮肤科
- 安徽医科大学科研实验中心主任
- 安徽省学术和技术带头人、安徽省教学名师

［专家观点］

1. **找准学科发展方向和定位非常关键**　安徽医科大学第一附属医院皮肤科的研究方向是皮肤遗传学,通过积累大量病例,总结疾病的临床流行病学规律,通过遗传研究发现了很多疾病的易感基因和靶点,如:利用中国汉族和维吾尔族人群银屑病病例,通过全基因组关联分析的方法,发现了 LCE 基因为银屑病的易感基因;发现了 AD、白癜风、SLE 等疾病多个新的易感基因 / 位点;利用全基因组外显子分析发现汗孔角化症、掌跖角化症和遗传性少毛症的致病基因。后续开展疾病相关基因功能研究,这些研究成果为后期药物研发奠定了扎实的基础,为疾病的预防和治疗提供了很好的指导。

2. **重视临床问题**　笔者所在科室每年有 40 万人次的门诊量,其中包含了很多疑难少见病例,这些病例非常值得关注。通过病例研究,可以从不同角度报道少见病例,也可以在罕见病研究方面取得突破。

3. **加强合作和交叉融合助推学科发展**　目前学科间交叉融合、转化医学、精准医学是国家医学发展的大方向,也是申请基金及资源配置方面的重点。学科进步离不开外界的支持与合作,安徽医科大学的科研发展,得益于全国同道提供的大样本支持及在科研上与外界的广泛合作。在此过程中,合作双方都得到收益及锻炼。另外,整合本单位资源,进行学科之间的交叉融合有利于取得新的突破,如生物工程学院所研究的纳米材料正是因为和临床工作相结合,才能有更好的产出。我们通过与本校的生物工程学院合作,利用纳米材料在治疗 AD 动物性模型中取得了很好的效果,也为后期药物的临床应用开发奠定了基础。

4. **重视实验平台技术人员水平的提高和仪器开发应用**　目前,国家对重点学科的投入增加,包括科研经费及大型仪器的投入等,需要高质量的、稳定的实验技术人员队伍,充分利用实验平台,并深入挖掘和深层次使用大型仪器多方面的功能,不断提高使用效率。因此,要加强对实验平台技术人员的培训,帮助其提高技术,更好地为科研提供技术支撑。

二、如何将科研工作和临床工作完美结合

专家简介

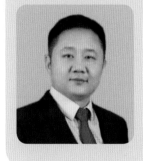

赵　明　教授

- 中南大学湘雅二医院皮肤科
- 湖南省皮肤重大疾病与皮肤健康临床医学研究中心主任
- 中南大学临床免疫研究中心主任

［专家观点］

如何将科研工作和临床工作完美结合是每一位科研工作者和临床工作者想解决的共同

问题。现代医学一直致力于加强临床性科学研究平台的建设与管理,这充分说明了科研与临床的关系,即二者相辅相成、共同促进。科研工作可以帮助临床工作,促进临床工作的发展,反过来从事临床工作可以从中发现问题,为科研工作提供思路。二者完美结合才是现代医学发展的最佳途径。

笔者根据自身的临床经验和科研经历,总结了关于如何在临床医院开展医学科学研究的体会和感想。共分为以下四点。

1. **稳定的研究方向**　稳定的研究方向意味着可以带来长远的发展,可以开展长期的科学研究及获得持续的经费支持。在一条具有延续性的临床科学研究的道路上进行深入的研究才能使研究者们对中心科学问题的认识更加深刻,对临床研究的把握更加到位。在此基础之上,才可以保证持续不断地产生更加优质的研究成果,孵化出稳定的研究团队。

2. **先进的研究平台**　先进的研究平台是开展创新性科学研究的基础,也是其硬件保障。一个医院的皮肤科要拥有先进的研究平台,离不开来自国家、省市的财政支持,使得科室能够具有优质的设备及人才配备。立足于临床搭建研究平台,更需要学会对临床资源充分利用。例如,搭建临床样本库,在临床样本库中可以发现临床问题,利用现有的科学技术手段和科研资源来解决发现的临床问题,从而获得优质的研究成果。优质的研究平台能为临床及科学研究的完美结合提供可靠的保障。

3. **良好的学习氛围**　临床知识的学习和基础科研的学习同样重要。根据既往的成功案例,基础和临床的结合往往可以创造出意想不到的火花,也可以产生令人满意的研究成果。不同研究方向的科研团队相互交流、团队内部共同学习,可以创造出极大的科研财富,而创建良好的学习研究氛围是获得这笔科研财富的源泉。

4. **多元的合作模式**　多元的合作模式能使我们将科学研究与临床工作结合得更为高效。临床医师和科研技术人员加强相互合作,常常可以产生有趣的思想碰撞及创新的科研成果,使得大家共同提高和进步。多元的合作模式,不仅仅局限于临床和基础的合作、更强调多学科交叉融合、生物学医工结合等。"让专业的人做专业的事",从基础医学到临床应用的方方面面都应该提倡合作。

三、在临床工作中发现科学问题,用科学研究解决临床问题

专家简介

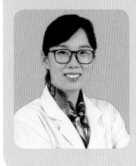

刘　红　教授

- 山东第一医科大学附属皮肤病医院
- 国家自然科学基金优秀青年科学基金获得者
- 入选国家百千万人才工程并获"有突出贡献中青年专家"荣誉称号

[专家观点]

随着现代医学的不断发展,国家对临床学科进步发展重要性的认识逐步提高。其中,对临床科研进步的重视程度显著增加,例如在国家公立三级医院绩效考核培训标准中,有两个指标用来评价公立三级医院的学科建设,分别是本年度每百名卫生技术人员立项的科研经费总金额和本年度每百名卫生技术人员科研成果转化的金额数。这两个指标分别代表着国家对医院科研创新能力的考核和对医院去规模化和创新成果应用能力的考核。这个例子充分说明如今科学研究对于学科发展的重要性。

我们不断开展临床研究的目的是要回到临床,即将科研成果应用于临床工作中,用于解决临床问题。从国家评判公立三级医院的标准可以体现出如今国家对学科科研和临床的要求,即要将二者有机结合,从临床发现问题,引出思考,从而开展科学研究,将研究成果再应用于临床工作,这样做才能促进学科的进步。

在临床工作中,医护人员应该处处留心临床,发现问题,利用科学研究解决问题。例如如今生物制剂已经广泛应用于许多皮肤病的治疗中,针对同一病种的不同个体如何选择生物制剂和如何进行精准的个体化治疗都需要根据科学研究的结果决定,这充分说明了临床工作与科学研究的关系。

当今社会,国家对科研的重视程度不断提高,科研水平也作为衡量一个医院的实力和未来发展能力的重要指标,在整个医院的发展中起着举足轻重的作用。医院临床经费的应用也体现了国家对科研的重视程度。

从临床工作中发现科学问题,尤其是发现那些常人容易忽略或考虑不到的地方,再利用实验室开展科学研究,将得到的研究结果应用于临床之中,这个过程是每一位医学研究者的必经之路。临床检测试剂盒从研发到应用的过程生动地说明了科研与临床的关系。总之,留心观察,多打问号,利用实验手段解决问题,才能促进学科的发展和进步。

四、如何实现临床工作和科研工作的结合

专家简介

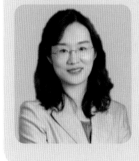

汪　旸　副教授

- 北京大学第一医院皮肤科
- 中共中央组织部"万人计划"青年拔尖人才、北京市科技新星、首都十大杰出青年医生
- 国际皮肤淋巴瘤协会执行委员(board of directors)

[专家观点]

作为一名爱好科学研究的医师,我很庆幸自己拥有双重身份,能够从第一手的临床资料

中找到有趣的科学问题,并在探索科学之美的同时治病救人。关于如何实现临床工作和科研工作的结合,以我之见有三点非常重要。

1. 注重培养临床医师对科学研究的兴趣 兴趣是进行一切复杂而艰难工作的原动力。所以要让临床医师在日常的临床工作以外能够有持续的动力做科研工作,需要培养临床医师对科研工作的真正兴趣。

2. 重视患者临床队列的建设 临床相关的研究离不开患者临床队列的建设。北京大学第一医院皮肤科自 2010 年起开始建立前瞻性的皮肤淋巴瘤研究队列,针对这一类疾病建立了临床 - 病理 - 治疗随访数据及生物学标本库。这一临床队列 2016 年入选国际皮肤淋巴瘤联盟(Cutaneous Lymphoma International Consortium, CLIC)组织的首个国际多中心前瞻性预后研究——PROCLIPI 研究,是唯一入选的中国人群队列。基于这一患者临床队列及其从临床而来的科学问题,我们围绕最常见的三种疾病亚型:蕈样肉芽肿、塞扎里综合征,以及皮肤 CD30+ 淋巴细胞增生性疾病,对疾病的发病机制、早期诊断及药物疗效的分子标记进行了系列基础研究。这些临床队列在我们的研究中起到了非常大的作用。

3. 开展多学科交叉合作 目前,医学领域的进展日新月异,新技术、新方法越来越多地应用到了医学研究的各个领域。而医学科研工作者的精力和技术有限,不可能对所有的新技术、新方法都了如指掌。因此,多学科交叉融合就起到了很重要的作用。多学科的交叉合作,共同围绕临床医学创新领域的发展需求,实现基础研发、临床应用、技术推广的有效对接,联合开展医学前沿技术创新、开发、攻关,突破技术瓶颈,发展核心技术,实行知识产权共享,最终才能让更多的患者受益。在这一方面,北京大学的"临床医学 +X"项目就作出了很好的榜样。"临床医学 +X"项目是北京大学"双一流"建设总体方案提出的学科建设布局中前沿和交叉学科领域建设的重点之一,青年专项是该领域的重要组成部分,旨在充分发挥北京大学临床医学和基础学科的学科优势,激励青年科研人员开展学科交叉创新研究,培育临床医学与基础学科交叉复合型人才,促进青年科技人才更快、更好地成长。受益于这个项目,笔者所在课题组的皮肤淋巴瘤研究与北京大学生命科学院、计算机学院的老师进行了深入的课题合作,取得了很大进展。

（汇编整理：杜雅萌）